天津市科协资助出版

王金贵

津沽脏腑推拿心法

王金贵 著

协 编 （以姓氏笔画为序）

王君实 王建伍 王海腾 刘斯文

孙士全 李华南 李欣同 张 玮

赵 娜 骆雄飞 海兴华

中国中医药出版社
·北京·

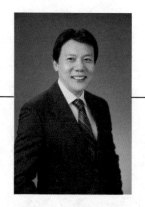

作者简介

　　王金贵，男，天津市人，主任医师，教授，博士研究生导师，天津市名中医，全国优秀中医临床人才。从医三十载，精于理论，善于临床，秉承"杂合以治"思想；通晓方药，精通推拿，崇尚"内外兼治"之法。其擅长运用中医临床原创思维，综合针推、方药治疗内、妇、儿、伤科疾病及各种疑难杂症，被患者称赞为"全能型专家"。

　　王金贵教授1988年毕业于天津中医学院，分配至天津中医学院第一附属医院工作，至今已近30年。现任天津中医药大学针推学院副院长，第一附属医院推拿科主任，国家级重点专科和学科带头人、非物质文化遗产项目"津沽脏腑推拿"传承人，兼任世界中医药学会联合会中医手法专业委员会副会长、中医适宜技术评价与推广委员会副会长，以及中华中医药学会推拿专业委员会副主任委员等职。其先后荣获"霍英东教育基金会青年教师奖""全国百名杰出青年中医""全国优秀中医临床人才""天津市名中医"等多项荣誉及称号。

　　王金贵教授强调"术由道出，由道而术"，善于运用中医思维，以中医综合疗法治疗多种现代医学疑难杂症，秉承中医"整体观念"及"杂合以治"思想，提出对于常见病及疑难病证应"针灸熨拓煎丸之法无所不备"，进一步扩大了推拿临床治疗病种。他还总结出系列诊疗方法：内妇疾病"针推通其经，方药调其脏"；伤科疾患"针推熨拓治其标，口服煎丸治其本"；儿科病证"急则遣方用药，缓则小儿推拿"。使中医推拿疗法发挥最大效能。

　　王金贵教授系统性整理挖掘具有地域特色的"津沽推拿"，理清其流派分支及传承脉络，汲取古代文献精华，融合自身临证经验，秉承着"学古不泥古，发展不离宗"观念，建立并形成了"津沽脏腑推拿""津沽伤科推拿""津沽小儿推拿"理论方法体系，成功打造了"津沽推拿"品牌。他结合自身的临床体会，确立了以常规疗法难以治愈的功能性内科疾病作为津沽脏腑推拿主要的擅治病种，总结提出的"调气通脉、畅达三焦"学术思想在指导脏腑推拿辨证治疗中发挥了重要作用。王金贵教授立足于津沽脏腑推拿临床疗效的显著性，带领团队主持承担各级别课题22项，其中国家自然科学基金项目10余项，在验证津沽脏腑推拿技术方案可行性与安全性的同时，结合现代医学检验技术与分子生物学方法，从脑-肠互动、肠动力等多角度进行深入探究，进一步揭示了津沽脏腑推拿的起效机制，为其临床应用提供了科学的理论指导。经过多年的临床实践与基础研究，津沽脏腑推拿技术逐步完善，临床水平显著提升，内科优势病种病谱范围也得到了扩大。"津沽脏腑推拿"现已被评为"中华中医药学会首批中医药特色诊疗项目"及"天津市级非物质文化遗产"。与此同时，王金贵教授主持制定的中华中医药学会《中医治未病技术操作规范——脏腑推拿》行业标准，推进了脏腑推拿疗法在防病保健方面的广泛应用，其负责组建的"中国脏腑推拿联盟"，进一步促进了脏腑推拿的规范发展。

此外，王金贵教授改变以往软组织损伤疾病"西医诊断、中医治疗"的空间性以证分型的固有模式，以"恒动观"把握和总结颈腰椎病等软组织损伤疾病发生发展时相性规律，创新性提出"时相性辨证施治""手法适时应用"理论。参与编写了WHO《推拿实践技术规范》，其主持制定的国家级《腰椎间盘突出症中医综合治疗方案》被全国普遍使用。在儿科治疗上也有其独到之处，他率先提出了小儿推拿"核心特定穴"思想，形成了以"脏腑体质辨证"为依据，"五经生克制化"为原则的小儿推拿理论方法体系，以核心特定穴为君，纲举目张，用穴少而精，提高患儿依从性，从而增强临床疗效。

目前，王金贵教授主持承担国家科技支撑计划、国家自然基金等各级课题45项，作为第一完成人获得省部级科技奖励8项，专利成果5项，主编世界中医学专业核心课程教材《推拿学》、全国中医药行业高等教育"十二五""十三五"规划教材《小儿推拿学》，以及全国中医药行业高等教育"十三五"创新教材《实验推拿学》等教材5部，参编14部，主编学术专著9部。在系统研究推拿临床疗效的同时，开展了一系列基础研究，带动了推拿学科的全面提高，确立了天津推拿在全国的领先地位。

序言

　　我是在二月份拿到的书稿，金贵教授委托我写序，看看内容还真有些感慨。

　　我出生在天津，对津沽大地熟悉而亲切，这里的人对传统医学信任、崇拜。这里有着中医发展肥沃的土壤，培养了很多中医名家，也吸引他们在天津行医。我因一些机缘而入杏林，在针灸方面小有成就，这离不开前人智慧与经验总结，和一代代中医人的传承。自始至终，我都感谢这些人付出的无私努力，给了我们更优越的条件与基础，我们所能做的就是勤求古训，发扬光大。

　　金贵是天津中医药大学第一附属医院推拿科主任，也是我的学生，算来他在推拿科也有三十年了，时光真是转瞬间就过去了。他热爱中医，熟读经典，医技精湛，是迄今为止最年轻的天津市名中医，临床多年也秉承着"杂合以治"的理念，方药、推拿、针灸并用使临床效果极佳。金贵很聪明又知道付出，眼光很远，很多时候都走在别人前头。他带领的团队使推拿科发展很快，这几年，已成为全国推拿行业囊括国家临床重点专科、国家中医重点专科、教育部针灸推拿学重点学科、国家中医药管理局推拿学重点学等多项荣誉，这很不容易。

　　在我们专业里，针灸推拿总是密不可分的，都基于传统的经络穴位和哲学思想，而又各有优势，它们如医学长河中的无瑕美玉让我看到未来中医人的辉煌。

　　几代推拿科的主任都与我共过事，之前的胡主任、陈主任都是绝技在身，他们所擅长的内功推拿可谓是独树一帜。长期以来，经过金贵主任的继承发展和归纳总结，深度挖掘传统推拿技术，成功打造了"津沽推拿"品牌，并形成津沽脏腑推拿、津沽伤科推拿和津沽小儿推拿三大分支，成为我国最具代表性的推拿流派，同时"津沽脏腑推拿"也被列为国家"首批民间中医药特色诊疗项目"，以及"天津市非物质文化遗产"，成绩斐然。

　　凭借着扎实的中医功底，津沽推拿在金贵的带领下不断融合诸家所长，发展创新，完善了脏腑推拿的中医理论体系，形成了与时俱进的脏腑推拿技艺。它不仅在功能性内科疾病方面具有极佳的疗效，更是在疑难杂症的诊治上具有意想不到的效果。为了更好地继承与传播这一神奇的推拿技艺，绝不敝帚自珍，金贵带领津沽推拿的青年才俊，秉承着继承创新的宗旨，将津沽脏腑推拿独特的理论体系、绝妙的手法操作、经典的病例解析等详细地整理出来，与推拿人共享，这是推拿界的幸事。

　　《王金贵津沽脏腑推拿心法》一书以中医经典理论为根基，集津沽地区脏腑推拿之大成，必将启示后学，引领脏腑推拿走得更高更远。这本书即将面世，吾甚是欣慰，愿为之作序。

中国工程院院士
国医大师

丁酉年二月初四于天津

前言

　　脏腑推拿是一门古老而新兴的传统医学。早在三千年前，殷墟甲骨文的"𤻲"（"疾"）字就有相关记载，其中"𠂤"表示腹部有病的人，"𠄌"表示病人所卧之床，"𠂇"表示手，说明当时人们已经知道用手摩腹治疗疾患了。至明代隆庆五年，太医院废黜按摩科，推拿从此长期存留底层民间，由师徒之间口传心授得以保存。中医推拿虽然凭借简便易行、确有实效而受到历代医家所重视，然现存推拿古籍凤毛麟角。究其根源，自"隆庆之变"后四百年，推拿从中医学科沦落为专业技术，导致临床推拿医师只顾及临证手法，鲜有人涉足理论。然中医推拿深深根植于中医传统理论，其本质是医生通过掌握中医理论的"道"，从而以手法为"术"施予患者，"由道而术、以道论术"，其内涵与理法方药如出一辙。

　　作为推拿人，必须有一种使命感。推拿是中医的起源学科，虽然在学科发展中遇到一些困难，未成为主流，但我们有责任担当起它的中兴。内科脏腑疾病本就属于推拿治疗的优势范畴，现在却与推拿渐行渐远，我们应该在此重新审视，挖掘古老而又年轻的脏腑推拿技艺！正是由于秉承这一理念，以"大中医"视角切入推拿临床杂症诊疗，以促学科发展为出发点，继承完善中医推拿理论，以工匠精神刻苦磨炼、提升推拿操作技术，使得我科长久以来确保临床疗效，而津沽脏腑推拿更是以操作部位的独特性、传承的完整性、学术的创新性，赢得了很好的疗效和口碑。

　　本书以中医学术思想为指导，通过整理融合具有浓郁地方特色的"古法腹部按摩""捺穴疗法""核心穴理论"，并将"中医脏腑"与"西医脏器"结合互补，形成了"津沽脏腑推拿"理论体系，并取得了一系列令人瞩目的成绩：它是"中华中医药学会首批中医特色诊疗技术""天津市非物质文化遗产"，围绕"津沽脏腑推拿"获得省部级科技奖励5项，国家级科研项目15项，同时天津中医药大学第一附属医院推拿科也成为国家教育部重点学科，国家中医药管理局重点学科，天津市"重中之重"重点学科。这些成绩的取得，离不开历届领导的关怀，也离不开无数推拿人多年以来默默地辛苦付出，本书的出版，正是对他们最崇高的敬意！

本书的内容体例始终围绕着中医基础理论，以传统古法腹部按摩为纲，全面追溯了津沽脏腑推拿理论形成和发展的历史沿革、医家论述，总结了津沽脏腑推拿的理论方法体系与特色手法，并将最新的临床效验分享给各位同道。

书中首先通过对临床效验经穴、手法的探究与阐释，凝练总结穴位功效及临证应用思路，探究穴位所主脏腑，并言明补泻之道。其次，以内科学基本证型为本，围绕基本病机进行归纳剖析。司外揣内，通过分析疾病的症状特点与本质，阐释临床症状所属脏腑病机。异病同治，归纳不同疾病所属的相同脏腑病机。最后，引入脏腑推拿擅治范畴，将手法效用与证候机理相合，通过有机配伍临床常用术式，进行有针对性的术式组合，从而确立基本术式。在此基础上施以辨证加减，阐释其中的配伍原理，从而确立相对科学的临证治疗方案。然手法以调理气机见长，并非万应灵药。临证施治不可拘泥于手法，应将汤药、针推、导引、熨拓等联合起来，根据患者病证的变化转归而"杂合以治"。在第一届中国脏腑推拿联盟会议上，与会专家建议将这些经验整理成书，这与我们的想法不谋而合，于是我们着手整合工作，加上前期整理花了一年有余才告完成。在此感谢中国中医药出版社的大力支持和天津市科学技术协会的资助，本书才有幸出版与读者见面。

本书作为一本脏腑推拿临证专著，突出了史料性、传承性、实用性；反映了津沽脏腑推拿流派的经验继承与理论创新成果。书中主要是将本人授课的内容记录总结，通过整理后展现给读者，其中不乏引用到一些其他学者的观点。"大道至简"，书中核心以气为纲、以三焦总摄全身诸穴，以层按法统领各操作手法，读者如能明此理，再读此书事半功倍。我们希望读者在阅读本书时，能学有所得。脏腑推拿易学难精，入门即在山腰，若想登峰，需持之以恒，在临证中反复实践，胆大心细，方能"运妙手功胜良药，著手成春变安康"。医者仁心、术乃仁术，更希望掌握者能常发大医恻隐之心，解救含灵之苦。

感谢石学敏院士为此书作序，感谢为推拿事业默默奉献的人们。该书多涉及历史古籍内容，由于实体资料保存不完整，部分内容由名医现存的弟子或家人口述得来。我们为保留原作者的学术观点，遵从学术争鸣、传承创新的中医学现代化发展思路，归纳整理时亦无删节与隐瞒，加之参与人数较多，缺乏经验，不足之处在所难免，恳请广大读者同道予以指正，以便再版时修订、提高。

王金贵

2017年3月13日

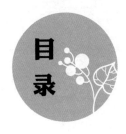

目录

目录

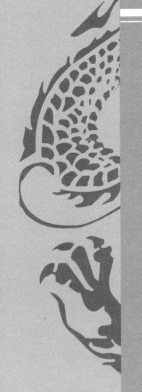
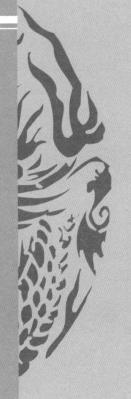

【上 篇】

津沽脏腑推
拿正本清源

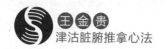
第一章
脏腑推拿溯源

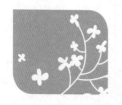

推拿，是最古老的一门医术。它是在中医理论指导下，运用手法在人体经络、腧穴或一定部位上，进行防治疾病的一种特殊方法。推拿起源于人类自我防护的本能，在人类与自然界生存争斗的过程中不可避免地出现损伤及疼痛时，人本能地用手去按压、抚摸损伤处以减轻痛苦，这就是推拿按摩的雏形。随着社会的进步与医学的发展，推拿按摩逐渐成为一种防治疾病的方法。

脏腑推拿，蕴含于推拿防治内、妇科等疾病的发展过程之中，是在中医理论的指导下，根据脏腑经络学说，在人体体表运用推拿手法调理脏腑，预防疾病的一种疗法。我国第一部推拿按摩专著《黄帝岐伯按摩十卷》一书已亡佚，导致推拿史实资料记载的断档。而脏腑推拿虽无专著却因其与内科、妇科等交叉融合，最终有幸在众多综合性专著中被持续记录下来，并留存至今。未来，尚有更多的推拿古籍需要后人去挖掘、研究。

第一节 脏腑推拿源流

文献记载，"疾"在古代殷墟甲骨文中写为"𤕷"。今人对甲骨文"疾"字的研究："𠂉"表示人，"𠂇"表示人腹部有病，"爿"表示病人所卧之床，"𠂇"表示手，"𤕷"则表示古代人患腹部疾患，用手按摩进行治疗。说明了远古人类患病后，采用腹部按摩治疗疾患。

一、先秦时期

先秦时期是推拿形成的萌芽阶段，也是脏腑推拿的雏形期。除了殷商甲骨文中的"疾"字外，还有"拊""金"字等。其中，"𠂇"为"拊"字的初文，《说文解字》解释："拊，揗也。""揗，摩也。""𠂇"即按摩的象形文字，《卜辞》中也多处记载心腹疾病要用腹部按摩治疗。另外，殷字的金文""，仿佛左边一人袒露腹部，右边一人手持器具拊治左边人的腹部。这些都是脏腑推拿的雏形。1973年，在湖南长沙马王堆三号墓出土的医学巨著《五十二病方》涉及推拿内容最多，记载了按、摩、抚、蚤挈、中指搔、刮、捏7种按摩手法，同时还运用了木椎、筑、钱币、羽毛、药巾等形式多样的按摩工具，并详细记述了内科、小儿科等17种病证。

另外，同时期还出现了最早的导引行气文献，即：战国时期镂刻在一块十二面棱柱状玉佩上的45字铭文。该段铭文现存于天津博物馆，里面蕴藏着呼吸导引的深邃内涵。马王堆帛画《导引图》描绘了捶背、抚胸、搓腹等44种导引姿势，是现存最早的自我脏腑按摩治疗和保健的图谱。

二、秦汉时期

脏腑推拿在秦汉时期更多的是对前人经验的全面整理与系统总结。先秦两汉时期成书的医学巨著《黄帝内经》书中记载了按、摩、推、拊、打、循、切、抓、揩、弹等10余种按摩手法。另外，该书记述按摩治疗痿、厥、寒、热、腹痛、心痛、不仁、卒口僻、积、痹等多为脏腑病，还总结出按摩具有行气、活血、止痛、舒筋、通络、镇静、退热等作用。同时，该书还记载了最早关于伏冲之脉的内容，伏冲之脉是后世脏腑推拿的主要治疗部位，《灵枢·岁露论》云："人脊内，注于伏冲之脉。"指出伏冲之脉位于脊内，明代《类经》注："伏冲之脉，即冲脉之在脊内，以其最深，故曰伏冲。"《灵枢·百病始生》云："其著于伏冲之脉者，揣揣应手而动。"这些内容是脏腑推拿理论始出之处。

《黄帝岐伯按摩十卷》被后世公认为是最早的推拿专著。该专著标志着推拿的治疗体系已经形成，可惜已经亡佚，这对推拿发展来说是巨大的损失。但从殷墟出土的甲骨卜辞和长沙马王堆汉墓帛书的记载，我们仍可感受到这一时期推拿的成就，特别是脏腑推拿的应用。

这一时期很多著名的中医大家都有用按摩治疗脏腑病的记载。西汉医家淳于意精通医道，辨证治病多验。司马迁把他与扁鹊合并立传。《史记·扁鹊仓公列传》："淄川王病，召臣意诊脉，曰：'蹶上为重，头痛身热，使人烦懑'。臣意

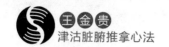
即以寒水拊其头，刺足阳明脉，左右各三所，病旋已，病得之沐发未干而卧。诊如前，所以蹶，头热至肩。"这段文字介绍的就是淳于意运用按摩治疗头痛，以"寒水"做介质，按摩头面部，与针刺合用，治疗头痛、身热、烦满。

另外，东汉末年的著名医家张仲景，治病虽以中药方剂见长，却十分重视按摩，在其所著《金匮要略》中，总结出推拿可"救自缢死"，以及应用膏摩治疗"四肢重滞"。如《金匮要略·杂疗方第二十三》记载了最早的救治缢死内容，言："一人以脚踏其两肩，手稍挽其发，常弦弦勿纵之；一人以手按据胸上，数动之，一人摩捋臂胫屈伸之……此法最善，无不治也。"在《金匮要略·脏腑经络先后病脉证第一》篇中也曾记述："若人能养慎，不令邪风干忤经络；适中经络，未流传脏腑，即医治之。四肢才觉重滞，即导引吐纳，针灸膏摩，勿令九窍闭塞。"同时，还载有头风摩散用于按摩治疗头痛。

三、晋唐时期

晋唐时期是按摩手法的繁荣时期，按摩疗法不但得到政府的认可，同时脏腑推拿发展逐渐形成，并表现出鲜明的特色。

在这一时期，按摩疗法位列医学教育四大科目之一，并形成了规范的治疗范围。《旧唐书》记载："按摩博士一人，从九品下。按摩师四人，按摩工十六人，按摩生十五人。按摩博士掌教按摩生消息导引之法。"晋唐时期的几部重要的方书中都有关于按摩术的大量记载，尽管涉及的临床内容数量较少，但基本覆盖了临床各科，为后世各科按摩术的发展积累了经验。

此时期的脏腑推拿也逐渐显露端倪，在脏腑病、急症及保健方面，特色突出。《外台秘要》整理和保存了大量晋唐时期的医学著作。其中记载的按摩治病范围大为扩展，脏腑疾病涉及了伤寒、腹痛、头风、偏枯、水肿、骨蒸、反胃、呕逆、惊痫、真心痛等。如《外台秘要》论伤寒篇曾记载："伤寒二日……故得病二日，内热鼻干不得眠也，夫诸阳为表，表始受病在皮肤之间，故可摩膏火灸发汗而愈。"《诸病源候论》言："正偃卧，以口徐徐纳气，以鼻出之……口纳气七十所大振腹，咽气数十，两手相摩，令热以摩腹，令气下。"《外台秘要》亦推崇膏摩，单一个陈元膏就以会稽太守身份现身说法，陈述此方可治痹病、腰痛、积聚、头眩等症。

葛洪的《肘后方》则以救治急症、重症内容为主，记载了用按摩治疗昏迷、心腹疼痛。《肘后方·救卒中恶死方》言："令爪其病人人中，取醒。"《肘后方·治卒心痛方》言："闭气忍之数十度，并以手大指按心下宛宛中取愈。"《肘后方·治卒腹痛方》言："令卧高一尺许，拄膝，使腹皮踧，气入胸，令人抓其脐上三寸便愈。"此书还描述了捏脊疗法治疗急腹症，"拈取其脊骨皮，深取痛引之，从龟尾至顶乃止，未愈更为之"。这与现代医学的院前急救理念相吻合，而按摩急救措施更具有针对性。

唐代医家孙思邈擅长养生，倡导保健按摩和膏摩疗法，集中介绍了天竺国按摩与老子按摩法两套按摩养生术。其所著《孙真人海上方》云："食饱行百步，常以手摩腹。"《养生方导引法》言："若腹内有气胀，先须暖足，摩脐上下并气海，不限遍数，多为佳。"这些都是脏腑推拿应用于预防保健的具体体现。而另一部著作《黄庭经》作为道教上清派的重要经典，曾论述："面部水王对生门，生门者脐也，闭内气，鼓小腹令满，以手摩一周天。"是脏腑推拿与道家思想的第一次结合。

四、宋元时期

到了宋元时期，按摩因为受封建礼教的约束，导致从秦汉直至隋唐时期所呈现的上升势头一度受挫。宋太医局取消了隋唐时期以来近400年的按摩科设置，官方按摩教育及医事的改革也间接阻碍了按摩技术的传承发展。

然而，按摩疗法所具有的实用、简便、有效的特点，却深得病人及医家的信赖，或并入他科（如：正骨科、金镞科、大小方脉科），或在民间得以保存并流传，有关按摩的资料也屡见不鲜。特别是此期按摩理论及手法得到进一步的总结、归纳与分析。其中，宋代重要的医学专著《圣济总录》将按摩作为专论单列，对按摩疗法进行了充分的总结和归纳，被认为是在世最早最完整的推拿记述。其认为推拿与导引是两门不同的学科，就推拿的含义及按法与摩法的区别进行了阐述，《圣济总录》言："世之论按摩，不知析而治之，乃合导引而解之。夫不知析而治之，固已疏矣，又合以导引，益见其不思也……大抵推拿法，每以开达抑遏为义。开达则雍蔽者以之发散，抑遏则剽悍者有所归宿。"此书对手法的适应证和禁忌证分别进行了分析。

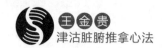
另外，与推拿特别是脏腑推拿的相关记述散落于各类书籍中，也可被认为是当时推拿被官方取消后，依附于其他科发展的佐证。如《圣济总录》在记述大便不通一病治疗时，曾将杏仁、葱白、盐三味，同研如膏，与脏腑推拿结合，摩脐三百转以治疗大便不通。《儒门事亲·卷十五·解利伤寒第五·双解丸》也记载有："适于无药处，初觉伤寒、伤食、伤酒、伤风，便服太和汤、百沸汤是，避风处先饮半碗，或以齑汁亦妙；以手揉肚，觉恍惚，更服半碗；又用手揉至恍惚，更服，以至厌饫，心无所容，揉吐汗出则已。"揉法配合内服药物，内外兼治，通过催吐、发汗以治疗伤寒、伤食、伤酒、伤风。可见当时脏腑推拿在各科中的广泛应用。

五、明清时期

明代初期，太医院重设按摩为医学十三科之一，按摩出现了短暂的春天，并在临床各科得到了广泛的应用，膏摩以及养生保健按摩理论进一步发展完善。

到了明隆庆五年(1571年)，由于太医院改建，原十三科并为十一科，按摩科和祝由科同时被撤销，按摩不得不由官方性质转入至民间发展，或依附于其他专科发展。针对这段历史，有学者认为当时推拿手法粗暴、意外频发是其被撤销的原因之一。如张介宾在《类经》中指出："今见按摩之流，不知利害，专用刚强手法，极力困人，开人关节，走人元气，莫此为甚。病者亦以谓法所当然，即有不堪，勉强忍受，多见强者致弱，弱者不起，非惟不能去病，而适以增害。用若辈者，不可不慎。"直接点出了当时推拿手法的粗暴以及滥用。另外，也有学者认为，由于当时道士混迹于太医院并成为御医和院使，使得嘉靖帝求仙问道、不理朝政20余年；至隆庆时期，隆庆帝与内阁首辅高拱实施的吏治改革，对道士们在宫内的大本营——太医院祝由科和按摩科进行了打压，这也是直接或间接导致按摩科没落的原因。然而，尽管推拿发展面临着巨大的发展阻力，但作为一个有着广泛受众基础，又以实用、有效、简便为特性的学科，它仍然顽强存在。

此期，有别于官方伤科推拿、脏腑推拿的衰败，民间小儿推拿的发展是一片繁荣景象。明末清初，"推拿"一词出现于当时的《小儿推拿方脉活婴秘旨全书》《小儿推拿秘诀》等著作中，此时小儿推拿理论及技术操作逐渐形成，并由此涌现出了大量的儿科推拿文献，刊印了一批推拿专著。后世在评价此期的推拿学术时，

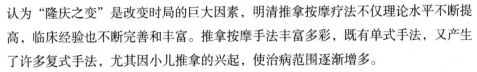

认为"隆庆之变"是改变时局的巨大因素，明清推拿按摩疗法不仅理论水平不断提高，临床经验也不断完善和丰富。推拿按摩手法丰富多彩，既有单式手法，又产生了许多复式手法，尤其因小儿推拿的兴起，使治病范围逐渐增多。

此期的脏腑推拿，由于受制于"隆庆之变"影响，加之封建礼教对于男女间治疗性接触有着更加严格的限定，除宫廷及民间少有应用外，其他多是与主流医学的配合应用。脏腑推拿逐渐沦为医学"附属品"，淡出了人们的视野，脱离了当时的主流医学。部分内容仅散见于当时的医学全书，难提专著。如明代龚廷贤所著《万病回春》曾记载揉脐法治腹中寒，言："用吴茱萸二三合、麸皮一升、食盐一合，拌匀热炒，以绢包之，于腹上下热揉熨之，自然有效也。"又如徐春甫著《古今医统大全》中治产后胎衣不下者，言："黑豆一合，炒熟，醋煮之五七沸，去豆服醋一盏，作三四次饮之，以热手摩产妇小腹，顺摩即下。"

六、民国时期

民国时期，国民党政府极力推崇西医，并不倡导中医。在1929年，由国民党政府公开提出废除中医的政策，把中医视为医疗卫生工作的障碍，中医学包括推拿学因此受到了更严重的摧残。但由于推拿疗法不可磨灭的实际疗效，这个时期在民间发展却活跃并日益流行开来。在这个时期，"以师带徒、口传心授"的方式使推拿学术流派得以传承和发展，并且形成了许多独特的理论体系。

另外，随着西方医学思想的流入以及封建王朝的灭亡，之前束缚脏腑推拿发展的封建礼数土崩瓦解。脏腑推拿也由之前散在于宫廷、民间之中，逐渐形成流派得以传承。比较有名的流派包括：脏腑图点穴流派、古法腹部按摩流派、骆氏腹诊流派等。

其中，脏腑图点穴流派发源于清末民初，相传流派创始人王文年轻时咳血多年未愈，幸遇一道人施治，并留赠《推按精义》一书，后王文朝夕钻研此书，尽明其精髓，以按摩为人治病。其特点以点穴为主要手段，手法调治人体气血，特别提出"阑门"穴可贯通上中下三焦气机，为该派治病的关键穴位，流派代表作有《脏腑图点穴法》一书。保定高阳县安纯如所创古法腹部按摩，则融合了道家医理精髓，以腹部上脘、中脘、下脘作为主穴，以按、摩、揉、运为主要手法，将按摩部位划分为五层，根据病情施以攻、散、提、带四种导引疗法，以实现补泻、疏散、平调的治疗效果。河北武邑的骆俊昌则在早年随其父骆化南学习养生之法、家传推拿治病之法后，又继承了几近失传的古代腹诊方法，由此创立了"腹诊推拿法"。通过腹诊辨证来选用不同手法，强调推拿不应仅是针对疾病对症的局部操作，更应该是以中医的阴阳五行、脏腑经络理论为指导的整体治疗。另外，同期出现的上海内功推拿流派以擦法为主要手法，应用时还有一套常规操作方法，对于治疗内科妇科疾患效果也很明显。

近代这几大推拿流派的发展，还有一个颇有意思的现象，就是创立与发展并不局限于地域，反倒都有一个由南到北或是由北到南的流传。

七、新中国成立后

中华人民共和国成立后，由于党和国家的充分重视，脏腑推拿进入了一个全面发展的新时期。

脏腑推拿学得到了有效的传承和整理，并出版了大量的新著作。如以流派和独到经验见长，中医基础理论与推拿临证知识相结合的通俗著作《腹部按摩学简编》《袁氏按导学》《曹锡珍经穴按摩疗法》《脏腑图点穴法》《中医学解难·推拿分册》等；以临证专科形式出现的如《脏腑经穴按摩》《胃病推拿法》；也有集大成之类的巨著如《中华腹部推拿术》《中国按摩大全》《中国推拿》《中华推拿大成》等等。纵观推拿现代著作，其共同特点就是推拿理论的科学性和逻辑性较以往历朝历代明显增强，特别是在推拿原理和机制方面有所突破，增加了现代研究的佐证，在疾病的治疗方面多结合西医学的诊断和解剖知识。

脏腑推拿作为一种文化遗产得到了政府的保护与重视，其中天津陈志华、保定王红星、深圳骆仲遥均以"脏腑推拿"为主体申报了国家、地区的非物质文化遗产。我科传承的"津沽脏腑推拿疗法"获得了中华中医药学会首批民间特色诊疗技术；长春王之虹等传承的"长白山通经调脏手法流派"在国家中医药管理局的大力支持下建立了传承工作室；北京臧福科的振腹疗法也在海内外声名远扬。

脏腑推拿科研发展迅速。新中国成立后，科研人员应用现代技术和现代医学知识对推拿作用机理进行了初步的临床和实验研究，取得了令人振奋的进展。如脏腑

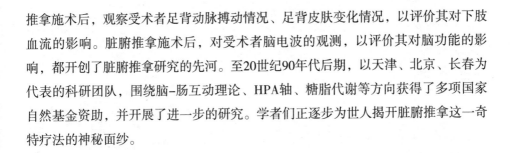

推拿施术后，观察受术者足背动脉搏动情况、足背皮肤变化情况，以评价其对下肢血流的影响。脏腑推拿施术后，对受术者脑电波的观测，以评价其对脑功能的影响，都开创了脏腑推拿研究的先河。至20世纪90年代后期，以天津、北京、长春为代表的科研团队，围绕脑-肠互动理论、HPA轴、糖脂代谢等方向获得了多项国家自然基金资助，并开展了进一步的研究。学者们正逐步为世人揭开脏腑推拿这一奇特疗法的神秘面纱。

第二节 "隆庆之变"对脏腑推拿的影响

明朝初期，按摩短暂复兴，但随着隆庆五年对太医院的改革，明太医院从十三科削减为十一科，按摩科、祝由科被撤销。这一事件使得原本正规、官方的按摩医术被撤销，按摩由此进入了低谷期。

后世学者在记录这段历史时，称之为"隆庆之变"。作为影响推拿发展的重要历史事件，我们认为这既有其发生的偶然性也有必然性。后人在评述此事时，有两种意见。部分医家认为"隆庆之变"的出现是当时依附于祝由、按摩二科的道士御医迷惑嘉靖，使其好道求仙、不问朝政，导致隆庆变革，按摩一科因此遭受牵连的结果。亦有部分医家认为是当时推拿手法粗暴，意外事故频发，导致的按摩一科被废除。然而，这些仅是按摩从太医院被撤销的导火索，真正影响按摩推拿的还有那一时期深刻的社会背景，特别是按摩推拿长期以来重术不重道这一错误的传承发展模式。

一、按摩科被取消的原因

（一）封建礼教对手法医学的限制

手法直接接触人体肌肤，是按摩推拿治疗的主要特点。但这种接触治疗在明代却受到了越来越多的限制，当时的《医学入门》（公元1515）记载了一则医律，说的是在给妇女诊治时，医生必须要托她的家人先问症色、舌和饮食情况，然后根据她的病情，如病重就隔床帐诊之，如病轻就隔门帷诊之。而诊脉时，妇人则必以薄纱罩手，医者自袖薄纱，由此可见封建思想是多么严重。明代著名医学家龚廷贤在其所著的《万病回春》（公元1587）中就曾愤慨地提及："常见今时之人，每求医治，令患者卧于暗室帷幕之中，并不告以所患，止令切脉；至于妇人，多不之见，岂能察其声色？更以锦帕之类护其手，而医者又不便亵于问，纵使问之亦不说，此非愈求愈病，将以难医？"可以想见，在如此严酷的封建思想统治下，以人体接触为特点的按摩疗法生存环境是多么紧张，也就不难理解最终推拿按摩被取消。

（二）隆庆五年的社会变革

隆庆之父嘉靖帝在中国历史上具有重要的地位，也是明朝皇帝中最有才华的一位。他为人聪慧勤奋，经常批阅奏折到后半夜，但是到了晚年开始访求方士，好道求仙，享祀佛经。《万历野获篇》曾记载嘉靖帝"至穆宗以壮龄御宇，亦为内官所蛊，循用此等药物，致损圣体，阳物昼夜不仆，遂不能视朝"，足见当朝皇帝的荒诞。与此同时，道士混迹于太医院按摩、祝由二科，并成为御医和院使，"道士们"权倾朝野，参政议政，这也直接导致了道士们与当朝大臣的分庭抗礼。

到了隆庆帝继任，以徐阶为首的朝廷大臣上书要求皇帝重立教条，大力改革，在嘉靖过世之际，他们立即颁布了"方士悉付法司治罪"令，将那些使嘉靖沦落失态、遗臭万年的道士们治罪，原为道士依附的按摩、祝由二科也归入他科或被取缔。另外，由于明朝中后期，与蒙古、倭寇战乱频发，削减官吏、节约支出，按摩等科沦为裁减对象。这也是按摩被取消的第二个原因。因此，我们说"隆庆之变"，时局占了重要的作用。

（三）手法意外的负面影响

手法治病要在安全范围内操作想必是推拿从业者首先要注意的，但由于受明代医疗水平的局限，当时的按摩推拿医家没有对手法治疗的适应证和禁忌证进行系统的整理。同时，对手法操作的精细程度和准确性也没有太多规范性的要求。再者，按摩推拿从业人员良莠不齐。在此背景下，由按摩推拿手法造成的意外事故就时有发生，因此这一现象便引起了当时医家们的重视。张介宾就曾经在他撰写的《类经》中论述："今见按摩之流，不知利害，专用刚强手法，极力困人，开人关节，走人元气，莫此为甚。"这里的"开人关节"后世多认为指伤科推拿，因为伤科推拿中的整复手法在临床治疗时，往往需要活动关节。而"走人元气"的推拿方法则争议较大，有学者认为是脏腑推拿，因为脏腑推拿的作用更多是治本。但不论伤科推拿还是脏腑推拿，均说明当时按摩推拿手法的滥用。明朝专著《类修要诀》也劝人不要接受按摩，建言："劝君更莫将摩按，按摩血脉终分散。只是搓揉自己行，自己行时甚方便。"同期的《古今医统》亦云："是法（指按摩等法）亦绝不传。其仅存于世者，往往不能用，用或乖戾，以致夭札而伤者多矣。"这些手法误治情况给当时按摩推拿的形象带来了极坏的影响，也是导致按摩科被取缔的间接原因之一。现在有许多只懂西医的临床医生对推拿按摩不认可，其实和当时明朝的中医是一样的。而这种对按摩术的批判，是在明朝以后才大量出现的，这也间接说明按摩推拿在明朝存在了断档。从另一方面，也提示了今天的推拿医生应该明确推拿的应用范围，清晰它的适应证以及禁忌证。同时，只有进一步提高推拿疗法操作的准确性、规范性，才能不再重蹈"隆庆之变"的覆辙。

（四）长期缺乏理论指导

长期以来推拿缺乏相关的理论指导，也是推拿学科发展受到阻碍的主要原因之一。文字记载的传播要比口述留存的时间更长、更容易保持其原汁原味。但是，历代按摩推拿医家却大多重"术"不重"道"，《黄帝岐伯按摩十卷》以后再未见过一本有关推拿的专著就是明鉴。反观方药著作却多如牛毛，无论是中医名家张仲景、孙思邈、叶天士、朱丹溪等留下的鸿篇巨制，还是无名医者留下的小篇专著，都说明了其深厚的中医理论承袭及方药演变。

推拿手法在中国医学历史长河中逐渐失去主流地位，与推拿缺乏理论传承不无关系。我们目前能检索到的脏腑推拿内容多存在于全科专著或者外科专著，即便如此，推拿也是与药物配合应用而较少单独应用。这样的发展，推拿又何谈壮大，进而受到政府的重视呢？在这种条件下，我们缺乏推拿理论的总结，推拿学术理论难以进步和优化。临床推拿逐渐偏离中医辨证理念的精髓，治疗病种不断减少，丢失了内科、妇科等临证特色。加之当时医家思想保守，大多抱着"传子传贤，不孝不贤，报卷长眠"的思想，很难将自己多年的技艺传给他人，也使得推拿这个学科传承较为曲折。而在传承过程中出现的错误认识、不正确的操作方法，如果未被甄别就代代传承的话，现代推拿难保其原始的面貌。因此，我们现在考察了解到古人对脏腑推拿的认识，也只能通过这些非专著内容得到不全面的佐证。相信随着现代考古技术的发展以及大量推拿医学文献的出土，必将逐渐揭开千百年来推拿的本来面目。

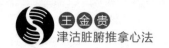

综合以上，推拿发展固然受到了特殊历史事件的影响，但真正影响推拿使其没落的还是当时推拿医家的重术不重道，以及历代推拿医家落后的传承思想。传统推拿的发展早已偏离了原本的脏腑病治疗轨迹，造成了脏腑推拿传承的断档。尽管伤科与小儿推拿流派纷纷兴起，但整个推拿学界对传统推拿的传承已出现了偏颇。

二、"隆庆之变"后按摩的分化

隆庆五年按摩科被取消后，按摩不得不依附于其他专科或在民间发展，此是推拿逐渐没落的标志。我们可以想象一个正规的专科在没有政府的支持下，独立发展又怎能有好的结果。之后其被逐渐分化为三个方向，也逐渐形成了现今推拿的主要方向，也算是"因祸得福"。

（一）以"正骨手法"的名义，依附于正骨科

手法在治疗骨折、脱位中的作用和优势，是其他方法无法替代的。清代太医院教科书《医宗金鉴》对正骨手法进行了全面的总结，强调"手法者，诚正骨之首务哉。"并正式提出了"摸、接、端、提、推、拿、按、摩"之正骨八法，包含检查诊断、复位、治疗康复、病因病机及治则等方面，是对中医正骨手法的一次全面科学的总结，亦代表了当时正骨科的繁荣发展。在《伤科大成》《疡医大全》《伤科补要》《伤科汇纂》《石室秘录》等书中则记述了以推拿按摩术配合正骨手法治疗关节错位脱位的记载，可见当时推拿已经边缘化，仅能依附其他科来发展。

（二）小儿推拿此期得以兴盛

明代中后期，随着按摩的取缔，除部分推拿医家依附正骨科发展外，另有部分推拿医家开辟了小儿推拿的新领域，此期出现了大批记述小儿推拿的著作，足见其发展的广泛。而我们现在常说的"推拿"一词就出自于明代张四维的《医门秘旨》，该书简要地记载了小儿推拿的内容，并且绘有"推拿掌法图"。

"推拿"一词出现于明朝太医院取缔按摩科之际，也并非巧合。从其成人的治疗范围到专门治疗小儿，由"按摩"改称"推拿"，相信这是当时推拿医家不得已而为之。

（三）脏腑推拿流落民间或隐于宫中寻求生机

由于脏腑推拿需要完全或间接接触患者的胸腹等部位，这在当时的社会是被严

格限制的。而此期的脏腑推拿，又无法像伤科推拿一样依附于他科，因此只能流落民间或隐于宫中，蹒跚前进。在我们整理的资料中，有一点可以佐证脏腑推拿在当时宫中的发展。当代推拿大师曹锡珍曾拜前清御医孙仲选为师，学习按摩推拿，而他的典型特色即是经穴按摩，从这点可见脏腑推拿在宫廷内皇室的发展。另外一条佐证是，由于连年战乱，河北一带常年饥荒，民不聊生。在缺医少药的情况下，脏腑推拿得以应用，缓解了大部分民众的疾苦，并在河北保定一带产生了许多脏腑推拿大家，而借此机遇，脏腑推拿得以延续与发展。而至"民国"时期，天津作为北方的经济中心，为众多达官显贵的居所之处。同时，也吸引了大批名医的聚集，其中包括河北津沽一带的推拿大家，这为后期津沽脏腑推拿的形成打下了扎实的基础。

三、"隆庆之变"对脏腑推拿的影响

"隆庆之变"使得按摩科被当朝政府取缔，手法医学的发展逐渐没落，脏腑推拿也因此失去了持续发展的环境。

（一）主流教学不复存在，理论难以继承

按摩作为隋唐时期的正规医学分科，与大小方脉、针灸等学科一样，建立有"按摩博士""按摩师"等职称。但是，随着"隆庆之变"按摩科被取消，至少从官方角度，正规的手法教学不复存在了。但是到了民间，多数按摩推拿从业人员没有医学教育经历，师徒相传只能靠口传心授，对实践内容表述时，也缺乏统一标准，称呼混乱。所以，即便在明朝初期有着繁荣历史的脏腑推拿，其理论也随着时间推移逐渐在历史长河里消失了。

（二）临床应用受限，脏腑疾病逐渐萎缩

"隆庆之变"对脏腑推拿的影响还体现在治疗范围的缩小。在明代早期推拿按摩疗法几乎涉及内外妇儿各科疾病，特别是以成人疾病为主，如临床常见的鼓胀、中风偏瘫、哮喘、噎膈、黄疸、小便迟滞、疝气、胸腹胀闷、腹痛、胃脘痛等。但是，到了明代中后期和清代，由于按摩从业者的流失，按摩逐渐萎缩到局限于正骨科（骨伤科）。因为唯有正骨手法才是"合法"的，这也是后世脏腑推拿少传的重要原因。

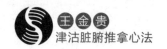
第三节 中医传统理论对脏腑推拿的指导

脏腑推拿作为中医推拿学的重要组成部分，是在中医理论的指导下，预防或治疗脏腑病证的方法。清代外治大师吴师机在其所著的《理瀹骈文》一书中，曾明确指出："外治之理即内治之理，外治之药亦即内治之药。所异者，法耳。"此语对中医内病外治的阐述可谓开宗明义，为中医外治法的发展奠定了坚实的理论基础。它的意思是说外治法应该和内治法一样都不能离开中医理论的指导。所以，脏腑推拿在临床应用时也应遵循此道，与其应用密切相关的中医传统理论包括阴阳理论、藏象理论、三焦气化理论以及经络理论等，它们共同构成了脏腑推拿应用的理论基础。

一、阴阳理论

最初阴阳是指日光的向背，古人生活在自然环境之中，日出而作，日落而息，对阴阳的感性认识逐渐升华。《春秋繁露·大道元二》中记载："阴与阳，相反之物也。"《类经·阴阳类一》言："阴阳者，一分为二也。"阴阳是对事物或现象相互对立又关联的高度概括。用阴阳来规定相对属性，分析相互关系，认识并掌握万事万物变化的本质和规律。

一般来讲，事物或现象凡是温热的、上升的、活动的、刚强的、明亮的、兴奋的、轻浮的、功能的、机能亢进的，均属于阳的范畴；凡是寒冷的、下降的、相对静止的、柔弱的晦暗的、抑制的、沉重的、物质的、机能衰退的，均属于阴的范畴，阴阳属性不能任意调换。阴阳相互对立相反，又相互抑制和约束；阴阳相互影响、相互作用，任何一方之中又包含着另一方；阴阳中的任何一方都不能脱离对方而独立存在，相互资生，相互为用；阴阳两个方面还运动变化，彼强此弱，彼弱此强，阴阳皆消或皆长，而这种运动最终达到动态平衡，或者相互转化，物极必反。

我们在应用脏腑推拿时，其与阴阳理论的结合，体现在核心思想、诊断、治疗的多个方面。

首先，脏腑推拿的治疗根本是对气机的调节。中医学认为，气主动属阳，其源于水谷，具有温煦润泽人体的作用，是构成人体和维持人体生命活动的基本物质。

而气机失常，容易引起各类疾病。早在《素问·举痛论》就论述了："百病生于气也，怒则气上，喜则气缓，悲则气消，恐则气下，寒则气收，炅则气泄，惊则气乱，劳则气耗，思则气结。"中医讲百病生于气，气的逆乱不畅，是疾病产生的根本。外感六淫、内伤七情以及劳倦内伤作为人体疾病的病因，皆可导致气机逆乱，进而引起身心的异常，变生诸证。而脏腑推拿通过对脏腑气机的调节，可以达到调畅气机的作用。"气为血之帅，血为气之母"，通过对气的调节，又能进一步影响血的运行，最终使气血阴阳调和。

在临床诊断时，我们应重视对阴阳理论的应用。疾病发生不外乎正邪交争，正邪的盛衰形成了虚实，而虚实本质也是阴阳的强弱。通过辨别疾病的阴阳属性，根据证候的属性制定施术方案，来调节阴阳的偏盛或偏衰，使机体转归于"阴平阳秘"，恢复其正常的生理功能，从而达到治愈疾病的目的，正是脏腑推拿治病的主要思想之一。如《素问·阴阳应象大论》曾论："审其阴阳，以别柔刚，阳病治阴，阴病治阳。定其血气，各守其乡，血实宜决之，气实宜掣之引之。"临床治疗中，比较常见如胃肠病，脏腑推拿可以恢复肠腑中的阴阳平和。另外，脏腑推拿注重俞募配穴的应用，俞穴属阳，募穴属阴。如治疗胃系疾病时，可以配合使用胃俞与中脘穴，通过俞募配穴的应用，达到从阴引阳、由阳入阴的协同治疗作用。

二、藏象理论

（一）藏象学说

"藏象"学说中的藏象一词最早源于《素问·六节藏象论》。藏，具有藏匿和脏腑两种意思；象，则是指这种藏匿于体内脏腑的外在反应，是表现于外的生理、病理现象。所谓"藏象"，是通过对人体生理、病理现象的观察，研究人体各个脏腑器官的生理功能、病理变化及其相互关系的学说，体现了中医学司外揣内的特点。

藏象学说可以分为有形之脏与无形之脏两种解释，其中，我们常见的是有形之脏把人体内在的重要脏器分为脏和腑两大类，脏和腑是根据内脏器官的功能不同而加以区分的。脏即五脏，包括心、肝、脾、肺、肾五个器官，主要指胸腹腔中内部组织充实的一些器官，它们的共同功能是贮藏精气。腑即六腑，包括胆、胃、大

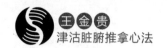

肠、小肠、膀胱、三焦六个器官，大多是指胸腹腔内一些中空有腔的器官，它们具有消化食物，吸收营养、排泄糟粕的功能。

而另一种是指除了实质脏器以外的无形之脏，更是对人体生理功能和病理变化的概括。五脏贮藏精气，六腑主食物受纳、消化、吸收、传导和排泄。脏以藏为主，腑以通为用。脏属阴、腑属阳，脏属里、腑属表，相互对应的脏腑之间由经脉连接，互为表里，具有以脏为主，以腑为次的关系。腑的消化吸收功能也是由脏来统领的，所以在疾病的初期一般从腑开始出现失调现象，病邪随着疾病的发展进入身体内部，引起相应的脏出现异常。相反，受脏功能异常的影响，与之相对应的腑也会发病。

我们在脏腑推拿的应用中，重视藏象学说中有形之脏与无形之脏的应用，体现在两个方面。

其一，对于有形脏腑的直接刺激。比如在临床中脏腑推拿治疗便秘、尿潴留等疾病时，手法直接运用于腹部胃、肠、膀胱等脏器体表投影区，通过腹部按摩法、迭揉法、运法等操作，来畅通大肠、膀胱、三焦等六腑之气，疾病自愈。另外，如捺穴疗法中通过对彧中穴的操作，来宣畅肺气，实际上也是对于肺脏体表的直接刺激，达到对相应脏器的影响。如捺穴疗法中对右石关穴的操作，实则为对有形脏腑胃囊部位的刺激。在捺穴疗法中常用阑门穴，阑门穴位于脐上一寸五分，为大小肠交会之处，是开中气、治疗中焦疾病的要穴。《难经》中就有对"七冲门"之一阑门的记载，《难经·四十四难》言："大小肠会为阑门"，但没有具体定位。我们认为脏腑图点穴法对阑门的创立很可能源于《难经》中对有形藏象的认识。

其二，便是对无形之脏，即脏腑功能的调节。人体的五脏六腑有各自的生理功能，如《素问·五脏别论》言："所谓五脏者，藏精气而不泻，故满而不能实；六腑者，传化物而不藏，故实而不能满也。"又《灵枢·本藏》云："六腑以通为用，以降为顺。"脏腑推拿临床治疗疾病应注重顺应脏腑的生理功能特点。比如临床治疗脾胃气滞证时，出现脾气不升，胃气不降，则表现出饮食停滞，脘腹胀痛，大便秘结的症状。施迎法于巨阙穴可以防气机上逆。施捺法于阑门、建里穴，可以泌别清浊，助脾运化，消食导滞。此操作可以调畅中焦郁滞之气，使脏腑气机恢复正常。

（二）三焦气化

三焦作为藏象学说的重要部分，是其中的特有名称。《素问·灵兰秘典论》指出："三焦者，决渎之官，水道出焉。"指三焦为"十二官之一"，《素问·金匮真言论》称三焦为六腑之一。三焦的主要生理功能包括通行元气、运行水谷和通行水液。而"三焦气化"是对其生理功能的高度概括，又是对其代谢功能的总结。"三焦气化"是一个涉及上焦、中焦、下焦三焦，肺、脾、肾多脏的复杂过程，是对水谷精气津液的产生、输布、调节以及排泄等整个代谢功能而言的。所谓"上焦如雾，中焦如沤，下焦如渎"，形象地概述了三焦气化的整体过程。

若肺、脾、肾三焦气化正常，则水精四布，弥漫全身，若雾露之溉，为津为液，为气为血，为汗为尿。从津液的角度讲，全身所有体液都是相互渗透的，精、气、津、液、血、脉为一气，都属于三焦气化的内容。所以前面讲三焦气化是脏腑精、气、津、液、血主要功能的一个高度概括。但是，随着年龄的增长，脏腑气化功能日趋低下，若是上焦心肺、中焦脾胃肝、下焦肾中的任何一脏气化功能出现异常，最终都可导致三焦整体气化失常。

我们在应用脏腑推拿过程中，重视对三焦的调整，并将三焦理论作为其指导思想之一，这体现在对于三焦气的调节，以及对三焦气化功能恢复的重要认识。脏腑推拿操作可以对三焦有直接调节作用，捺穴疗法的核心就是对三焦气机的调畅、对气化功能的恢复，三焦通行元气、运行水谷和通行水液的作用正常则疾病得愈。另外，捺穴疗法中擅治的病种，比如气结胸、气水鼓、夹肋痞等病证多是由三焦气化失常引发，都说明了脏腑推拿与三焦学说的密切联系以及对三焦气化理论的应用。

三、经络理论

《灵枢·脉度》曰："经脉为里，支而横者为络。"将经脉根据内外、深浅而分为经、络。经，深而在内，贯通上下；络，浅而在表，沟通表里，经络纵横交错，遍布全身，形成经脉系统的主体。脏腑推拿理论认识的经络系统不仅包括十二经脉、奇经八脉，还包括气街、四海等经气循行聚集、起止终始等经络纵横关系。

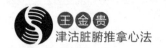

（一）十二经脉

十二经脉是脏腑所属的经脉，左右对称地分布于头面、躯干和四肢，纵贯全身，又称"十二正经"，是经络系统的主体。十二经脉与脏腑有特定的配属关系，与络属的脏腑发生联系，六条阴经与六条阳经根据络属关系表里相合。

在临床中应用脏腑推拿，通过对足少阴肾经、足阳明胃经、足太阴脾经、足厥阴肝经、足少阳胆经等经脉循行于腹部段穴位的操作，可以借助对穴位的刺激，达到对经脉的刺激，再结合经脉络属关系，最终实现对于十二经脉气血的调整作用，这是脏腑推拿治疗的基础。

（二）奇经八脉

奇经八脉包括督脉、任脉、冲脉、带脉、阴维脉、阳维脉、阴跷脉、阳跷脉。奇经八脉不直接隶属于脏腑，也无表里配合关系，但其中的督脉、任脉、冲脉作用尤为重要。督脉调节全身阳经经气，为"阳脉之海"；任脉调节全身阴经经气，称为"阴脉之海"；冲脉具有涵蓄十二经气血的作用，"渗诸阳、灌诸精"，与督脉、任脉、"先天之本"肾的经脉、"后天之本"脾胃的经脉均有联系，故有"十二经之海""血海"之称。

从奇经八脉的循行和分布来看，督脉、任脉、冲脉同起于少腹胞中；带脉出自季胁，缠腹束腰一周；阴维脉起于小腹内侧；阳维脉、阳跷脉循行经过侧腹；阴跷脉"入阴，上循胸里"。可见奇经八脉与腹部有着密切的联系，这也是我们运用脏腑推拿治疗脏腑及其相连属器官组织疾病的中医理论基础之一。

我们在脏腑推拿的临床应用中，必须重视经络理论，尤其强调奇经八脉的作用。通过对奇经八脉部位及穴位的推拿，达到沟通十二经脉，调节十二经气血的作用。

（三）气街四海

《说文》言："街，四通道也。"即路径的意思。气街是经气聚集运行的共同道路。《灵枢·卫气》记载："请言气街：胸气有街，腹气有街，头气有街，胫气有街。故气在头者，止之于脑。气在胸者，止之膺与背腧。气在腹者，止之背俞，与冲脉于脐左右之动脉者。气在胫者，止之于气街，与承山踝上以下。"说明四街是头、胸、腹、胫经气会聚和运行的道路。头气街联系脑与头面，胸气街沟通胸部脏腑与背俞穴，腹气街连接腹部脏腑与背俞穴，胫气街分布于气冲、承山和踝部之间。"气街"具有横向联系为主、上下分部、紧邻脏腑、前后相连的经络特点，横贯脏腑经络，纵分头、胸、腹、胫的"气街"理论又从另一角度阐述了经气的运行规律。

所谓四海，张介宾云："四海者，百川之宗。"也就是指江河所汇合之处。人体也有四海，即《灵枢·海论》中记载的："人有髓海，有血海，有气海，有水谷之海，凡此四者，以应四海也。"人体髓、血、气、水谷之精气所汇集之处，似百川之宗，故曰海。此四者，在经络系统各有独立的统辖功能，而部位划分与气街也基本一致：髓海位于头部，气海位于胸部，水谷之海位于上腹部，血海位于下腹部。四海主持全身的气血、营卫、津液。胃为水谷之海，是气血生化的基础；膻中为气之海，因气积于胸中，贯心肺而司呼吸、吐故纳新，故为宗气；"冲脉为十二经之海，又称血海"，因冲脉起于肾下、胞中，动而上下行，渗灌气血于全身，故又有五脏六腑之海的称谓；脑为髓海，是精明之府、元神之府，是气血之精华上聚而成。四海对人体的经络、气血、营卫、津液等有主持和调节作用，与经络腧穴有着密不可分的关系。

气街四海理论是水谷、气、血、脑髓等物质在人体重要性的体现，且水谷、气、血、脑髓等相互联系，某一环节的问题必会牵连其他。气街四海无论是位置还是功能都与人体五脏六腑等有着密切的联系，脏腑推拿通过对胸气街、腹气街在胸腹部穴位的刺激以及对气海-膻中穴，水谷之海-脾胃，血海-冲脉的刺激，直接影响五脏六腑以及全身气血。

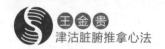

第二章
津沽脏腑推拿简史

第一节 "津沽"之由来

　　天津是中国北方第二大城市，毗邻北京，自古因漕运而兴起，并于明朝永乐二年十一月二十一日（1404年12月23日）正式筑城，是中国古代唯一有确切建城时间记录的城市。天津历经600多年的洗礼，成就了其中西合璧的独特气质。

一、历史沿革

　　津沽大地的历史源远流长，如果追溯天津城市的起源，不难发现它与水有着不解之缘。天津在远古时期是一片沧海，随着海水的退去，浅滩逐渐形成了如今的平原，才成就了天津乃至华北平原这样一种地势平坦的地形。直到现在，天津临近渤海的一片湿地里，仍然有很多贝壳堤、牡蛎滩，这也充分证明了天津是退海后形成的土地，同时也记录了先人们在这里傍河结网、繁衍生息的历史，所以天津又被称为"退海之地"。

　　到了隋朝时期，天津地区开始修建京杭大运河，它是世界上开凿最早、里程最长的大运河，北起北京，南至杭州，流经天津、河北、山东、江苏和浙江等多个省市，是历代通商漕运的关键通道，对当时中国南北经济和文化交流起到了重要的作用。而天津的形成就始于京杭大运河的开通，随着漕运的发展，天津逐渐成为连接南北的重要水陆码头，也为天津的形成积攒了许多人气，因此，民间才有"天津是大运河载来的城市"的说法。京杭大运河自北京通州区至天津一段称为北运河，天津到临清一段则称为南运河，南、北运河相交汇，随后共同汇入海河主干，最终流向渤海湾。正因为海河在天津地域，上乘南北运河、下灌渤海海域，在中间起着承上启下的作用，所以海河一直承载着津沽大地泄洪、航运、供水、灌溉、排涝等重要任务，可以说是海河一直孕育着天津的成长和发展，并守护着津沽大地的黎民百姓，所以天津人也将海河亲切地称为天津的"母亲河"。而说到海河，就不得不提到南、北运河与海河的交汇处——三岔河口，史称三会海口。金朝时期，当朝皇帝下令在三岔河口所居之处设立直沽寨作为军事据点，集中兵力于此，以抵御外敌。从那时起，三岔河口就成了当时重要的军事和交通要塞，而"直沽寨"也成了天津历史上第一个正式名称。随着当地人口的兴旺，贸易往来的频繁，天津带来了最早的城市聚落，并形成了天津地区最早的街道，就坐落在如今天后宫所在位置的附近，所以说，三岔河口又有"天津摇篮"的美称。宋朝时，北宋政府为了抵御辽兵南下侵略，在海河南岸设置了许多军事据点，以"寨""铺"等命名，并派驻重兵镇守。当时的寨名，如"独流""沙窝""双港""小南河"等，至今在天津地区依然沿用。到了元朝，直沽寨又改设为海津镇，并在当地设立了大直沽盐运使司，主要负责与管理盐的产销。此时的天津，不但是军事重地，更已成为当时中国漕粮运输的转运中心。到了明朝永乐二年十一月二十一日（公元1404年12月23日），明朝皇帝朱棣下谕旨"筑城浚池，赐名天津"，开始正式修建城市，并将天津地区命名为"天津卫"，"卫"仍然是军事建制，而不是地方行政建制。"寨""镇""卫"这些天津的曾用名称都是当时的军事建制，并且长期作为军事重地的天津与中国军事防御方面也有着不解之缘，所以时至今日，当你在天津的城市街道漫步时，经常会发现许多与军旅生活相关的地名、遗迹，这些都是天津历史的见证。此外，天津市区还有很多以"营门"命名的地名，如"北营门""南营门""大营门""小营门"等，这些地方当年都是天津的军事防御重地。到了清代，天津的建制又多次发生变化，经历了升卫为州，升州为府的过程。最终，天津才正式成为了行政建制，而"天津"二字，也一直保持至今。

　　说到行政建制，我们还要着重说一说天津与河北省的关系，从地理位置上看，天津地处河北省境内，四周被河北省地域环绕；而从历史上看，天津又多次被设为河北省省会。1913年直隶省（现今的河北省）省会由保定迁至天津，这一迁就是22年。到了1935年，日本侵略者步步逼近天津，导致天津地区时局不稳，直隶省政府为了躲避日寇，所以又将省会迁回保定。到了新中国成立以后（1958～1967年），中央政府为了让天津带动河北地区工业与经济的发展，又反复多次将天津设为河北

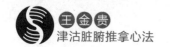
省省会。由此可见，天津曾经在河北地区扮演着十分重要的角色，而且它们之间在各个方面的联系也十分的密切，当然也包括医疗行业，所以，我们在后面讲到的许多河北省医学大家都常在津沽一带行医，也就不难理解了。

二、解说"津沽"

　　"津""沽"二字均为天津的别名，既可单用，又可合称。"津"字，《说文解字》曰："水渡也。"公元1400年，明燕王朱棣当时与侄子朱允炆争夺皇位，由当时的北平（现在的北京）发兵，绕至天津登船，到达沧州，经历了一场大胜后，成功争得皇位。朱棣顺利做了永乐皇帝后，有部下为了纪念由此起兵的"靖难之役"，提议此地是南北商贸的枢纽，很适合设立军事据点。设立军卫需要有个名称，于是有人提议当年这里是天子经过的渡口——"天子津渡"，不如就直接叫"天津"吧。自此，因明朝天子而得名的天津，揭开了城市发展新篇章。而天津中的"津"字也就是由此而得来的，并且一直作为天津的简称沿用至今。

　　说到这个"沽"字，每个老天津人都会不谋而合地提到"大直沽""塘沽""西沽"等等天津知名的地名，这充分说明了"沽"字早就深埋在天津百姓的心里，"沽"就是天津的代名词。从字面上看，"沽"字是傍水村寨的意思。从天津的地理形态、水系分布上看，天津东临渤海湾，并有多条水系贯穿津城，也十分符合"沽"的这个含义。天津自古就有"九河下梢"的称谓，在中国传统观念中，"九"是一个虚数，代表着多的意思。打开地图后你会发现，贯穿整个天津的海河水系像一把打开的扇子，大小支流无数，分散交布，形成了一个广泛的水系网络，不过大体上海河水系主要还是由南运河、北运河、大清河、子牙河和永定河五大干流组成，并在三岔河口汇入海河，流入渤海。而天津的摇篮——三岔河口，也正位于九河下梢的中心，可谓是"当海河之中，为畿辅之门户"。另外，天津自古又有"七十二沽"之称，包括塘沽、大沽、大直沽、西沽、丁字沽、咸水沽、葛沽等等，七十二其实也是一个虚词，实际上天津的"沽"还不只七十二个，如果把天津及周边诸县叫"沽"的地方都加起来，共有八十一个，所以说天津是以"沽"之多而著名，"津沽大地"的说法，也是由此而得来的。

第二节 津沽脏腑推拿的形成与发展

脏腑推拿疗法是中国现存最古老的按摩推拿术之一，最早在甲骨文中的象形文字中就有对脏腑推拿的记载。脏腑推拿疗法在唐朝以前十分兴旺，而且是一门重要学科。但到了宋、明时期，由于受到封建礼教的束缚，以及明朝"隆庆之变"对推拿学科的重大影响，使得脏腑推拿疗法逐渐被排挤、摒弃，并且相关典籍被删改，也使其应用和发展受到严重的阻碍，由此一蹶不振。

到了清末民初时期，西学东渐盛行，天津作为北方最早开放的城市、一座具有中西合璧独特气质的城市，借助着中西方经济与文化的交流日益壮大着。而天津当时的发展可以说是中国近代史发展的"教科书"，"近代中国看天津"就是对当时天津发展的高度评价。此外，在医学方面，天津在中医、西医领域发展迅速，并且对中国近代医学发展做出了巨大的贡献。在中国的中西医发展史上，有多个"第一"都发生在天津，如1894年李鸿章根据北洋海军章程，在天津创办了中国第一所西医医院"天津储药施医总医院"，后更名为"北洋西医学堂"；1903年天津成立了中国第一家公立妇产专科医院——天津建成北洋女医院，著名妇产科专家丁懋英任院长，并在1908年在该院设北洋女医学堂，专门培养护士，为近代第一所公立护士学校。《近代天津十二大名医》一书中，全面分析了当时天津医疗行业的发展背景，"天津由于特殊的历史条件和地理环境，既是'五口'通商的北方大港，联通东北、华东的铁路中枢，交通便利，人流广，物流大，经济发达，且有九国租界，中西文化较早融通，又居有清末的遗老遗少，北洋的军阀政客，工商界的巨头富商，以及洋行的外商买办。这些富有者云集于津门，凡有病痛小恙，即求医问药。近现代的繁华成为天津医疗卫生发展的沃土。"而天津作为当时全国中医学界的翘楚，更是大家辈出，发展迅猛，带动着全国中医学的发展。北京四大名医之一的施今墨以及后期涌现的赵寄凡、陆观虎、哈荔田等一批医术精湛的著名中医聚集于天津的日、法租界，开设诊所或坐堂行医。近现代的中医学泰斗张锡纯，1928年定居天津，凭借其高明的医术和特殊的地位，在天津声名大噪，还开办了天津"国医函授学校"，设立"中西汇通医社"培养后继人才。借助着天津中西医蓬勃发展的大好形势，脏腑推拿疗法绝处逢生，并在津沽大地生根发芽，开枝散叶，其中以古法

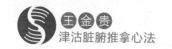

腹部按摩和捺穴疗法在民间流传最为广泛，并深受广大百姓的推崇。经过了多年传承与演变，在我们十余年的努力下，将古法腹部按摩和捺穴疗法两种按摩术的精髓进行了挖掘、整理和融合，并逐渐形成了理论完善、技法清晰、独具津沽特色的津沽脏腑推拿流派。

一、古法腹部按摩

古法腹部按摩，又称古法按摩，是中国现存的最古老的按摩推拿术之一，是中华传统医学中独树一帜的特色疗法。早在《黄帝内经》中就有对古法腹部按摩的相关描述，《灵枢·百病始生》中记载："其着于伏冲之脉者，揣之应手而动，发手则热气下于两股，如汤沃之状。"虽然在古籍中早有对古法腹部按摩的操作、施术者及受术者感觉的详尽描述，但是历史上却一直没有以"古法腹部按摩"或"古法按摩"名称命名的专门著作和相关技法的出现。

古法腹部按摩传承于五台山寺院高僧，最初其施用范围仅限于五台山周边一带。清朝末年传于五台山南台普济寺长老，由于此术一直只限于五台山大、小寺院，后传入皇室宫廷施用，民间百姓很少接触，故一直不显于世。据史料记载，河北省安阳县的安纯如老先生是我国清末民初时期著名的中医按摩大师，也是古法腹部按摩的卓越传承者，安老先生自幼于普济寺修行并习得古法腹部按摩，后来他运用古法腹部按摩在津沽一带行医（当时天津为河北省省会），因为其手法"微妙淳朴，愈病回春"，所以在津沽地区久负盛名，同时也使得古法腹部按摩在津沽地区得以兴起。

清末民初的天津，在中国的历史舞台上扮演着重要角色，洋务运动的兴起，洋行、买办的盛行，以及进出口贸易的兴旺，加之租界效应，为天津带来了经济上的一片繁荣景象，让天津成为繁华的商埠，同时具备了相对优越的生活环境。因此，广大富商、名门贵族纷纷涌入津城，安家落户；同时天津作为北京政治生活的后花园，当时活跃于北京政坛的各类要人，也大多会选择天津蛰居，聚首商讨大局。当时在天津生活的名门政要们，难免会患疾病，他们身体娇贵、又不愿吃药打针，于是大多会聘请古法腹部按摩医师作为自己的保健医，无病时请他们来做按摩保健，而有病时又可以请其治疗疾病。渐渐地，古法腹部按摩疗法受到了天津上层社会的青睐，古法腹部按摩的医师队伍也随之不断壮大，医师们相互交流更加普遍，民间百姓闻及古法腹部按摩的神奇疗效，也纷纷求教效仿，就这样，古法腹部按摩得以在津沽地区广为流传。

安老有一子一女继承了其推拿事业，其子安广林曾在国家体委当保健医，其女则在日本发展了古法腹部按摩。安老另有主要弟子数名，胡秀章是其得意门生之一。胡老天资聪慧，勤奋好究，刻苦练功，深受安老器重，颇得其真传，并且在后来的从医路上博采众长，形成了关于古法腹部按摩自己独特的学术观点。他重视脏腑经络及人体气机升降功能，并将古法腹部按摩的操作结合人体解剖进行了归纳，使其操作更加的标准化。胡老将后半生全部奉献给了天津的推拿事业，他不但在天津中医学院担任按摩教研室主任，还在天津中医学院第一附属医院工作并创立按摩科，担任第一任科主任。胡老一生运用古法腹部按摩医人无数，而且积极推广古法腹部按摩，为其在天津的发展做出了巨大贡献。

安纯如老先生的另一得意弟子是刘希曾，刘老跟随安老学习古法腹部按摩七年，在这七年时间里，他熟读古籍，研读医术，并坚持练习武术、气功，这为他后来运用古法腹部按摩治病救人打下了坚实的基础。正因为刘老有扎实的武术功底，所以他在运用古法腹部按摩时讲究气力结合，以医生之正气攻伐患者体内邪气，并且强调医患之间的配合，以更大发挥古法腹部按摩的功效。刘老在学成后也一直在津沽地区行医，他先后工作于天津市和平区联合诊所、天津市小白楼卫生院、和平区试行专科办院等，最后退休于天津市民园卫生院。退休之后，刘老仍担任多位中央领导同志的保健医，始终运用古法腹部按摩解除患者的病痛。

后来，陈志华师从胡秀章，并继任天津中医学院第一附属医院按摩科主任职务，陈老在临床治疗疾病时，注重运用古法腹部按摩手法调节伏冲之脉，并根据多年临床经验在手法上加以发挥演变，提高临床疗效；同时，他还细化了古法腹部按摩的治疗病种，并擅长运用其治疗消化系统、神经系统、泌尿系统的功能性内科病，进一步将古法腹部按摩理论丰富壮大。

隋卓琴是刘希曾刘老的爱徒之一，她在学习古法腹部按摩之前，先是在天津中医学院第一附属医院按摩科跟随胡秀章胡老学习了9个月的推拿，后来就一直在按摩科工作。工作期间，隋老曾被派到小白楼卫生院跟随刘老学习古法腹部按摩，并

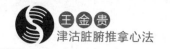
拜刘老为师。隋老一生运用古法腹部按摩治愈了很多病人，并且也为许多中央领导进行过保健治疗，深感古法腹部按摩的神奇。

古法腹部按摩传承发展至今，本人有幸成为第四代传承人，并担任着天津中医药大学第一附属医院推拿科第三任科主任一职。这些年来，我们推拿科始终致力于整理、完善传统古法腹部按摩的学术理论思想，秉着"学古而不泥古"的观念，开拓创新，将津沽大地发展起来的各种特色推拿手法进行搜集、归纳，并与古法腹部按摩相结合，形成了独具津沽特色的推拿流派——津沽脏腑推拿流派。

古法腹部按摩的主要内容是以按、摩、揉、运等手法施术于腹部上脘、中脘、下脘穴以及承满、梁门、太乙等辅穴，并结合"五层气体、四种导疗"的气功导引治疗方法，其可引导患者体内的气血循任督二脉通畅运行，扶正祛邪，从而治疗脏腑功能失调导致的内科、妇科以及儿科等疾病。基于此理论，在古法腹部按摩一代又一代传承人的不断继承与创新下，逐渐总结归纳形成了"调气通脉"理论，成为具有津沽地区特色的津沽脏腑推拿流派的主要内容之一。

二、捺穴疗法

捺穴疗法是在王文的"脏腑图点穴法"的基础上，经过津沽民间长时间的流传，逐渐发展演变而来。王文是河北省雄县人（约公元1840—1930年），从一游方道人处获赠《推按精义》一书。王文从此书习得按摩之术后，于河北津沽一带悬壶济世，行医数十年间，因其医术高超、医德高尚而在津沽一带闻名遐迩。王文门徒王雅儒（河北省雄县人），生于公元1910年左右（清朝末年），因病求治于王文，经治数月后痊愈，并感叹按摩的精妙所在，遂拜师于王文。王雅儒于1962年口述并撰写了《脏腑图点穴法》一书，该书将王文授予的《推按精义》之精髓进行了整理归纳，使其内容更为具体化。

因为王文所用的按摩之法往往能收到奇好的疗效，能解除广大百姓的病痛，所以患者中常常有私下求教的学习者，就这样王文的这种按摩疗法逐渐在民间百姓间传播开来，成了家喻户晓、人人略知一二的保健、治病方法，后来经过在民间长时间的应用与发展，去繁存精，使其变得更加的简便、实用、有效，并逐渐形成了具有津沽民间特色的一种手法——捺穴疗法。

捻穴疗法，是以经络脏腑学说为基础，运用点穴方法调理任督二脉、腹部及三焦，并从脏腑着手，调理脏腑气分，使气机通达顺畅，恢复脏腑机能，从而达到治疗疾病的目的。捻穴疗法从字面上看，"捻"有"用力摁"之意，而其主要手法也类似于捻按手印的动作，主要作用于脏腑部位的经络、经筋以及穴位，手法分为"补""泻""调"三种，治疗疾病则着重于调节人体气化功能，恢复脏腑机能。该疗法对于治疗内、外、妇、儿各科疾病均有较好的疗效。捻穴疗法从民间流传至今并被吸纳，经过了一代又一代推拿人的整理和传承，逐渐形成了津沽脏腑推拿流派的另一主要内容——"调畅三焦"理论。

　　从上面这两部分的论述，可以看出，其实津沽脏腑推拿主要包括两部分内容，一方面是在津沽大地一脉相承的古法腹部按摩，另一方面是经过津沽民间演变与发展而来的捻穴疗法，二者的有机结合，才共同形成了一套理论完善、技法清晰、独具津沽特色的津沽脏腑推拿理论方法体系。时至今日，津沽脏腑推拿已经经历了上百年的传承与发展。目前，作为津沽脏腑推拿的继承单位——天津中医药大学第一附属医院推拿科为了更好地挖掘津沽脏腑推拿的临床应用价值，进行了一系列文献挖掘与整理工作。可惜的是，历经了"废除中医"运动及"文革"时期的文化动荡，前人关于脏腑推拿的文字描述部分已经散落亡佚，为津沽脏腑推拿的文献挖掘及整理工作带来不小的难度。我们将诸多原本以口传心授形式存在的经验医学进行了整理、归纳，才使津沽脏腑推拿的理论方法体系逐渐清晰而完整的展现了出来：津沽脏腑推拿是在中医理论指导下，以腹部推拿为主，配合推拿特定穴的一种推拿疗法，其是以"调气通脉，畅达三焦"为核心理论，以层按法、捻法、迭揉法、掌运法等为主要特色技术；在防病治病时，将"有形脏腑"与"无形脏腑"相结合，擅长调节人体气化功能，重视奇经八脉的作用；并且强调推拿医生内功修行的重要性，治疗时要求"心、意、气、力"四者结合，以医生自身的正气与患者正气攻伐邪气，从而达到治疗疾病的目的。

　　基于津沽脏腑推拿临床疗效的显著性，天津中医药大学第一附属医院推拿科开展了多项基础及临床研究，在验证津沽脏腑推拿技术方案可行性与安全性的同时，结合现代医学的检验技术，进一步从科研科学、客观的角度，探讨津沽脏腑推拿治疗功能性内科病的作用机制。围绕津沽脏腑推拿，推拿科骨干们共主持承担各级别

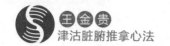
课题22项，其中国家自然科学基金项目10余项，并获得了省部级科技奖励5项，进一步为脏腑推拿的临床应用提供了相关科学的理论指导。伴随着津沽脏腑推拿技术在临床、科研等领域的广泛应用，天津中医药大学第一附属医院推拿科已成为全国目前推拿行业少数几家囊括国家临床重点专科、国家中医重点专科、教育部针灸推拿学重点学科、国家中医药管理局推拿学重点学科等多项荣誉的推拿专业科室。

经过了多年的临床实践，津沽脏腑推拿技术逐步完善、临床水平显著提升，并确立了以常规疗法难以治愈的功能性内科疾患作为其主要的擅治病种。目前，天津中医药大学第一附属医院推拿科成立了紧张性头痛、慢性疲劳综合征、肠易激综合征等专病门诊，内科优势病种的病谱范围也进一步得到了扩大。同时，科室骨干还通过受邀讲座、参加学术交流及健康科普活动，进一步推广普及"津沽脏腑推拿疗法"，更好地为百姓造福，为社会贡献自己的一份力量。截至目前，本科专家与骨干已受邀前往云南、广州、南宁、长春、北京等地开展学术讲座，详细讲解"津沽脏腑推拿疗法"；以"津沽脏腑推拿"为主题，在全国率先多次举办国家级继续教育项目，受众及间接受众医师达千余人，为脏腑推拿在全国推广应用培养了大批人才。2012年，我们科室作为国家中医药管理局脏腑推拿医疗技术协作组组长单位，更是以"津沽脏腑推拿疗法"为蓝本，牵头起草并制定了全国脏腑推拿技术操作规范，并组织国内16家协作组成员单位开展验证工作。2013年，"津沽脏腑推拿疗法"被评为国家首批"民间中医药特色诊疗项目"，并向全国推广；2016年，"津沽脏腑推拿"更是被列入了"天津市非物质文化遗产"名录，为津沽脏腑推拿的传承与保护提供了保证。同年，我们倡议并牵头组建的"中国脏腑推拿联盟"在天津举办了成立仪式，联盟核心成员包括北京、上海、新疆、吉林、浙江、河南、云南等地多家单位，该联盟的成立不但为提升全国脏腑推拿水平做出了贡献，同时也进一步将"津沽脏腑推拿疗法"推向了全国。

第三章
津沽脏腑推拿流派名家

　　一辈辈的津沽推拿人衣钵相传，传承与创新并重，不断用自己的临床经验丰富着津沽脏腑推拿，各有心得、发挥，使之不断发展，最终形成了今天的理论系统完备、手法特点突出的津沽脏腑推拿。在这里先为大家介绍几位先贤大师。

第一节　古法按摩　腹推大师——安纯如

一、生平简介

　　安纯如，清末河北保定高阳人，生卒年份不详。安老先生出身寒苦，年幼便随舅父到山西五台山普济寺出家修行，在此期间，他学习掌握了古法腹部按摩这一独特的推拿技术。后来他遵从师父的教诲，还俗回到家乡成为一名推拿医生，悬壶济世数十年，声名远播，被誉为"腹推大师"。

　　清末民初，直隶地处国家政治文化中心的南麓，人们不再受男女授受不亲的封建思想束缚，使古法腹部按摩在直隶地区得以生存流传。"民国"时期，原服务于宫廷的一些推拿医师多在津沽谋生。因此在上世纪初，古法腹部按摩在津沽一带的发展达到了一个鼎盛时期，各种流派相互交融，并流传至今。

　　在此期间，安老游走于京津等处，运用古法腹部按摩治疗疾患，每愈沉疴，获誉无数。新中国成立后，在党和国家的关怀支持下，推拿事业更是获得了难以言及的成功。1962年（天津时为河北省会），由安老口述，河北省中医研究院整理，将安老的经验总结推出了《按摩经》一书。可惜的是，该书一直没有正式出版，实为后世医家之遗憾。

　　安老运用古法腹部按摩治疗内科及妇科、儿科、伤科等疾病，效如桴鼓，其手

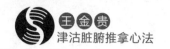
法治疗"微妙淳朴，愈病回春"，在京津之地久负盛名，深受当时医学界的推崇。天津中医一附院骨伤科老一辈的主任刘洪涛说："安纯如是当时全国有名的腹部按摩大师，他的地位与同一时期中国四大名医平起平坐。"

安老有一子一女继承了其推拿事业，其子安广林曾任国家体委保健医，其女在日本延续发展了古法腹部按摩。安老有主要弟子数名，其中得意门生胡秀章后于天津中医学院第一附属医院推拿科工作；刘希曾后于天津民园卫生院按摩科工作。

二、主要学术观点及临床特色

（一）腹部为主，疏通气血

古法腹部按摩主要作用于腹部，选用腹部穴位为主。安老认为，腹部与十二经络及奇经八脉有着密切的联系。

十二经脉循行均经过腹部，其中足三阴经及足少阳经、足阳明经的循行经过腹部体表，手三阴三阳经均进入腹部内部循行联系脏腑。奇经八脉中督脉、任脉、冲脉同起于少腹胞中，带脉出自季胁，缠腹束腰一周，此四脉的循行均经过腹部体表，阴、阳跷脉循行经过腹部，阴、阳维脉络于全身，也必然联经腹部，由此可见奇经八脉与腹部有着密切的联系。

任何疾病的发生都将形成有形或无形之邪，停留于腹部经脉，造成气机的紊乱，导致血、津、液运行的失常，进而导致脏腑功能的失调，而这些功能的失常所造成的气滞、血瘀、痰饮、宿食之证，又将进一步影响经脉气血运行，成为致病因素而导致更多病证的产生。

古法腹部按摩通过对腹部的刺激，正是通过十二经、任、督、冲、带脉与腹部循行方面的密切联系，通过调节灌注五脏六腑、十二经脉的气血，达到畅通气血、平秘阴阳的目的，从而恢复脏腑的功能。

（二）手法精微，大道至简

古法腹部按摩，主要以"按摩"为主，故手法注重按法、摩法。此法虽简，但对医师操作要求甚高。如不明其所以然者，每当临证，虽得其形，难赋其神，最后事倍而功半，疗效不佳。

《道德经》云："大道至简，衍化至繁。"安老操作正是如此，观者只见他双手重叠置于患者腹部穴位上，左手在下贴近按压的穴位，右手在上以鱼际中部压于左手，时而随患者的呼吸徐徐下按，时而按而留之许久不移。眼浅医深，外行只看出其中的浅意，内行人却深知其中的门道，其左手在下为摩，其右手在上为按，一按一摩，方法简单，其上下、疾缓的变幻是多端的，其手法动作立意是深远的。安老按的是动静二脉，五层气体，用的是四种导疗，探查病源来踪去迹；安老摩的是经络九经，以疏通气血。古法腹部按摩强调，人以气血为本，气无形，血有形，气血不足则人弱，气血不畅则人病，气血不行则人死，因而摩法通其经络，行其气血，扶患者正气，以攻其邪气，疾病自除。

安老按摩一次治疗的时间较长，均以得气为度，使患者达到《按摩经》中表述的"现行"，如"热气散如风""宛如火来烤"等。然而初学者，多由于功力不足，或取穴不当，常不显效，应加强自身功力，明其内涵，于临证中慢慢体会，方可收效。

（三）擅治痰浊，气转乃散

安老行医于京津多处，以古法腹部按摩为本，治疗大量痰浊所致疾患。《丹溪心法》云："凡痰之为患，为喘为咳，为呕为利，为眩为晕……百病中多有兼痰者，世所不知也。"故而许多疑难杂症均因痰所起。安老认为，百病生于气，痰之患乃液之结，液不化乃气不化，因而治痰需先治气，而治气需结合其虚实升降，气虚须得补气，气滞须得行气，气逆须得降气，而古法腹部按摩在行气调气乃至补气方面都是具有长处的，"大气一转，其气乃散"，只要气行，痰浊自然散去。

安老治疗因痰浊所致的头痛时，认识尤为独特。治疗多以燥湿化痰，降逆止痛为主，方多用半夏白术天麻汤。然而许多病患服药后治疗效果却并不明显，或者易复发。安老认为，究其原因是病机不清，未将根本病因清除，仅仅化痰，痰浊再生故效果不佳。安老治以补气化痰，行气降逆为主，选取中脘穴以按法补之，再配以脾俞穴、肺俞穴，通调脾肺，健脾化痰，以达到标本兼治的目的。

针对痰浊瘀血所致胸痹，安老诊治颇多，收效甚广。胸痹属本虚标实之证，痰与瘀是其主要病因。痰浊多由脾虚湿盛，日久化液为痰，上犯胸阳；气虚血瘀，经脉瘀阻，故生胸痹心痛。安老认为血与气不可相离，气行血自行，气滞血则凝，且认为痰与瘀都属于津液的病变，两者相互关联，痰可致瘀、瘀可致痰，因此胸痹后

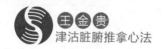

期二者多相兼为病。治疗方面，安老认为心痛病可从痰论治，法当化痰导浊、宣通脉痹，主要以上脘穴、中脘穴、天枢穴、膻中穴按法为主。

第二节 推按精义 脏腑点穴——王文

一、生平简介

王文，河北省雄县人（1840—1930年），中年因病行医，行医于津沽各县，远近知名。

王老早年以种烟叶为生，长身鹤立，生性耿介，落落寡合。中年患咯血症，在乡镇上开设旅店的亲戚家养病，后得一游方道人治愈其痼疾，并授其《推按精义》一书。王文得书后，日夜钻研学习，后掌握了推拿按摩之奥妙，便开始以脏腑推按为人治病。

王老为人治病不索酬，不耐俗扰，凡遇贫苦求治者，无弗应。临床应用推按手法治疗内、外、正骨科，以及沉疴奇疾，应手辄愈，因此在津沽一带深受好评。由于推按手法简单而收效好，不但愈自己之疾，又能治他人之病，患者中不乏私下学习、揣摩者。因此，通过民间传播的去繁存精，在津沽一带形成了散落的“捺穴”一法。

王老一生仅育有一女，早卒，收徒王雅儒，传其衣钵，晚年乡居，享年八十七，茔葬于板家窝镇。

王雅儒于1962年（天津时为河北省会）根据其所学撰写了《脏腑图点穴法》一书，由河北中医研究院组织出版。因其师在津沽一带的名望，该书被广泛传阅，更是进一步促进了“捺穴”手法在津沽地区的发展。

二、主要学术观点及临床特色

《推按精义》原书已轶，王雅儒所著《脏腑图点穴法》一书，侧面展示了王老的学术思想及特色。

（一）痰分善恶，调之自复

《脾胃论》言："饮入于胃，游溢精气，上输于脾，脾气散精，上归于肺，通调水道，下输膀胱，水精四布，五经并行。"此书阐述了正常的津液代谢途径，王老认为津液精华经肺脏吸收后形成"痰"，状似浓液，再由肺随气运输，顺经脉达于四末；再达心脏而奉心化赤，变化为血，故"痰积生血，血积生肉"。

我们一般常说的痰，是病态的痰，就是瘀结之痰，不能由肺气运化，输于四肢，身体排斥坏痰常由咳排出。瘀结之痰和生血之痰，犹如冰与水。生血之痰，是水，可顺经脉运行；瘀结之痰，如冰，瘀滞经脉而为生病之源。而身体健康的人，有时也会咳吐出一些清亮如藕粉的痰液，王老认为这是正常的生血之痰。坏痰的产生，多由于脏腑机能不足，气化功能失常所致，脾不能散精于肺，肺不能推动营气运行，心不能化液为血，肾不能温化水液司开合，导致生血之痰瘀结败坏，为病之源。脏腑功能正常，气机调畅，则坏痰自去。

（二）九字手法，调穴有序

手法是辨证施治的重要环节。手法选择的适当才能获得我们所预期的治疗效果，选择的失当，可能白做功，甚至有可能起到反作用。王老提出"九字手法"，即补、泻、调、压、推、拨、分、扣、按。

王老临证操作以调法为主，且尤其重视操作顺序。首取阑门，阑门并不在经脉上，是脏腑推按所用的奇穴，位于大、小肠的交会。次取建里。三取气海，取带脉。再取章门，章门属小肠部位。再取左梁门、右石关，左梁门在胃与小肠交会处，右石关在胃体处。再取巨阙，在胃贲门处，即为上口。所以大家联系来看，不难发现，王老从大肠一路向上调至胃上口，每个交汇点都是重点调的穴位。六腑以降为顺，以通为补，调按映射脏腑部位可以使胃肠中浊气下降，清气上升，再复脾胃升降之机。而其中建里作为阑门的配穴，共同达到理中焦的作用；气海是生气之海，为元气汇聚之地，以此穴激发肾阳，帮助清气上升；带脉可"束诸经"，统管气机上下，放带脉能调整整体气机升降。最后再依次推按中脘、建里、阑门和气海，引气下行，归于丹田。

（三）脾胃诸症，谨查细治

脾、胃为后天之本，五脏六腑皆受其气。脾胃受损，则运化功能失常，脏腑失

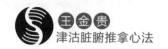
其所养，则功能也相继失常。脾胃受损的程度轻重、时间长短若有不同，对身体产生的影响也各有不同。所以在临床治疗中，若是涉及各脏腑，医者需细心诊察，望闻问切缺一不可，而后再予施治。脾胃损伤日久所致大虚之证，在治疗过程中，脾胃之气日渐恢复，但因所损元气没有完全的恢复，遇到季节交替之时，卫外不固易转重或复发。但在复发时，病情一次比一次减轻，这是元气逐渐恢复的规律。王老认为这种反复现象，通过细心地审查与施治，坚持治疗可痊愈。

施治期间，若患者大怒生气，或者暴饮暴食，或者劳累过度，病势会突然加重，若出现种种绝症败象，如心气败损、胃气欲绝等症状，需详察病因，量力而行，若能挽救尽心施治，若不能挽救，尽快告知转诊他处，以免耽误病情。因此，必须告诫患者，戒怒、静养、勿暴饮暴食。

每次手法治疗后，若患者面部潮红，略感头晕，则为脾胃虚寒，阴盛阳亏，气机错乱所致，不为治疗失当，在施治时注意不宜泻下太过，虽以通为用，以泻为补，但过于通利，宗气不足，易于下泄，而浊气反而上逆。因此梁门、石关调治不可过久，气通则止，同时补气海、拨带脉，以升脾阳，而约束上冲之气，待脾阳振作之后，清阳上升，浊气自不上冲而转为降。

第三节 手法微妙 著手成春——胡秀章

一、生平简介

胡秀章（1914—1984年）天津人，著名推拿专家，推拿大师安纯如门下高徒。胡老天资聪颖，又勤奋刻苦，因此倍受安老器重，得其真传。除脏腑推拿以外，胡老拜石汉卿为师，学习外伤骨科按摩，并潜心钻研历代小儿推拿论著，撷取众家之长，形成自己别具一格的手法和学术思想，内科、骨科、伤科均疗效卓著。1938年，胡老回津执医，运用腹部推拿治疗脏腑疾病，以"手法微妙，著手成春"在津沽一带享有盛名，深受医家、患者推崇。

胡老自1958年参加天津中医学院工作，曾担任天津市中医学会理事、天津市政协委员、天津中医学院副教授、按摩教研室主任、天津中医学院第一附属医院推拿科主任等职，编写了《推拿学讲义》《腹部按摩学简编》等专著，发表了多篇学术论文。先生一生中，不但工作勤奋，而且积极培养推拿学的后继人才，亲传弟子百余人，遍及全国各地。

胡老行医数十载，救人无数，不分显贵贫穷，有求必应，每起沉疴又不求报谢，医德昭著，自俸甚俭而慷慨济世，外事接物慈祥和让，严于律己，宽以待人，俨然长者之风，为后学之楷模而不矜，堪称一代名医。

二、主要学术观点及临床特色

（一）脏腑经络，尤重冲脉

胡老虽师承于安老先生，但是学而不泥，根据中医理论和自身的临床体会，提出了自己的观点，他主张要重视脏腑经络理论，尤其是对冲脉研究颇深。

胡老认为因冲脉连同任督二脉起于少腹胞中，上行则"渗诸阳"，下行则"渗诸阴"，蓄藏十二经脉之气血，又为血海，灌溉五脏六腑，故手法运用于腹部以疏调冲脉的气血，治疗多有效验。胡老在数十年的临床实践中，尤爱选用石关、气冲等穴位，石关是足少阴肾经之穴，也是冲脉依附于足少阴肾经的穴位，气冲属于足阳明胃经，却是冲脉起始部。胡老认为足少阴肾经和足阳明胃经均与人体先天之气密切相关，冲脉附行于此二经，可以通过调整冲脉而影响宗气、元气。腹部推拿所按压的穴位，除冲脉以外，还包含任脉位于腹部的穴位，则是由于冲、任、督脉"一源而三歧"的缘故。

胡老认为腹部推拿正是通过冲脉影响任、督、胃、肾四脉的功能，进而影响十二经脉的气血，调整五脏六腑功能，达到治疗脏腑及其与脏腑经脉相连属器官组织疾病的目的。从而更进一步说明了虽然手法只作用于腹部，帮助经气循行流通，但基于十二经脉流通后即可促使五脏六腑气机的恢复，所以腹部推拿可以治疗全身性疾患。

（二）气机升降，重在中焦

《素问·六微旨大论》云："升降出入，无器不成。""四者之有，而贵常守，反常则灾害至矣。"指出升降出入是万物的生机，升降出入的存在，极其重要的是要保持正常的运动规律，一旦反常即会遭受祸患。胡老认为脾胃中焦，联通上

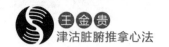

焦、下焦，是一身之枢纽，脾升胃降，带动全身的气机，心火下温，肾水上济，肝木升发，肺金肃降，都基于脾胃升降实现，脾胃完成人体气机的升降运动，实为整体气机的枢纽，所以脾胃一旦受到损伤，则升降失常，就会导致局部或全身的功能障碍，百病丛生。

而脾升胃降之中，胡老认为胃气的下降更为重要。因为饮食的纳入，依靠胃气下降，"饮入于胃，游溢精气，上输于脾"，胃主降的功能正常发挥，方有精气的上输。正如《素问·五脏别论》云："水谷入口则胃实而肠虚，食下则肠实胃虚。"腹部推拿可直接影响肠胃功能，而大肠、小肠之脉又络属于胃。《灵枢·本输篇》云："大肠属上，小肠属下，足阳明胃脉也。"腹部又为脾所主，因此有"脾司大腹"之称。腹部推拿运用手法调节脾胃升降的功能，不仅可以治疗脾胃本体病变，通过培养元气以养脏腑和条达气机，对调节其他脏腑的功能也起着重要的作用。

依胡老之言，验之临床，腹部推拿是调节脾胃升降极其有效的方法。患者经过腹部推拿治疗后，虚恭增多，肠鸣亢进，且有饥饿感，这表明胃肠蠕动增强，胃气下降。随着胃肠功能恢复，患者面色红润，体重增加。

（三）结合解剖，标准操作

古法腹部按摩将人体的腹部由浅入深划分为五层气体，即第一层皮肤：用力最轻，适用于病变轻、浅或邪在皮腠者；第二层气血：用力轻按，适用于病证属气血脏腑者；第三层经络：用力稍重，适用于病证属经脉不调或闭塞不通；第四层腰肾：用力重按，适用于气血脏腑有余之证或寒热痹证；第五层骨骸：用力最重，适用于病深入髓或顽固痼疾。

古法腹部按摩历来凭师口传心授，素无典籍可查，其中五层气体的分层标准也是在随师应诊的过程中慢慢体会的，既往的分层全凭手下感觉，没有明确的标准，不利于广泛传播。胡老根据自己的经验加上现代解剖学的认识，以触及腹主动脉搏动为标尺将五层气体具体化，"虽不能保证精确性"，胡老说："但能初学者概括地掌握，可依据于此，以治病证。而久于此术，手下感觉精妙，自当有进一步的理解。"

古法腹部按摩根据手法补泻形成了攻、散、提、带四种导疗手法。胡老根据自身临床经验指出根据患者病情与体质不同，腹部按摩补泻应分层次进行，并进一步量化了四种导疗的具体操作。胡老认为对于腹部推拿手法补泻要辨证施治的选择，辨别寒、热、虚、实，再结合患者的机能状态，根据病情的不同，选择适当的穴位，施治所相应的手法进行补泻。这样才能确实体现腹部推拿的补泻特点，才能在临床上取得满意的疗效。

总之，胡老腹部推拿的经验颇为丰富，并在手法运用上有独到之处，深悟脏腑经络之理，注重气机升降之机，手法缓紧轻重并用，是以启迪后学，对推拿专业贡献卓越。

第四节 以正攻邪 益寿延年——刘希曾

一、生平简介

刘希曾（1914—1996年），河北青县人，古法腹部按摩名家。刘希曾家境贫寒，年少时其父为了躲避家乡匪患，携全家投奔天津亲戚，刘希曾就此留在天津河西三义庄当上了杂货铺学徒。原本刘希曾的人生与按摩并没有什么交集，但是十几岁的刘希曾身体瘦小、体弱多病，有次得了急症狂泻不止后病危，机缘巧合有幸得到过路的安纯如救治，安老当时按刘希曾腹部几个小时，后来刘希曾竟然痊愈如初。刘希曾感慨安老医术之神奇，遂立志追随安老学习腹部按摩。刘希曾的坚决打动了安老，从此，刘希曾拜于安纯如老先生门下，与安老同吃同住跟师学习。刘希曾受到安老先生的严格教诲，每天坚持习武术、练气功，诵读经典古医籍，研习医术。经过安老言传身教，最终得到老先生的真传。为进一步提高腹部按摩的功效，拜八极拳掌门传人黄歧山先生为师，刻苦习练八极拳、太极拳以及易筋经，练就了坚实的武术功底，还常常与天津、北京有名的武术师傅切磋经验。

22岁时刘希曾开始独立行医，救治病患无数。新中国成立后为了响应政府的号召，1954年加入天津市和平区联合诊所工作，1958年调入新建的天津市小白楼卫生院按摩科就职，1963年和平区试行专科办院，遂调至天津市民园卫生院工作，直至1973年退休。退休之后刘老仍担任多位中央领导同志的保健医，其中就包括刘伯承元帅，在他的精心照顾调理下，刘帅成为国家领导人中寿命最长的元帅，享年94

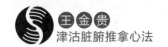

岁。除了治病行医，刘希曾在师授《按摩经》（未出版）的基础上，结合自己近60载行医经验着手编纂《按摩经》一册，但遗憾的是刘希曾老先生因诊疗工作繁忙，未能将各种病证的典型医案、临证经验、学术思想进行系统整理。1996年，刘老因病去世，享年82岁。

二、主要学术观点及临床特色

（一）以正攻邪，气力结合

刘老极为重视"气"与"力"的结合，提出"心、意、气、力"和"医生自身的正气，攻伐患者之邪气"的论点。"心、意、气、力"是指医生本身在治疗疾病中首先要心诚心静，方能有专一的意念，从而以意运气于手掌或手指上，最后形成一种"气力"的结合，作用于患者相应经络、穴位或部位上，用来激发和调整患者体内的经气达到扶正祛邪的目的，以保持机体气血的调和以及阴阳的相对稳定。

刘老提出盲目使用大力手法，非但不会使气机调顺，而且会导致气乱，甚至戕伤正气，从而出现恶心、欲吐、头晕、血压不稳等症状。要谨遵"按摩勿释，移气于不足，神气乃得复"之旨，并以此告诫后学在施治过程中每一个手法、动作都要谨慎操作、标准施用，且手法的正确施用是得气的关键，只有标准地操作才能"机触于外，巧生于内，手随心转，法从手出"，达到预期的治疗效果。

同时要重视自我的功法锻炼，特别是根据手法的特点选练，提高"气"与"力"的结合。刘老一生坚持锻炼，寒暑不辍，受益匪浅，年迈却尤壮年，行岐如履平川，精力非常充沛。

（二）重视气血，整体调整

对于人体生理病机的认识，刘老秉承了安老的观点，始终以传统经络理论为基础，视气血为人之根本，患者病机不离气血，气血功能失常、气血不足、气血运行停滞，会导致人体脏腑功能减弱、疾病发生，甚至病情危重。

刘老对于病机的认识就决定了其按摩治疗是整体的，因而他治疗病证的范围也很广泛，凡男女老幼一切内科病证，无论寒热虚实、疑难杂症均可按摩治疗，如肌肉关节风湿病、慢性胃肠病、神经衰弱、心脏衰弱、失眠等等，推拿可作为主要治疗手段。此外，刘老一改按摩不善补益的观点，将按摩用于衰弱症、慢性病等的治疗，可替代补药，特别是虚不受补之人。

此外，刘老认为按摩可调理脏腑功能，通过扶助患者自身的正气攻伐机体内的病邪，攻而不伐、补而不燥、治此经但不伤他经，病愈且身强，实为"上医"。按摩更适合治疗功能性疾病，尤其是疾病初起之时功效甚速，但治久病则迟速不定，想要治疗久病、难病则需要功力深厚。

（三）医患携手，体会现形

什么叫作"现形"？这可能是我们津沽脏腑推拿特有的"行话"，即是按摩操作后患者的感觉。刘老十分重视按摩后患者的感觉，并将感觉及其所发生的部位进行了总结，这是因为按摩治病时患者有感觉才能有疗效，且起手后感觉犹在者效佳。按摩后患者的即时感觉和机体反应多种多样，感觉包括凉、热、麻、酸、胀、潮、痛等；出现感觉的部位有腰、下肢、足、肛门、手、面部、膝部、髋部、脊柱、头部等。头部或肺系病证患者按摩治疗时往往会出现手部的感觉，脏腑病或下肢病证的患者按摩治疗后一般出现腿部的感觉。而机体反应则包括呕、吐、肠鸣、排便、喷嚏等。

此外，刘老强调治疗时要注意患者按摩之处的感觉，不宜移动或谈话。治疗疗程中最忌动肝气，合并用药干扰刺激经络气血，患者与医者按摩感觉均难以现形，病反难治。治疗效果亦新病速效，久病慢效，总而言之，不可过求速效，应痊愈于潜移默化中。

第五节 腹部按摩 冠誉神手——陈志华

一、生平简介

陈志华（1940— ），师从于胡秀章，是津沽推拿当代的著名专家。陈志华主任自幼好学、崇尚医术，1960年高中毕业后，立志学医，就读于天津中医学院师带徒班学习。那时他上午学习理论，系统地学习了中、西医理论，刻苦钻研四部经典，最后熟读能诵，下午便跟随胡老学习临床技能。由于陈志华主任勤奋好学，颇得胡氏真传，毕业后留在天津中医学院第一附属医院按摩科工作。从医50年来一直

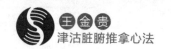

致力于骨伤推拿临床、科研、教学工作。曾任天津中医药大学（原天津中医学院）第一附属医院骨伤推拿科科主任、教研室主任，医院最高学术委员会委员，天津市中医杂志编委，天津市高级职称晋评委员，天津市医疗事故鉴定委员会委员，天津市推拿学会委员等职务。

陈志华主任以腹部按摩名誉海内外，擅长运用腹部按摩治疗消化系统、神经系统、泌尿系统的功能性内科病。推拿既是学科名称，又代表了一种独特的中医外治技艺，推拿治疗实际上并没有明确的治疗范围，而是顺应着社会和人民卫生发展的趋势，开拓新的病种。陈志华主任自1970年以来，先后治疗了脊髓疾病、脑血管疾病、前列腺肥大、尿潴留等疑难杂症，均收到了良好疗效。

二、主要学术观点及临床特色

陈志华主任在学术上，既善于继承古人经验又敢于创新。在继承"胡氏腹部按摩"思想的基础上，陈志华主任对"伏冲之脉"也有自己独到的见解，同时将颤法融入腹部按摩之中。

（一）伏冲之脉，腹推之枢

陈主任通过对《素问》《灵枢》及历代医家对伏冲之脉认识的深入研究，明确了其部位、走行规律、主要病候及主治病证；归纳了腹部按法的主要穴位及治疗特点；提出腹部按摩主要是通过调整伏冲之脉达到治疗疾病的目的。

伏冲之脉之名，源于《内经》。《灵枢·岁露论》言："入脊内，注于伏冲之脉。""伏冲之脉在脊内，以其最深，故曰伏冲。"指出伏冲之脉为冲脉的分支，位于脊内深处。我们知道冲脉起于胞中，上行的主干分前后两支，后支入脊内，伏冲之脉即是冲脉分布于体腔的主干部分。《素问·举痛论》中指出："寒气客于冲脉，冲脉起于关元，随腹直上，寒气客则脉不通，脉不通则气因之，故喘动应手矣。"按之应手而动的就是伏冲之脉。陈主任提出准确按压伏冲之脉方能有热气至，沿大腿向下放射，如泡在热水中一般，这种得气感又正是"按之则热气至，热气至则痛止矣"的关键所在。

陈主任认为伏冲之脉的主要病候是逆气里急、体重身痛及揣之应手而动。《素问·骨空论》指出"冲脉为病，逆气里急"，言冲脉主要病候为逆气里急；《灵枢·百病始生》云：“是故虚邪之中人也……留而不去，传舍于伏冲之脉，在伏冲之时，体重身痛。”此言当邪之留著于伏冲之脉时，患者出现身体困重疼痛的主观感觉；《灵枢·百病始生》云：“共著于伏冲之脉者，揣之应手而动。”此言邪气留著于伏冲之脉，用手揣按腹部可获得“应手而动”的客观体征，即“指下气动即是病”之谓。

陈主任的腹部按摩常选用石关、肓俞及气冲等穴，石关、肓俞为足少阴肾经穴，是冲脉寄附于足少阴肾经的穴位；气冲属于足阳明胃经，为冲脉之起始部，而层按法以按至应手为基准，正是按压至冲脉的深层分支，即伏冲之脉。陈志华主任认为，腹部按摩施术于伏冲之脉，因伏冲之脉为气血之要冲，直接调整冲脉气血，冲脉为五脏六腑之海、十二经脉之海，通过冲脉直接影响五脏六腑、十二经脉的气血，进而达到治疗目的。

（二）独家颤法，柔和深沉

古法腹部按摩传统四大手法即按腹、揉腹、运腹、推腹，陈主任“学古而不泥古”，将颤法融入四大手法之中，形成自己独家手法，并在临床中取得了很好的效果。

陈主任强调，颤法以守神为基础，以神为使，以颤为表，法施于外，神应手中。由于颤法属于幅度小，频率高的细微手法，其施用必须全神贯注，这就迫使施术者必要精神内守，手随心转，“神已定而可施”之。陈主任治疗内科疾病，最为重视气机的调畅，“气血不畅则人病”，正如《景岳全书》中言：“气之为用，无所不至，一有不调，致其变态，莫可名状。”而颤法尤其擅长温养气血、调达气机，达到“疏其血气，令其条达，而致平和”的效果。

陈主任的颤法深沉而不刚猛，其势柔和而绵绵不绝，聚元气而促气机，调运中焦，畅通脾枢，使气机调达而内外通畅，升降有序，从阴达阳，使阴阳气血平衡，而五脏安和。

陈主任一生治病救人，并以教学育人为己任。作为资深推拿专家，他特别重视青年医师、青年教师培养，亲自撰稿讲座，严把关，口传心授，诲人不倦。在他的精心指导下，培养出众多的中医推拿优秀人才，有的走上教育领导岗位，有的成为新一代的专家。陈志华主任曾多次赴德国进行医疗和讲学，在海内外享有“神手”

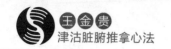

之誉。发表论文20余篇，主要著作有《中医学解难》《中华腹部推拿术》《中华推拿奇术》《陈志华脏腑疾病推拿学》。反映了他一部分学术思想和临证经验，是弥足珍贵的资料，值得学者研习。总之，陈志华主任在平凡的教学和医疗岗位上兢兢业业、默默耕耘了数十载，为振兴中医推拿事业贡献了所有的光和热。

第四章
津沽脏腑推拿理论体系

第一节　医源于道　调气通脉

在中华五千年历史的长河中，孕育并繁衍了许多绚丽多彩的文化谱系。中医推拿由于多元化的跨界交叉，使其成为中华民族医学宝库中的一颗璀璨明珠。其所蕴含的学术思想折射出不同学术流派给它带来的深远影响，也诠释着推拿文化深厚的底蕴。作为国内推拿领域的一面代表性旗帜，津沽脏腑推拿在形成过程中与中国传统道家文化有着千丝万缕的联系。

津沽脏腑推拿的雏形始于安纯如。这位兼通释、道文化的脏腑推拿大师，早年间曾拜师于五台山，修习脏腑按摩术，后行医于直隶地区，所知甚广。安老技艺娴熟、手法精湛，经多年临床行医总结，最终创立了古法腹部按摩。后人对其思想挖掘整理，发现古法腹部按摩的治疗理念与道家的哲学观点在一定程度上相通，道家追求"长生不老，得道成仙"，而古法腹部按摩以防病保健、治病延年为目的。安老的很多理论均源于道家思想，特别是对"气"的重视，通过手法来"调气"正是古法腹部按摩的关键，也是津沽脏腑推拿的理论核心。

"精、气、神"是道家思想的重要内容，古代讲究养生的人，都把"精、气、神"称为人身的三宝，认为这是生命活动的根本。人与宇宙万物都是由道而生元气，再由元气的阴阳之气融合而形成，所以说人体内最基本的物质主要就是"气"。《抱朴子·内篇》谈论医与道的关系时提到："古之初为道者，莫不兼修医术"。其实试翻开古医经来看，便不难发现中医源从道家来。中医的理论及其治疗方法，多数本于道家对于生命的体悟。比如隋代巢元方所著的《诸病源候论》，其中对大部分疾病的治疗，都遵循了道家《养生方》和《养生方导引法》的"调气"理念，这也成为我国古代医学与道家内练术相结合的经典著作。经过岁月的沉积，道家形成了以气功导引为主要方式的养生之道，来达到强身健体、益寿延年的目的。《庄子·刻意》云："吹呴呼吸，吐故纳新，熊经鸟伸，为寿而已矣。此道引之士，养形之人，彭祖寿考者之所好也。"这里所说的"道引"就是导引。说明早在先秦时期人们就运用这种呼吸和躯体运动相结合的方式，作为日常的修习方法，用来行一身之气，以提高正气，延年益寿。关于气功导引的相关内容在本书后面将有独立的章节进行详细论述。

我们知道在《脏腑图点穴法》师训中有这样的记载："天地之气人之气……人不见气，鱼不见水。人见气则病，鱼见水则浮。人有气则生，无气则死，气能养人，气能害人。"认为气对于人来说就像水对于鱼一样重要，气行止有度，气机调畅，这样状态下的人可以称为平人——即健康无病之人。如果气机异常，或错乱或郁遏的话，则如同水流湍急，或死水一潭，鱼儿不得保命，人亦不能康健。

五脏之中，脾胃居于中，脾气主升，胃气主降。肝在左而肺居右，肝气主升，肺气主降。由于肝升肺降、脾升胃降在调整全身气机中起着极其重要的作用，所以脏腑气滞多见于肺、肝及脾胃。肝气疏泄有度，肝升肺降，形成龙虎回环，畅达胸中气机；脾胃之气有升降调节作用，可斡旋气机，升清降浊，气机得顺。《彭子益医书合集》中指出："中气如轴，四维如轮，轴运轮行，轮运轴灵。"这是从五脏整体的角度看待气机转输，我们要充分考虑五脏的整体性，在局部出现问题的情况下，可以灵活施治，实现肝升肺降、脾升胃降以调理气机的作用。

津沽脏腑推拿深谙中医气机升降的基本规律，认为"百病皆生于气"，许多疾病的发生都是由于脏腑经脉气机失调所致，气机平调是中庸之道，亦是治疗大法、核心理念，调平各脏腑的紊乱气机正是津沽脏腑推拿手法的优势所在。《医学心悟》云："盖有形之血不能速生，无形之气所当急固。"此书进一步说明"气"的重要性。首先，有形的不单单是血，津、液、痰、髓等也是有形之品，而气的紊乱也不单单是"所当急固"的气脱之症，也可以是气逆、气乱、气虚、气滞等等。其次，无形之气的变化相对有形之品的改变是迅捷的，所以调气需要注意把握时机，正如宋朝崔翰所说："所当乘者势也，不可失者时也，取之易。"这里用乘势追击、兵贵神速来形容腹部推拿治病的道理，颇得"用手法如用兵"的医理精髓。例如热病早期，通过手法调气可以有效地疏散热邪，达到既病防变的目的，但如果热

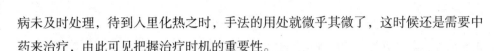

病未及时处理，待到入里化热之时，手法的用处就微乎其微了，这时候还是需要中药来治疗，由此可见把握治疗时机的重要性。

津沽脏腑推拿善用奇经八脉，奇经以满为功，以通为用，脏腑推拿恰以"冲脉气血充足、脉道通利"为要。通过调节冲脉、任脉、带脉与脏腑之气，进而畅通诸经脉，即所谓"通脉"。冲脉的效用正是其灵魂所在，我们可以通过手法施用于冲脉来调节全身气血。《奇经八脉考》中提到："冲脉起于会阴，夹脐而行，直冲于上，为诸脉之冲要，故曰十二经脉之海。"因为冲脉与任、督同起于胞中，联络带脉，能秉受、输布先天及后天精气。精气注入少阴经，并通向少阳经脉及太阳经脉，其可以说是贯穿全身的重要经脉，正如《灵枢·逆顺肥瘦》所说："夫冲脉者，五脏六腑之海也，五脏六腑皆禀焉。其上者，出于颃颡，渗诸阳，灌诸精；其下者，注少阴之大络，出于气街，循阴股内廉，入腘中，伏行骭骨内，下至内踝之后属而别。其下者，并于少阴之经，渗三阴；其前者，伏行出跗属，下循跗，入大趾间，渗诸络而温肌肉。"冲脉不仅是联系十二经脉的枢纽，统领十二经脉、贯通全身上下、前后、左右的要道，而且脏腑经络的气血都汇聚于此，并推动气血运行至周身各处，从而起到调节五脏六腑、肌骨筋脉的作用。中医认为腹部的募穴是脏腑之气集聚之处，背部的俞穴是脏腑之气输注之处，而腹与背正是冲脉所过之处，所以冲脉在沟通阴阳表里方面起到了重要的作用。张景岳在《类经》中强调："百病始生篇曰：传舍于伏冲之脉。所谓伏冲者，以其最深也。故凡十二经之气血，此皆受之以荣养周身，所以为五脏六腑之海也。"

津沽脏腑推拿的层按手法作用于冲脉，鼓荡十二经脉之海的精气，犹如海水倒灌入江河湖泊，其力道充沛、作用广泛。通过深层按压冲脉，作用于脊内，以十二经凝聚之气调节周身气血，荣养五脏六腑，从而发挥了冲脉平素积蓄气血以备不时之需的效用。《灵枢·岁露论》曰："卫气之行风府，日下一节……二十二日入脊内，注于伏冲之脉……至其内搏于五脏，横连募原，其道远，其气深，其行迟。"此论是讲卫气受邪后，每日下移一节椎骨，二十二日后方才进入伏冲之脉。至于疾病深入发展到五脏，还更需时日。那么从经脉位置上来看，冲脉行于脊内的是伏冲之脉，同时在疾病发展的过程中，从风府到伏冲之脉仅仅用了二十二日，而流转到五脏却只言其深远，如此看来两者有相当大的差别。因此经络受邪犹如江河流归于大海，久则汇入伏冲之脉，而距脏腑较远，故伏冲之脉可认为是十二经感受邪气的汇聚所在，其位置虽与脏腑等深，在病理上却与表层经络有相当紧密的联系。按张景岳《类经》所释"并足少阴之经会于横骨大赫等十一穴，挟脐上行至胸中而散"是冲脉之前行，"上股内后廉，贯脊属肾，冲脉亦入脊内为伏冲之脉"是冲脉之后行，故冲脉在体表腹部走行依附于肾经，交会于足少阴肾经的横骨、大赫、气穴、四满、中注、肓俞、商曲、石关、阴都、通谷、幽门十一穴。津沽脏腑推拿利用冲脉与肾经的联系，通过腹部推拿手法的操作，同调先后天之本，从而治疗许多常见病及疑难病。

《医学源流论》云："冲任二脉，皆起于胞中，上循脊里。"所以按腹可以同时调节任脉和冲脉。《素问·骨空论》中记载："任脉者，起于中极之下，以上毛际，循腹里，上关元，至咽喉，上颐循面入目。"其主干行于腹，津沽脏腑推拿的核心穴位多在任脉之上，如上脘穴、中脘穴、下脘穴、关元穴等，层按法作为核心手法也多施用于任脉穴位。任脉上的上中下三脘穴是津沽脏腑推拿的重中之重，脏腑推拿手法作用于三脘穴可起到开阖交关、畅通腑气、疏通任脉、调达冲脉等作用。《针灸甲乙经》指出关元为"足三阴、任脉之会"，深按于此可激发冲脉之气，使腰腹部及双下肢产生得气感，进而凭借血脉的冲击以疏通瘀滞，并借此判断经脉是否通畅，冲脉的气血是否得以传输。

中医理论认为心与小肠相表里，肺与大肠相表里，而脏腑推拿恰恰以肠腑为作用部位，因此可间接影响心、肺二脏的功能。心主血脉，肺朝百脉，二者共同调节人体的脉道，起到"通脉"的效果。此外，冲脉与胃经"会于气街""合于宗筋"，可输布后天之精气，以濡养五脏六腑。经脉通畅，则冲脉的气血得以运行，遍及全身上下，沟通十二经脉，进而濡养五脏六腑，温煦表里肌腠，起到扶正祛邪、调节脏腑的作用，因此对于功能性内科疾病能起到良好的治疗效果。

在"调气通脉"过程中，冲、任二脉起到了至关重要的作用，但还有一条举足轻重的经脉，那就是带脉。带脉对诸经脉的调控作用是不可替代的。腹部主要为纵行经脉，而唯有带脉横向循行。《儒门事亲》指出"冲、任、督三脉，一源而三歧，皆络带脉"，而且"带脉总束诸脉"，起到约束、调整作用。带脉主要联系下腹部的脏腑器官，有约束腰腹部经脉和脏腑的作用。唐代杨玄操《难经注释》言：

"带之为言束也，言总束诸脉，使得调柔也。"带脉约束有职，则诸脉上下运行有序。带脉所主宗筋收引弛纵，如《类经》中说："阳明虚则血气少，不能润养宗筋，故弛纵，宗筋纵则带脉不能收引，故足痿不用。"若带脉失和，约束不及，宗筋不引，则容易致痿，如肌萎缩侧索硬化症；反之，若带脉约束过强，则容易致痉，如痉挛性斜颈。津沽脏腑推拿常用拨按带脉作为治疗手法，带脉穴作为足少阳、带脉之会，位于带脉之上，具有通调气血、调经止带、约束诸经、活血止痛作用。通过手法刺激带脉来调节肝胆气机，通畅经筋血脉，使脉道通畅，筋得濡养，用以治疗肌萎缩侧索硬化、痉挛性斜颈等临床疑难杂症。津沽脏腑推拿认为，按摩带脉，能够使之宗筋收引有度，加之"脾司大腹"，通过手法作用于腹部的募穴并配合背部的俞穴，可起到帮助经脉气血输布运化的作用。

综上所述，津沽脏腑推拿治疗时采用以腹部推拿为核心，通过不同手法作用于任脉穴位，调节伏冲之脉，调畅冲、任、督、带脉的功能，平衡阴阳，调节十二经脉及五脏六腑之气血，从而达到"调气通脉"，治疗脏腑疾病的目的。

第二节 气化为纲 调畅三焦

津沽脏腑推拿流派传承百年，临床应用广泛，在内科杂症治疗方面积累了丰富经验，屡起沉疴，而之所以达到如此的效果，与其精奥的理论思想是分不开的。津沽脏腑推拿十分注重对气的调理，认为阴阳初判，天地合而万物生，而万物中之贵子——人，秉赋了天之清灵之气和地之朴厚之气，天地之气动而生万物，人之气动方有死生。正像《素问·宝命全形论》中言："天覆地载，万物悉备，莫贵于人，人以天地之气生，四时之法成。"捼穴疗法里强调"人体健康，外而大气流行，内而宗气通畅"，认为营卫调和，周流于外，则腠理密固不伤于外感；清浊升降有序，宗气通畅则可免于内伤。

中医认为营气属阴，主营养；卫气属阳，主护卫。《灵枢·营卫生会第十八》中记载："人受气于谷，谷入于胃，以传与肺，五脏六腑，皆以受气，其清者为营，浊者为卫，营在脉中，卫在脉外，营周不休，五十而复大会，阴阳相贯，如环无端。"又如《灵枢·卫气》云："其浮气之不循经者为卫气。其精气之行于经者为营气。阴阳相随，外内相贯，如环之无端。"《素问·痹论》云："营者，水谷之精气也。和调于五脏，洒陈于六腑，乃能入于脉也。故循脉上下，贯五脏，络六腑也。卫者，水谷之悍气也，其气慓疾滑利，不能入于脉也。故循皮肤之中，分肉之间，熏于肓膜，散于胸腹，逆其气则病，从其气则愈。"可见，营气在脉中循行，其功能是滋养濡润，内入五脏六腑，外达周身四肢；卫气行于脉外，其功能是保护防卫，充满在皮肉肓膜周身上下。若营卫之气异常，则会导致很多疾病的发生，营卫之气源于中焦而行于周身，中焦脾胃与营卫关系紧密。脾胃为"水谷之海"、后天之本，脾胃将饮入水谷化生为精气，卫气则是水谷精微中剽悍滑利部分，行于肌肤，护卫机体；营气为水谷精微中精纯柔和的部分，行于脉中，滋养脏腑。

宗气是人体重要的后天之气，由肺所吸入的自然界清气和脾胃化生的水谷之气相结合积聚胸中而生成。从命名中就可以看出，宗气为人体诸气的"宗主"，正如《内经》言："宗气者，为言气之宗主也。"《医门法律·大气论》对宗气的作用是这样描述的："其所以统摄营卫、脏腑、经络，而令充周无间，环流不息，通体节节皆灵者，全赖胸中大气，为之主持。""能撑持全身，振作精神，以及心思脑力、官骸动作，莫不赖乎此气。"由此可见，宗气可统诸气、安脏腑，撑持全身，主持人体气机功能活动。

元气来源于先天，人体的各脏腑功能依赖于元气的推动和激发作用。元气由肾所藏的先天之精化生，但亦离不开后天之精的充养，张景岳在《景岳全书·论脾胃》中说："故人之自生至老，凡先天之有不足者，但得后天培养之力，则补天之功，亦可居其强半，此脾胃之气所关于人生者不小。"这充分说明后天脾胃与元气生成的关系，因先天之精不足而导致元气虚弱的人，也可以通过后天的培育补充而使元气充实。"命门者……原气之所系也。"说明先天之精化生的元气生于命门，而"三焦者，原气之别使也，主通行三气，经历于五脏六腑。"说明元气以三焦为通路，循行全身，内达五脏六腑，外达肌肤腠理，无处不到，从而发挥其生理功能，成为人体最根本、最重要的气。

津沽脏腑推拿十分重视对先后天之本的调节，进而影响对营卫之气、宗气、元气的生成固护。与此同时，我们也重视三焦作用，因它们分属三焦，正如张介宾所言："宗气积于上焦，营气出于中焦，卫气出于下焦。"三焦作为各种气生成往来输送的通道，尤为重要。《中藏经》中云："三焦者，人之三元之气也。号曰中清之腑，总领五脏六腑，营卫经络，内外左右上下之气也，三焦通则内外左右上下皆通，其于周身灌体，和内调外，营左养右，导上宣下，莫大于此也。"所以津沽脏腑推拿在治疗中重视对三焦的调畅，而手法的优势也恰恰在于此，"调畅三焦"正是我们的又一理论核心所在。

三焦的概念最早见于《内经》当中，作为六腑之一，其有名有形，如《素问·五藏别论》曰："夫胃、大肠、小肠、三焦、膀胱，此五者，天气之所生也，其气象天，故泻而不藏，此受五脏浊气，名曰传化之府，此不能久留，输泻者也。"而其作为人体上中下三部位的划分则有名无形，如《素问·营卫生会》所言："营出于中焦，卫出于下焦……上焦出于胃上口，并咽以上，贯膈而布胸中……中焦亦并胃中，出上焦之后……下焦者，别回肠，注于膀胱而渗入焉……上焦如雾，中焦如沤，下焦如渎。"津沽脏腑推拿总结前人经验的基础上又再挖掘其功能特点，归纳为三方面：一是三焦气道说，《难经·六十六难》云："三焦者，原气之别使也。"《难经·三十八难》云："有原气别焉，主持诸气。"三焦作为人身诸气上下运行的通道，肾所化生的元气自下而上运行到胸中，布散于全身；胸中的宗气自上而下到达脐下可滋先天元气，合为一身之气，都是以三焦为运行通路。二是三焦谷道说，《难经·三十一难》云："三焦者，水谷之道。"上焦口至食管主受纳饮食，中焦胃至小肠主腐熟运化，升清降浊，下焦大肠肛门主传导糟粕。三焦作为水谷之道参与水谷纳化的整个过程。三是三焦液道说，《素问·灵兰秘典论》言："三焦者，决渎之官，水道出焉。"《类经·藏象类》指出："上焦不治则水泛高原，中焦不治则水留中脘，下焦不治则水乱二便。三焦气治，则脉络通而水道利。"三焦作为全身水液上下输布运行的通道，具有调节水液代谢的作用，只有三焦水道通利，全身水液才能正常输布，而这种水液代谢的协调平衡作用，就是我们常说的"三焦气化"。值得强调的是，三焦运行水液与通行诸气的作用是相辅相成的，水液的运行依靠于诸气的升降运动，而诸气又有赖于水液而得以升降运行。

津沽脏腑推拿认为三焦有形，为流气之所；三焦无形，可气化万千，无论是气道、谷道还是液道，都是从不同角度对三焦功能的论述，将三者整合在一起才是对三焦完整的认识。此外，津沽脏腑推拿还提出了"三脘定三焦，三焦通四海"之说，"三脘定三焦"是指以上脘、中脘、下脘三脘穴为中心，施以层按法，根据分层导疗基本原则予以补泻，从而作用于上焦、中焦、下焦三焦。心肝肺开于上焦，上脘穴对应上焦可调上焦气机，开胸顺气、止嗽平喘；脾胃开于中焦，中脘穴对应中焦可健运中焦，健脾益气、和胃降逆；肾膀胱开于下焦，下脘穴对应下焦可通利下焦，消导通降、温肾利水。"三焦通四海"是指上焦通于脑之"髓海"和胸中"气海"，中焦通于脾胃"水谷之海"，下焦通于"血海"。在这里三焦可以认为是通行原气，输布精微物质，排除糟粕的道路，而四海实为水谷精微物质的聚集之所，三焦不通则四海精气来源受阻。具体来说，三焦不畅则使清气不升，气海为之亏虚；浊气不降，水谷之海为之壅塞；生化乏源，血脉滞涩，血海为之虚耗；气机阻滞，脏腑失和，水谷精微不能充养元气，脑髓不得元气供养，髓海为之亏损。上下不通，表里不通，经络不通，四海精微物质不得充养，从而引起气滞、湿阻、热郁、水停等病理变化，其中以气滞湿阻多见，在治疗中我们以恢复三焦气化为要，气动则湿动。

津沽脏腑推拿的捺穴疗法核心就是对三焦气机的调畅、对气化功能的恢复。我们在临床中总结出"宣上""畅中""渗下"的治疗法则，而这三法从某种层面来说又体现了三焦的气道、谷道、水道学说所提及的功能范畴。在治疗中，首先是捺阑门穴以开中焦之气，即"畅中"，中焦是沟通上下、承上启下的关键所在，而阑门穴位于大肠与小肠交会之处，水谷运化经过的暂停之所，具有通上下之气的作用，所以在阑门穴施以捺法可以升清降浊，调畅中焦气机。继而开下焦之门，即所谓"渗下"，给浊气、水湿之邪等以出路，使中焦水湿不碍脾。最后才是开上焦之气，即是"宣上"，开胸顺气，恢复肺气宣发肃降，亦有助于下焦通利。三焦在局部各行其是，而在整体又相互影响，共同完成水谷精液气血的吸收、输布、排泄过程。"畅中、渗下、宣上"依次施用，则可恢复三焦气化的功能，使三焦通行元气、运行水谷和通行水液的作用正常，疾病得愈。关于这一内容的具体操作我们在手法章节的捺法中有详尽的论述。

基于以上认识，津沽脏腑推拿以调畅三焦为宗旨，从而统御诸气，调和脏腑。

上焦治肺肝、中焦治脾胃、下焦治膀胱，进而使上焦髓海得以清养，气海得以充实，中焦水谷之海得以畅运，下焦血海得以和顺，三焦无阻，宗气畅通则主病可愈。总览津沽脏腑推拿临床应用可见，层按法施用于三脘穴作为核心手法核心穴位，列于全部治疗方案之首，可见其重要地位，与我们总结出的"畅中、渗下、宣上"的治疗法则相辅相成，三焦气机通畅则外邪达表，内伤得调，疾病可愈。"三脘定三焦，三焦通四海"以及"畅中、渗下、宣上"等理论的诞生，是根据一代代津沽推拿医生的临床实践得来，疗效确切肯定，我们后辈学者应该加以继承总结、发扬光大。

第三节　生克制化　俞募配穴

　　"生克制化、俞募配穴"作为津沽脏腑推拿理论体系之一，以五脏为中心，五行生克制化为原则，以经络理论的根结标本气街为基础，通过俞募配穴，疏通经络而平衡脏腑气血阴阳。

　　"生克制化"在中医基础理论中指五行间相互资生、相互制约，以维持其相互协调平衡的关系。中医学认为人体是一个有机的整体，生命活动依赖于各脏腑间的相互促进、制约、平衡。正如张志聪在《素问集注·卷一》中所说："五脏合五行，各有相生相制，制则生化。"生克制化规律对预测疾病的发生发展、指导临床治疗及预防疾病的复发具有重要作用。根据五行生克制化关系治疗疾病最早出现在《难经》，《难经·六十九难》指出"虚者补其母，实者泻其子"。津沽脏腑推拿当然离不开这最基本的中医理论，而且我们将五行的"生克制化"理论在现阶段的临床治疗中加以发挥，根据十二经脉、脏腑的阴阳五行属性，以五行生克制化关系为原则，虚证取以"相生"，实证取以"相克"，采用相应各经取穴以维持五行协调平衡。根据"生克制化"理论，津沽脏腑推拿在治疗肝气犯胃的胃痛时常配合揉中府穴的手法，我们知道肝主疏泄，在五行中属木，而中府穴是手太阴肺经的穴，肺属金，肝木过于亢盛时会反克肺金，我们采用"佐金平木"的治法通过刺激肺经中府穴来抑制肝气过度升发，从而达到疏肝理气以止痛的目的。

　　"俞募配穴"是津沽脏腑推拿中不可或缺的一个组成部分，它是以脏腑为本，

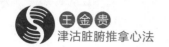

气街为径，通过刺激胸腹部募穴，腰背部俞穴以调节与脏腑气血相应之无形与有形脏腑的一种配穴方法。俞募相配，则机体前后与内外、脏腑与体表的经气交汇贯通，在调节脏腑气血功能的同时，又能够治疗与脏腑相关的病证。

基于根结标本气街理论，从经脉循行上看，腹募穴位于胸腹部，为标、结的汇聚之地；背俞穴位于腰背部，为气血输布之地。所以"俞募配穴"不仅能够调整胸腹部脏腑功能，同时还可以治疗四肢远端及头面部的病证。我们知道"俞募配穴"是以气街理论为基础产生的，气街指的是经气纵横汇通的共同通路。《灵枢·卫气》中曾有论述："胸气有街，腹气有街，头气有街，胫气有街。故气在头者，止之于脑；气在胸者，止之膺与背俞；气在腹者，止之背俞与冲脉于脐左右之动脉者；气在胫者，止之气街与承山踝上以下。"说明了脏腑是通过气街将人体的前后联通，俞穴、募穴正是胸气街、腹气街所在，二者以气街为径，使脏腑气血通过气街而直达于外，灌注诸经；同时诸经气血通过气街直达于内，以养脏腑。在病理情况下，当人体受到伤害刺激，造成经脉闭阻时，气街对人体及经络系统可以起到自我保护作用，通过四气街，侧行旁通，或从四末阴阳交会之处，相输如环，以维持营卫之气的正常运行，保证正常生理功能。《灵枢·动输》中记载："夫四末阴阳之会者，此气之大络也；四街者，气之径路也。故络绝则径通，四末解则气从合，相输如环。"所以我们认为以气街为基础的"俞募配穴"恰恰阐明了现代医学的侧支循环理论。

从阴阳脏腑的角度来讲，俞穴指的是脏腑之气输注于背腰部的腧穴。《素问·长刺节论》中言："迫脏刺背，背俞也。"这一记载说明了背俞穴与脏腑间有着直接的联系。而募穴为脏腑之气结聚于胸腹部的腧穴，它的位置与相应脏腑对应着。古代著名医家滑伯仁在《难经本义》中指出："阴阳经络，气相交贯，脏腑腹背，气相通应。"可见脏腑之气与俞募穴是互相联系的。从位置上看，俞穴居于腰背属阳，募穴位于胸腹属阴，因背属阳腹属阴，所以这两类穴阴阳相配，可以通过经气贯穿脏腑。正如《难经·六十七难》指出："五脏募皆在阴，而俞皆在阳……阴病行阳，阳病行阴。"也就是说五脏病取其背腰部的相应背俞穴，六腑病取其胸腹部的相应募穴。所以，在运用推拿手法治疗脏腑及脏腑相关疾病时多采用俞募前后配穴，既可以直接调整脏腑气血的盛衰，又能够治疗与脏腑相关的五官九窍、皮肉筋骨所出现的病证。

　　津沽脏腑推拿以"生克制化、俞募配穴"为指导，临床适用病证较为广泛，疗效显著，特别是对于临床疑难杂症及难愈性疾病均有较好疗效，比如痉证、痿证等。我们临床常见的中风后肢体痉挛、面肌痉挛、帕金森综合征、痉挛性斜颈等，都属于中医"痉证"的范畴。现代临床疾病周围神经损伤、多发性周围神经炎、重症肌无力、肌萎缩侧索硬化症、进行性肌萎缩、格林巴利综合征等疑难病，都属于中医"痿证"范畴。基于"生克制化"原则，在调气通脉基础上，调阳明以利宗筋，立足于"俞募配穴"，调畅脏腑气机，通利经气，标本兼治。"生克制化"为基本术式运用的大原则，而"俞募配穴"常作为指导配式取穴的原则，在临床施治阶段同样不可缺少，因为气血调动之后，必须再通过此手法将气血运送至五脏六腑中，才可恢复人体的机能，所以要更加重视"俞募配穴"的应用。

　　综上所述，津沽脏腑推拿理论体系在继承中医脏腑经络学说及相关理论精华的基础上，从中医基础理论出发，根据经络的标本根结、气街理论，将"生克制化、俞募配穴"再深化、再挖掘，灵活应用于临床，使人体脏腑、头面、胸腹、四肢紧密联系，将人体内外、表里、上下构成有机整体，形成独特的理论体系，并将其与病证的病因病机相结合，对于指导临床治疗具有重要的意义。我们重视整体观与辨证论治相结合，不要单纯治疗病证的表象，通过"生克制化、俞募配穴"以调节脏腑功能，疏通经络，平衡脏腑气血阴阳。这正是从中医整体的角度诊治疾病，而不是单纯地使用一术一法。通过对疾病整体的把握准确，并且临证应用广泛、疗效肯定，特别是对于一些临床棘手病证也可收到满意疗效，进而在社会上获得了很高的知名度及声誉。

第四节　外治之理　内治之理

　　《理瀹骈文》是我国最早的外治专著，清代吴师机在此书中提出了："外治之理即内治之理，外治之药亦即内治之药。所异者，法耳。"这句话说的就是外治法与内治法是同源同理的，都是以中医传统理论为基础，在对疾病的认识和病机分析上也相同。同样，外用药和内服药的用药原则也是一样的，都是在中医理论的指导

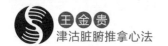

下对症下药，唯一有所区别的就是采用的方式方法不同，也就是作用于体表和体内的差别。

清代小儿推拿大家夏禹铸所著的《推拿代药赋》中提到："寒热温平，药之四性。推拿揉掐，性与药同。用推即是用药，不明何可乱推。"同时，他根据自己的临床经验和体会，将很多手法类比为中药，比如"推上三关，代却麻黄肉桂。退下六腑，替来滑石羚羊。水底捞月，便是黄连犀角。天河引水，还同芩柏连翘。"这说明了推拿手法的使用跟临床用药是一样的，也有"药性"，可温可寒，可补可泻。当然，推上三关不是麻黄肉桂，退下六腑也不是滑石羚羊，但这里所要说明的就是手法的功效类似药效。《代药赋》中还提到"不谙推拿揉掐，乱用便添一死"，说明了手法不是随随便便就能用的，必须要辨证施术，胡乱应用可能造成无法挽回的后果。不过这可能与小儿体质特点有关系，小儿脏腑形气未充，肌肤娇嫩，对手法刺激非常敏感。对于成年人来讲，可能手法的作用力量并没有药物那么强，但是手法却不存在毒副作用，并且有温而不燥、补而不滞的特点。

脏腑推拿所治疾病有别于伤科病证，软组织损伤疾病多以局部损伤、气血凝滞为主，在手法上往往着重于局部活血行气。而津沽脏腑推拿所治疾病根源多为气机失调，诊疗上更注重对各脏腑统筹兼顾，对脏腑气机整体调理，这种诊疗思路恰恰与内服汤液的诊治观点相近。脏腑推拿与中医内科同源，所用的思路也近乎一致。相较内科方药来讲，在治疗手段方面，脏腑推拿更加强调了脏腑整体的补虚泻实、后天水谷的气血生化。

"阴阳"是中医八纲辨证之首要，也是津沽脏腑推拿辨证论治的重要因素。但是，津沽脏腑推拿直接补阴的作用并不明显，与其说调整"阴阳"，倒不如说"从阳论治"来得更加确切。津沽脏腑推拿通过引入中药方剂"辛以润之"的理念，通过助阳来间接发挥补阴的作用。我们都知道，辛味的药本来是用来发散的，没有滋润的作用，但是如果下焦虚寒的时候，水不化气，阴不得阳，那即便有阴液化生，也是死水一滩，起不到任何滋润的作用，反而会因为长期蓄积阴液成为病邪。而辛散药物可以协助下焦气化，迫使阳气蒸水化气，并随着药气向身体的各部分扩散，因为只有水化为气才能在体内游走，从而真正起到滋润的作用。津沽脏腑推拿正是通过手法来调动人体之气而助阳，通过温暖命门之火，温补脾肾，使阳气蒸水化气，这样就能够间接起到补阴滋润的作用。拿个病例来讲，中国残联名誉主席邓朴方有一段时间小便失禁，排便没有知觉，非常痛苦，经过中西医的各种治疗一直不见好转，最后没有办法，当时也只是想用推拿试一试。这时"津沽脏腑推拿"第三代传承人陈志华陈老受邀前去医治，经过一段时间推拿治疗后，邓老竟然奇迹般地恢复了小便意识。对于这个病，陈老的治疗思路其实就是"从阳引阴"，通过手法助阳，然后将邪水化气。所以说中医大方脉理论才是推动津沽脏腑推拿不断发展的原动力，掌握阴阳气血的运行规律，对于提升我们把控疾病命脉的能力，会有质的变化，这也是为什么津沽脏腑推拿工作者一直重视中医传统理论的原因。

在中医大方脉理论的指导下，津沽脏腑推拿经过几代人的逐步传承与完善，在治疗功能性内科病上独树一帜，有着药物和针灸所不可取代的临床优势。津沽脏腑推拿严格遵循中医理法，将内科学辨病辨证、处方用药的规律与脏腑推拿外治手法取效经验相互参照，讲求将君臣佐使的配伍方法用在手法的临床应用上。《素问·至真要大论》言："主病之谓君，佐君之谓臣，应臣之谓使。"元代医家李杲阐释道："主病之谓君，兼见何病，则以佐使分治之，此制方之要也。"将君臣的关系区分开，明确提出治疗主证的是君药。这在脏腑推拿中恰恰体现在层按手法于上脘、中脘、下脘穴的应用上，作为核心手法、核心穴位，它的组合虽是固定不变的，但手法变化中体现了对三脘穴的取舍、对五层气体的领悟，对四种导疗的选择，从而发挥调气通脉、宣畅三焦、沟通四海的作用。层按三脘穴在脏腑推拿中作用最为显著，而脏腑推拿兼收并蓄，捺穴疗法之捺法效用同样明显。因捺法兼有补、泻、调的手法变化，且适应范围较广、灵活多变，所以常施术于腹部与层按法共同"宣上""畅中""渗下"来增强畅通三焦的作用，捺法同样可以认为是术式组合中的君药。

清代医家吴仪洛说："佐君以为臣，味数稍多，而分量稍轻。"对于臣药有两种解释：一个是辅助君药加强治疗主病或主证的效果，另一个是针对兼病或兼证起主要治疗作用的药物。在津沽脏腑推拿手法中，旋揉法、掌运法、团摩法属于前者，而捺扫法、拨按法属于后者。明代医家何柏斋说："大抵药之治病，各有所主……与君药相反而相助者，佐也。"所以，我们将捋法、揉滚法、提拿法、迎法、合法等归为佐、使的方法。然而在临证应用之中变数颇多，患者所患之证亦复

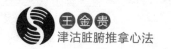

杂多变。例如迎法，它是为了防止气机逆乱所设，在施术时可以用迎法阻止冲逆上焦之气。临证时左手施以迎法，为右手施展捺法做准备，患者明显感受到气逆感减轻，因此迎法可认为是佐药。清代医家吴仪洛认为："应臣者谓之使，数可出入，而分两更轻，所以备通行向导之使也。"但明代医家何伯斋立足于从主治功效方面讨论君臣佐使，他认为："引经及治病之药至病所者，使也。"津沽脏腑推拿经常用到的提拿复合手法，是以双手同时提起两穴，劲力轻缓，一次即止，为的是调畅上下二焦气机，这完全符合了辅助臣药、分量轻浅、引至病所的佐使特点。

津沽脏腑推拿秉承中医理念，遵从君臣佐使的遣方规律，深谙内治之理，师古而不泥古。值得强调的是，作为"君药"的核心手法在临床施用中仍有诸多变化，补虚泻实等应变全掌握在医者手上，与中药不传之秘在药量是一个道理，同时，佐使之法同样堪得一用，深取止痛功效显著。总的来说，脏腑推拿具有明显的优势，也存在很多不足，临床医生应将两者结合应用，以提高临床疗效。正如《理瀹骈文》中所说："外治与内治并行，而且能补内治之不及也。"

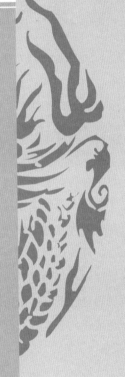

【中 篇】

津沽脏腑推
拿核心经穴
与手法

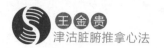

第五章
津沽脏腑推拿核心经脉

第一节 冲脉

冲脉为奇经八脉之一，可调节十二经气血，故有"十二经之海""血海"之称。具有通调气血，维持生殖的作用。津沽脏腑推拿通过层按伏冲之脉，可达到调和气血，渗阳灌精，滋肾养血等功效。

【循行】

冲脉起于胞宫，下出于会阴，并在此分为以下循行。上行支：其前行者（冲脉循行的主干部分）沿腹前壁挟脐（脐旁五分）上行，与足少阴经相并，散布于胸中，再向上行，经咽喉，环绕口唇；其后行支沿腹腔后壁，上行于脊柱内（伏冲之脉）。下行支：出会阴，沿足少阴肾经下行，至内踝之后，别为两支，下支至足底，上支斜入踝，沿足背，至大趾间。见图5-1。

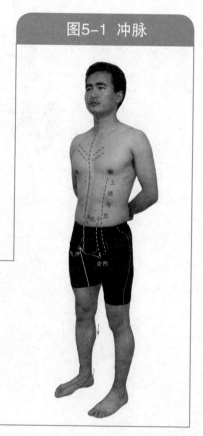

图5-1 冲脉

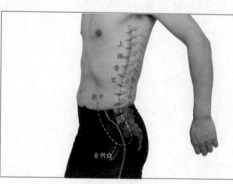

【源流】

冲脉为奇经八脉之一，奇经八脉的内容最早散见于《黄帝内经》，后至《难经·二十七难》中才正式提出奇经八脉之名，并详载各经之分布及病候，提出："凡此八脉者，皆不拘于经，故曰奇经八脉也。"冲脉的"冲"字，含有冲要、要道的意思。冲脉上至于头，下至于足，贯穿全身，为总领诸经气血的要冲。张景岳对冲脉的循行分布作了精辟而概括的论述："上自头，下自足，后自背，前自腹，内自溪谷，外自肌肉，阴阳表里，无所不涉。"《灵枢·海论》中记载："人有髓海、有血海、有气海。"又说"胃者水谷之海，冲脉者，为十二经之海；膻中者，为气之海；脑为髓之海。"提出了冲脉为"十二经之海"，其起于胞宫，伴足少阴经上行，为十二经之根本，三焦原气之所出，乃人体生命活动的原动力，又称"血海"。

冲脉之伏行于脊内者，又称为"伏冲之脉"。伏冲之脉于《素问·疟论》亦称"伏膂之脉"。《灵枢·岁露论》云："入脊内，注于伏冲之脉。"《类经》注："伏冲之脉，即冲脉之在脊者，以其最深，故曰伏冲。"

【典籍寻踪】

冲脉主调节十二经气血。《难经》云："冲脉为病，逆气而里急。"故冲脉以气为病，则发逆气里急，临床上主要表现为"奔豚"等症状。《灵枢》针对其治疗记载到："气逆上刺膺中，陷下者与下胸动脉。腹痛，刺脐左右动脉，按之立已，不已，刺气街，按之立已。"

冲脉可维持人体生殖功能。冲脉起于胞宫，又称"血海"，故冲脉常以血为病，又多与生殖功能相关。《素问·上古天真论》云："太冲脉盛，月事以时下。""太冲脉衰少，天癸竭，地道不通。"此处"太冲脉"即指冲脉，说明了冲脉与女子妊产胎育有着密切的关系。

虚邪之风从表而入，客于冲脉，亦可发身体重痛之症。《灵枢·百病始生》曰："邪之中人……传舍于伏冲之脉，在伏冲时，体重身痛。"

【津沽特色】

冲脉为津沽脏腑推拿最为核心的经脉，其行于脊内的分支伏冲之脉为腹部推拿的主要作用部位，津沽脏腑推拿以冲脉为通调周身气血的根本。"冲"为要冲，因冲脉为血海，寓意为气血运行之大道和气血溢蓄之所。"冲"又指冲动，寓意为冲

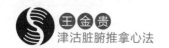

脉有动力，以推动气血运行，使之充养全身，从而使五脏六腑亦能秉受其气的温煦和血的濡润。通过冲脉的运行灌渗，对头面五官起到"渗诸阳，灌诸精"的作用，以补益脑髓，充养"元神之府"；对身体其他部位的器官组织通过"渗诸阳而温足胫"的作用，以维系人的精神意识、思维活动、脏腑经脉、四肢百骸、五官九窍的正常功能。

冲脉是腹部推拿确保临床疗效的基石，利用冲脉沟通十二经脉气血，濡养补益全身。在古法腹部按摩和捺穴疗法等腹部推拿相关记载中反复出现，均对冲脉的作用进行了详细地叙述与阐释。津沽脏腑推拿对冲脉有独特的认知体系，与针灸对经脉的理解和使用有所不同，针灸更注重的是十二正经的应用，津沽脏腑推拿除此之外，还十分重视奇经八脉的作用，尤其是冲、任、督、带四脉。

我们都知道，中医最大的特色是整体观念和辨证论治，也是中医看病的最大的优势所在。以中医整体观来说，只要治疗的方向是正确的，可以忽略一些细枝末节。例如我们在用药时候往往首先判断寒热，这是"正治"的大法。假如寒热判断错了，即使单味药物使用得当，常常也并不奏效。我们在运用腹部推拿治病时对冲脉的应用也是根据整体论治原则，同样基于"虚则补之，实则泻之"的大法。而冲脉有别于十二正经，其既不直属于脏腑，又无表里配合关系，但是却能起到沟通十二经脉气血的作用，这种特性源于它独有的储蓄诸经满溢之血的作用。各条经脉的气血盛衰是随着身体状态及周围环境而动态变化、不断调整的。"月满则亏，水满则溢"，在疾病状态下人体某个局部的"满"或"亏"达到一定程度，可能表现为我们的某个部位出现或寒或热，或实或虚的症状。脏腑推拿从古代朴素哲学中汲取《老子》思想的精华，认为："天之道，其犹张弓与！高者抑之，下者举止，有余者损之，不足者与之，天之道损有余而补不足。"这时候就需要通过手法调动冲脉的气血流向，某条经脉气血有余就向冲脉释放，某块区域气血不足就从冲脉借取。而正是由于冲脉有着储存有余并补充不足的作用，与中医整体论治观念具有十分高的契合度，因此在脏腑推拿的临床论治方面具有无可替代的价值。同时，对冲脉的挖掘发挥与临床应用也算是津沽脏腑推拿在继承中医经典知识——奇经八脉方面做出了自己的贡献。

接下来我们详细分析一下冲脉，看看它为什么在津沽脏腑推拿中具有如此高的地位。首先从应用频率来分析。以津沽脏腑推拿的核心手法——层按法为例，它的主要作用部位就是伏冲之脉。伏冲之脉行于脊内，在冲脉中的位置最深，而正是由于冲脉具有一定的深度，才使得层按法具有补泻灵活、术式层次多变的特点。关于"深度"一说，我们在后面会再次提到。凭借"五层气体、四种导疗"的诊疗思路，通过不同的手法力度和作用层次施术于伏冲之脉，从而起到调节冲脉，促进十二经脉气血的输注运行等作用。这里补与泻的关系正好映射在脏腑推拿手法的作用深度（层次）上。这恰似用手搅弄盆中之水，手探得深了，或是猛力向外，水自然能够洒出更多，而浅浅拨弄，水中激流涌荡、涡旋四起，盆中之水漾却溢不出盆外，这又是手法的另一种境界。仔细想来，脏腑推拿手法虽然多种多样，但不外乎洒陈有余与斡旋不足，而补与泻也就蕴于其中，这就是我们必须遵循的大法。《灵枢·百病始生》云："其著于伏冲之脉者，揣之应手而动，发手则热气下于两股，如汤沃之状。"这一句话充分体现了层按法的"现形感"，也就是得气感，这也正是津沽脏腑推拿所取得治疗效果的关键所在。而古人在命名时早已对后人有所知会。在《说文解字》中"冲"的含义包括有"涌"和"摇"，"涌"就是水浪腾起的意思，"摇"就是摇动的意思，因此"冲"字也就蕴含了水浪腾起拍击物体而动摇的含义，这恰似临床医师所追求的得气感。

在应用上，津沽脏腑推拿首选冲脉能调节十二经脉及五脏六腑之气血，其上行至头，下行至足，纵贯全身，分布广泛，能容纳和输布，是当之无愧的"十二经脉之海"和"五脏六腑之海"。冲脉与任脉、督脉同起于胞中，此二脉总领阴阳，冲脉又统气血，三脉联系，气血阴阳无不涉及。冲脉与十二经的联系都是通过经气交汇之处而发生的。冲脉与足少阴肾经之间的联系十分紧密，《内经》提到："冲脉者……与少阴之大络起于肾下"，同时冲脉经气又可通过中注、幽门与肾经相交会，肾为先天之本，人体精气之所在，调节冲脉必然也会影响到肾经经气的运行，自然对精气输布功能产生影响。还有《黄帝内经》中提到："冲脉为十二经之海，其输上在于大杼，下出于巨虚之上下廉。"它的意思就是冲脉经气输注于上巨虚、下巨虚二穴，与胃经经气相连。《黄帝内经》中还提到："冲脉者，经脉之海也，主渗灌溪谷，与阳明合于宗筋，阴阳揔宗筋之会，会于气街。""气街"是胃经俞穴，又称"气冲"，这也是要穴之一。"公孙冲脉胃心胸"，足太阴脾经是通过八

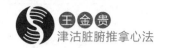

脉交会穴公孙穴通往冲脉，从而与冲脉相连。脾胃后天之本，气血生化的源泉，所以调节冲脉也可调节"水谷之海"而滋养全身。冲脉上行至头，头是髓海所在，对冲脉的调节还可充养髓海。基于以上冲脉与多条经脉的紧密联系，津沽脏腑推拿手法的治疗方向就是要充分发挥冲脉的整体调节功能，加强气血对十二经脉及五脏六腑的蓄积渗灌，补其不足、损其有余，只有气血的畅通、平和、充盈，那么无论是虚证还是实邪都能迎刃而解。

在治疗生殖疾病方面，冲脉应用也有其特色。上文也提到肾经与冲脉的关系，说明两者都与生殖相关。从经络所过主治所及来讲，它与生殖功能有着密不可分的联系，冲脉起于胞中，尤其是对女子的经带胎产，其重要意义不言而喻。冲脉、任脉、督脉皆起于胞中，同出会阴后别道而行，分布于腰背、胸腹，也就是我们常说的"一源三歧"。从中医的角度来说"源"应该是指胚胎发育的初始阶段，"人始生，先成精"，胚胎发育就是首先由男女构精开始。例如我们常说过的"肾开窍于耳"，现代医学同样认为治疗肾病的链霉素具有耳毒性，最终从胚胎学研究中发现肾脏与耳朵其实都是同一群胚胎细胞分化而来，因此对药毒的敏感性相一致。而在现代医学的结论出现之前，中医的这种说法已经存在了很久。不难想象，中医凭借长期实践观察得到的经验，也足以证实冲任督三脉的紧密关系。"冲为血海""任主胞胎"，在临床实践中，津沽脏腑推拿通过调节冲、任二脉治疗妇科疾病，得到了肯定的疗效。清代名医徐灵胎针对冲任亦有所叙述："凡治妇人，必先明冲任之脉，明于冲任之故，则本源洞悉，而复所生之病千条万绪，可以知其所从起。"由此可见，冲任二脉在治疗妇科疾病中所占的重要地位。

再者，一些病邪入里的疾患中，虚邪之气透过浅层肌腠与经络，进入身体深层的脉道层，当邪气留著于伏冲之脉时，经脉中的气血因邪气阻塞而存在运行不畅的情况，从病机上可以认为是经气不通则痛，脉道失利则水液代谢受阻，久则水湿之气氤氲，湿邪重着而不得排出，则会出现身体困重疼痛等症状。我们同样可以通过调节冲脉气血，补泻兼施，驱邪外出，通经活血达到功效。

津沽脏腑推拿认为，以层按法为代表的腹部推拿手法，不仅作用于任脉，同时也作用于伏冲之脉，这在手法上是同步的。任脉上诸穴位对应脏腑交关之所，进而影响肠腑运行的气机，同时也对应三焦气机运化，故而有三脘穴统辖三焦之说。而冲脉在腹部深层，它同样作用于周身，并非单纯气机运化，而更像是动脉一般，主导统摄气血的流动输布，故又有三焦通四海之说。层按手法气血皆备，对气与血的全面控制使得冲脉在行使功能上具有很大的操作空间，这正是手法所独具的多维度优势，也是与针灸治疗的差异所在。

第二节 任脉

任脉为奇经八脉之一，有"阴脉之海"之称，被誉为承载人体的生命之根。具有调节阴经气血的作用。津沽脏腑推拿通过特色手法施于任脉，可达到行气养血、主胞胎等功效。

【循行】

任脉起于小腹内胞宫，下出会阴部，经阴阜，沿腹部正中线向上经过关元等穴，到达咽喉部（天突穴），再上行到达下唇内，环绕口唇，交会于督脉之龈交穴，再分别通过鼻翼两旁，上至眼眶下（承泣穴），交于足阳明经。见图5-2。

【源流】

任脉是奇经八脉之一，首载于《黄帝内经》。《素问·骨空论》中记载："任脉者，起于中极之下，以上毛际，循腹里，上关元，至咽喉，上颐循面入目。"《灵枢·五音五味》曰："冲脉、任脉皆起于胞中，上循背里，为经脉之海。"以后《难经》进行了整理与修订，并纳入奇经八脉。晋代《针灸甲乙经》载入此经脉所辖腧穴。元代滑寿所著《十四经发挥》

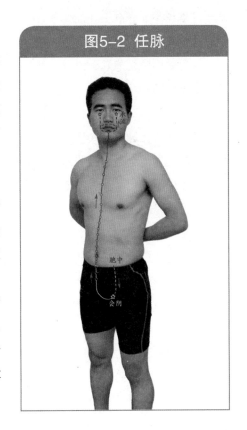

图5-2 任脉

对此经脉循行分布载述较详。明代李时珍集前人之论述，撰写《奇经八脉考》并记载了此经脉的循行分布及病候，曰："任脉起于会阴，循腹而行于身之前为阴脉之承任，故曰阴脉之海。"他指出，诸阴脉皆交会于任脉，故任脉有"阴脉之海"之称。此外，任脉的"任"字，有妊养、担任的含义，因任脉起于胞中，有"任主胞胎"之说，故任脉与女子生殖系统以及其他妇科疾患有着密切的关系；而任脉又循行于腹部正中，腹为阴，说明任脉对全身阴经经气有总揽、总任的作用。

【典籍寻踪】

任，有统帅之意。任脉可统帅一身之阴经，为阴脉经气所汇聚，故任脉发生异常时，主要出现阴经(特别是肝、肾两经)方面的证候，以气化失常为主要表现。《素问·骨空论》中载有："任脉为病，男子内结七疝，女子带下瘕聚。"

任，有妊养之意。《十四经发挥》称任脉为"妇人生养之本。"任脉为病导致女子"地道不通，故形坏而无子"，男子"天癸竭，精少，肾藏衰，形体皆极"。

任脉还主治少腹拘挛疼痛等急症。晋代医书记载任脉相关疾病有"动若少腹脐下引横骨，阴中切痛。"以及"若腹中有气如指，上抢心，不得俯仰，拘急。"

【津沽特色】

任脉经过腹部，是脏腑推拿施术部位上重要的经脉，我们做腹部推拿时选取的核心穴位多为任脉上的穴位，因任脉与一身气血及胞宫有着密切的关系。那么津沽脏腑推拿是如何运用这条统帅诸条阴经的重要经脉呢？我们从"任脉主气"的概念入手，上中下三焦、五脏六腑之气汇聚输注于任脉，而津沽脏腑推拿所独有的核心理论体系就是"三脘定三焦，三焦通四海"，其作用穴位均位于任脉之上，特别是上脘、中脘、下脘穴，其中脏腑推拿对于上焦、中焦、下焦三焦的调控，就是通过任脉上穴位作用而达到，进而基于气街四海理论，分别起到对髓海、气海、水谷之海、血海的调节。古法腹部按摩认为，上焦通心肝肺，中焦通脾胃，下焦通肾，任脉上三脘穴对三焦的调节，对应调控脏腑气血，对四海的气血调节，也治疗了相应的脏腑疾病。任脉对于捺穴疗法也同样不可或缺。捺穴中任脉穴位的选择，就是我们常说的气机交关之所，如巨阙、上脘、中脘、下脘、阑门等穴的解剖定位，通常在食管、胃、大小肠的交接区域，而我们手法可以直接刺激这些位置，通过对有形脏腑的调节，恢复了脏腑生理机能。

任脉统帅三焦气机，治疗气机失常的病证。生理情况下，三焦维持气机的升降出入，因致病因素所致气机失常而产生病证时，临床常以任脉为治。津沽脏腑推拿主要通过手法作用腹部以调节任脉，从而达到"畅通三焦"的目的。任脉汇集三焦之气，即：上焦宗气、中焦水谷之气、下焦原气。《中藏经·论三焦虚实生死顺逆脉证之法》中有这样的描述："三焦，总领五脏六腑，营卫经络，内外左右上下之气也，三焦通，则内外左右上下皆通也，其于周身灌体，和内调外，荣左养右，导上宣下，莫大于此者也。"而明代李时珍《奇经八脉考》也明确提出："三焦即命门之用，与冲、任、督相通者，故附着于此。"由此可见，三焦主持诸身气机，总司全身之气化，而任脉集诸多募穴于一经，汇聚了三焦之气，故具有畅通三焦的作用。关于如何利用任脉穴位调畅三焦的具体内容，我们会在下面的上脘穴中继续详细论述。

　　任脉尚可统领周身气血。津沽脏腑推拿意在通过调节任脉而调理一身气血。任脉与冲脉同出于胞中，冲脉气血充足，可调养阴脉之海，与任脉气血互通，滋养脏腑。津沽脏腑推拿核心穴位之上脘穴为任脉与足阳明胃经、手太阳小肠经之会；中脘穴为胃之募穴，又为任脉与手太阳小肠经、手少阳三焦经、足阳明胃经之会；下脘穴为任脉与足太阴脾经之会；而关元穴为小肠经之募穴，为任脉与足三阴经之会。由此可见，任脉中的上脘、中脘、下脘、神阙、关元穴与气血有着密切的关系，尤其与足阳明胃经的关系为甚。故津沽脏腑推拿可通过作用于任脉而调节胃气盛衰乃至周身气血，以通腑调气达到治疗一身疾病的目的，这也是任脉主气血的重要原因。

　　任脉具有妊养之功。津沽脏腑推拿通过调节任脉而治疗妇科疾病，在这里举个例子，津沽某腹推名家执业初期，一名女患者因为腰痛来就诊。在给患者治疗脊柱疾患时，这个大夫也是初学脏腑推拿，就想利用这次机会熟悉一下操作，所以对患者以任脉为主做了按腹、揉腹的操作，施术过程也很认真。没想到的是，经过几天的治疗，患者自述困扰她多年的闭经治好了，月事又来了。可能当时我们大夫本人也很意外，但事实就是如此，从此就更增强了他对脏腑推拿的信心，现在也是一名腹部推拿的专家了。冲任二脉对女子月经的正常运行有至关重要的作用。我们都知道任主胞胎，王冰注说："所以谓之任脉者，女子得之以任养也。"杨玄操云：

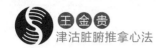

"任者，妊通，此为人之生养之本。"滑伯仁曰："任之为言，妊也。行腹部中行，为妇人生养之本。"前文中"冲脉"部分已经提到了冲任二脉在妇科疾病中的重要地位。而《素问·上古天真论》："（女子）二七而天癸至，任脉通，太冲脉盛，月事以时下，故有子。"王冰注说："冲为血海，任主胞胎，二者相资，故能有子。"同样指出了任脉具有主女子的子宫与胎孕的作用。故津沽脏腑推拿在治疗妇科疾病时，通过手法施于任脉，使冲任督脉气血阴阳之气互通，进而达到调节月经，促进女子生殖功能的治疗作用。

在临证治疗急症方面，津沽脏腑推拿针对虚实之证有独特的治疗思路，如便秘、胃痛、腹痛等疾病，在任脉上选取核心穴位进行治疗，仍旧是基于经脉所过，主治所及原则。针对实证，津沽脏腑推拿选用其特色手法——层按攻法，意在重泻，同时配合轻补手法以防气脱；针对虚证，考虑到虚证较甚时，重补则塞，所以津沽脏腑推拿在治疗虚证时重在调气，并配合轻泻与轻补之法，以平衡虚实；运用调气手法是针对气滞不通之症，应先施以轻泻法，待气机通畅后，再施以轻补，以达补虚而不留滞之效。任脉作为腹部推拿的重点经脉，其手法的适应性较强，其补泻的形式不单根据停留时间与手法频率，还可以通过手法的作用深度与手掌升降的速度来衡量，因此相较其他部位，更多了一层考量手法的维度。

第三节　带脉

带脉为奇经八脉之一，总束诸脉，是人体唯一横行的经脉，具有约束诸经，协调冲任的作用。津沽脏腑推拿特色手法施于此经脉，使经脉调节张弛有度，改善气血，固摄下元，调经养胎的功效。

【循行】

带脉起于季胁足厥阴之章门穴，同足少阳循带脉穴，围身一周，如束带然。又与足少阳会于五枢、维道。见图5-3。

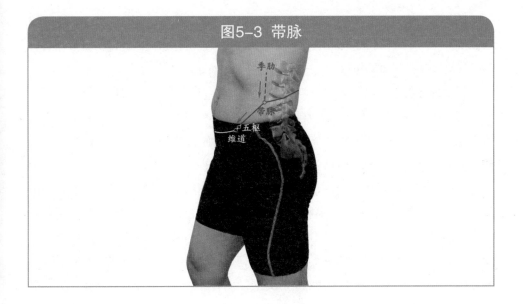

图5-3 带脉

【源流】

带脉最早见于《黄帝内经》，《灵枢·经别》云："足少阴之正，至腘中，别走太阳而合，上至肾，当十四椎，出属带脉。"《素问·痿论》曰："阳明、冲脉……皆属于带脉，而络于督脉。"而后《难经》首次论述了带脉的循行："带脉者，起于季胁，回身一周。"唐代杨玄操《难经注释》言："带之为言束也，言总束诸脉，使得调柔也。"提出带脉的功能为"总束诸脉"。金元四大家之一的张从正所著《儒门事亲》中云："冲、任、督三脉，同起而异行，一源而三歧，皆络带脉。"认为冲任督三脉络于带脉。明代李时珍的《奇经八脉考》总结前人论述，并且详细记载了带脉的循行及穴位。

【典籍寻踪】

带脉紧束或失约，导致经气阻滞或虚衰。《素问·痿论》云："阳明虚则宗筋纵，带脉不引，故足痿不用也。"指出痿证的发生因"带脉不引"所致。带脉失调，亦可发生痿证。《校注妇人良方》云："病生于带脉，故名带下。"女子带下病，即以带脉为病而得名。冲、任、督三脉，一源三歧，皆络于带脉，若湿邪内生影响任、带，则带脉失约，任脉不固，即发为带下病。

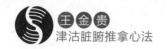

足少阳胆经的足临泣穴通于带脉。《针经指南》记载的"临泣胆经连带脉"就道破了带脉与足少阳胆经的联系。少阳主枢，为六经之枢纽，因此说明了带脉具有调畅气机，改善气血的作用。

【津沽特色】

其实带脉的作用就好比人们常用的腰带。环腰一周循行，像腰带的功能一样，约束着纵行的各条经脉的气血流动。腰带太紧气血就流通不顺畅，就好像开车时候，前方道路突然变窄，自然就会堵车，太松意味着来源不足了，运输的气血少了，同样容易出问题。沈金鳌在《杂病源流犀烛》中认为带脉是一身上下之"机关"，是阴阳交泰的关键，而筋脉痉弛总要归属于阴阳失调。津沽脏腑推拿用它来治疗痉痿证就是抓住这点。比如足痿属于内科，表现为肌肉痿废不用，而肌肉的痿废是因为肌肉约束失司，《素问·痿论》有记载："阳明虚则宗筋纵，带脉不引，故足痿不用也。"这里提到阳明经应该是足阳明胃经。胃经秉受水谷精微，本就多气多血，也最能调节气血。假如阳明经都亏虚，那么下肢的主要气血来源就截断了，自然足痿废不用，这从逻辑上是可以讲得通的。那么古人为何还有意强调带脉不引？因为带脉失去约束能力，脏腑经络气血不充盈，不能濡养宗筋，那就不单是足痿废不用，而肌肉痿废的患者，其肩背及四肢肌肉萎缩，全身各大关节都会出现痿软不用的症状，如脊髓侧索硬化症。对于带脉的约束过强，各筋脉紧束，引起的痉证，津沽脏腑推拿从宗筋入手，《素问·痿论》中就有记载："阳明者五脏六腑之海，主润宗筋，宗筋主束骨而利机关也。"宗筋具有约束筋骨，滑利关节的作用，所以津沽脏腑推拿在前人基础上认为"治痉独取宗筋"。而《素问·痿论》又云："冲脉者，经脉之海也，主渗灌谿谷，与阳明合于宗筋，阴阳揔宗筋之会，会于气街，而阳明为之长，皆属于带脉，而络于督脉。"冲脉胃经气血皆受带脉总的约束。所以说带脉就好比一个可以双向调节的"开关"，让诸经脉及宗筋约束有度。通过带脉调节任脉、冲脉、足少阴肾经、足阳明胃经、足太阴脾经、足厥阴肝经，达到调整阴阳，疏通经络，调节宗筋的效果。如帕金森综合征、痉挛性斜颈都可以算做痉证。痉证是西医尚且认识不清的疾病，患者往往四处寻找治疗方法，最终找到我们采用脏腑推拿治疗，后文会详细介绍这个病例。对这种病查体时，通常会发现腹部气胀得厉害，这也是痉挛性斜颈共同的特点，都是腹部肌肉特别硬，有的是肌张力相当高，也有的肌张力不高，肚子也硬。只要判断病机是气机逆乱，集中在腹部，那么肯定会很硬，检查时摸左带脉或右带脉会觉得"发板"，这就是前辈所说的"气分错乱"。因此前人言"是结不是结，先放带脉穴"，此时可以试着拨拨带脉穴，且力度可以稍微大一些，肚子就会立即松弛下来。解除带脉的紧张，可以调节紊乱的气机。

想要了解带脉，需要把握好带脉与带脉穴的关系，也就是经与穴的基本关系。带脉穴位于带脉之上，作为代表穴位，能够行使带脉的效用，用俗话讲就是牵一发而动全身。经络是精气流畅的"河道"，准确地说应该是地下暗河，而带脉穴则是连通暗河的一口深井。那连通起来做什么用呢？古代有一个故事，某地区瘟疫大面积散播，上万人得病，当地官员政府有药可防治此病，只是苦于没办法发放到灾民手中，这时有人就出了一个办法，就是把药物投放在大家每天都使用的井里，药物随着井水的扩散，绝大多数人饮用井水后得到了救治。如果把药物投进东城的一口井，西城的井水会不会晚一点才有效呢？要知道水的流动是有固定方向的，因此我们还需顾及精气的流向。这里谈论的是带脉的作用，而临床常应用带脉穴，因为经与穴的关系就好比河与井的关系。我们临床上往往习惯于精简穴位，寻找最简便的方法，如某一针，三针疗法等，都是前人通过经验总结出来的，归根结底是想找一眼深井。

带脉功能异常，失约不固，对妇女会产生带下为病。带脉上有6个穴位，左右各三个，分别是带脉、五枢、维道，这个带脉从带脉穴处向前下方沿髂骨上棘斜行到少腹，就是经过带脉、五枢、维道这三个穴位，再看看三个穴位的功能，共同都指向妇科，带脉穴后面会具体论述，我们看看五枢，五是东南西北中这五个方向，枢是枢纽，从这个穴位可以看出带脉这条经与足少阳胆经的关系还真是密不可分的。再说说维道，维是维护，道它指的是地道。《素问·上古天真论》云："女子……七七任脉虚，太冲脉衰少，天癸竭，地道不通，故形坏而无子也。"唐代著名内经注家王冰曾说："经水绝止，是为地道不通。"那这个维道也就是在维护经水，经水行走于地道中。综上所述，带脉在治疗带下病等妇科病上的效果毋庸置疑，6个穴位又同是胆经穴，尤其带脉、五枢都体现了一个枢纽的作用。带脉约束有职，则诸脉上下运行有序。当带脉出现问题时，带脉约束纵行诸经脉的作用就会

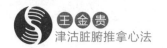

异常，若气分错乱，则必表现于带脉。

带脉的另一个效用就是调气化湿，也就是具有斡旋气机的作用。在这里我们先将带脉与三焦、胆经的关系，也就是调气化湿说清楚。带脉治证类似泻心汤证，湿为寒，气化热，寒热互结的症候本质上就是水和气相互纠结。此方出自《伤寒论》，是用来治疗因过度使用苦寒泻下的药物所造成的"伤阳"，实则伤的是脾胃阳气。现代人没有伤寒的概念，平常喜欢喝冷饮的挺多，也有不少人追求西方饮食，生吃水果、蔬菜、海鲜，这都会聚集水湿痰饮。这些人如果遇到风寒往往造成邪气乘虚入里化热，便是老百姓平常所说的"食火"，这里面的热有很大一部分是由于肠腑传导失司、糟粕滞留而产生的。首先，三焦位于皮毛腠理之内，脏腑器官之外，既不在表，又不在里，可以说是半表半里。而带脉起于胁下部季胁，从部位上来说，背为表，腹为里，胁下为半表半里，故带脉应属半表半里，从部位上与三焦有联系。其次，带脉上的带脉、五枢、维道三穴是归属于胆经的，而胆经的足临泣又通于带脉，从精气流注上带脉与胆经相通。三焦主水液调节，胆经主疏泄气机，而带脉最能将两者的功能协调起来，所以擅长于调气化湿。

那么斡旋气机又怎么理解呢。正常状态下水液输布正常，气机运行从容和缓。静水深流，看似平静，其实蕴藏着很大能量。但病理状态下二者是寒热互结，是气和湿相互逆乱，两股能量相互冲撞，结聚在心下就易形成痞证。痰饮水湿需要通畅三焦、气机不利需要疏利胆经，直接影响两者往往很费力。带脉的作用就好比交通警察，本身的能量并没有那么大，但位置正恰好处在水湿互结的"十字路口"，能在关键位置"疏导交通"，使水与气的矛盾得到调和，水归三焦，气顺下行，痞证自然而然就会解除。所以说带脉的涡旋气机可以理解为"劝架"，劝架的人不在于多强势，往往是一句话说到"点"上，吵架的双方自然就偃旗息鼓。因此通过调节带脉，可疏解少阳枢机、调理中焦、和解肠胃，从而达到寒热分消、散结消痞、调和肠胃的功效。

传统腹部按摩的术式过于复杂，由于特别消耗时间，临床治疗中不能完全照搬，我们津沽脏腑推拿对其提炼了精华。比如有些胃肠病患者就诊时伴有精神症状和心悸，因此被认定是消化系统疾病或者是心脏病变，查到最后发现是自主神经疾患，就像王绵之提到的怪病："心里害怕又烦，没人陪着害怕，有俩人说话嫌烦，人疲倦之极，还睡不好觉，时常想哭。"温胆汤可专门治疗胆虚痰扰、相火郁闭的，还有小柴胡、逍遥散也是治疗这类疾病，他们的相似之处都是行气，少阳之气得以生发，才能协助脾胃运化，痰湿自然就能化解。腹部推拿同样是从行气调湿入手，临床绝大多数疾病在畅通中焦后必取带脉穴，我们在临床中遇到这类问题不妨试一试。

第四节 督脉

督脉为奇经八脉之一，有"阳脉之海"之称。具有调节阳经气血的作用。津沽脏腑推拿通过特色手法施于督脉，可达到温阳通脉，调经益肾等功效。

【循行】

起于小腹部骨盆中央，下行于会阴部，向后从尾骶部的长强穴，沿脊柱内上行，经项后部风府穴，进入脑内，沿头部正中线，上行至颠顶，沿前额下行鼻柱，止于上唇系带处。督脉第一支，与冲、任二脉同起于胞中，出于会阴部，在尾骨端与足少阴肾经、足太阳膀胱经的脉气会合，贯脊，属肾。第二支，从小腹直上贯脐，向上贯心，至咽喉与冲、任二脉相会合，到下颌部，环绕口唇，至两目下中央。第三支，与足太阳膀胱经同起于眼内角，上行至前额，于颠顶交会，入络于脑，再别出下项，沿肩胛骨内，脊柱两旁，到达腰中，进入脊柱两侧的肌肉，与肾脏相联络。见图5-4。

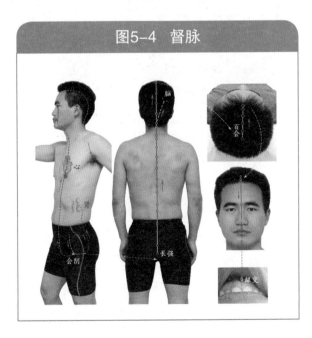

图5-4 督脉

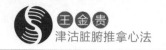

【源流】

督脉首见于《黄帝内经》。《素问·骨空论》中详细叙述了督脉循行。而后《难经》对其进行了整理，并将督脉的定义为总督一身之阳的经络，云："督脉者，起于下极之俞，并于脊里，上至风府，入属于脑，上颠，循额至鼻柱，阳脉之海也。"到了晋代，皇甫谧所著《针灸甲乙经》中载入了此经脉所辖腧穴。元代滑寿所著《十四经发挥》对此经脉循行分布载述较详。至明代李时珍《奇经八脉考·督脉》中专门论述了督脉，详细记载督脉的循行及穴位，并阐释了督脉与其他经脉的联系："督脉别络，自长强走任脉……会太阳于目内眦睛明穴见阴跷下，上额，与足厥阴同会于颠。入络于脑……与手足太阳、少阳会于大杼第一椎下两旁。"督脉与手足三阳经会于大椎，与阳维脉会于风府、哑门。由此可见，督脉与各阳经均有联系，能统领全身阳气，调节全身阳经气血。

【典籍寻踪】

督脉为"阳脉之海"，主要功能为"总督诸阳"。早在《黄帝内经》中，就有督脉为病的记载。可温阳通脉，调节人体卫气，具有散寒之效，尚且有祛风清热或泻热驱邪的功效。温阳解表散寒，如《类经图翼》载："百会：暴厥逆冷。""风府：一传治感冒风寒。"祛风如《行针指要歌》云："或针风，先向风府百会中。"《千金要方》曰："治风，灸上星二百壮，前顶二百四十壮，百会二百壮，脑户三百壮，风府三百壮。"清热如《太平圣惠方》载："热邪在于骨髓，而脑为髓海，故热气从骨髓流入于脑……烙百会穴、风府穴。"《针灸集成》云："欲泻诸阳之气，先刺百会，次引诸阳热气，使之下行，比之如开砚滴之上孔也。"

对下焦肾元的功能具有温煦治疗作用。《经穴会宗》记载百会能治"下元亏损"，《太平圣惠方》记载大椎主治"五劳七伤"，《素问·骨空论》曰："女子为不孕、癃痔、遗溺、嗌干。"《古今医统》指出命门可治"一切虚冷证及无子，肾衰，阳事不举不固。"

督脉所主病证与其经络循行部位有关，如《素问·骨空论》曰："督脉为病，脊强反折……督脉生疾，从少腹上冲心而痛，不得前后，为冲疝。"《灵枢·经脉》中云："督脉之别……实则脊强，虚则头重。"督脉行背部之中央，故督脉病可表现为腰脊强痛。

【津沽特色】

阳气是我们生命活动的根本，是气血运行的动力，是脏腑经络正常功能的保障。应用督脉，主要因为其具有沟通脏腑阳气、总督阳经的功用。津沽脏腑推拿应用督脉可整体调节一身之阳，在运用特色手法施治时，捺扫背俞及督脉的经穴，可振奋阳气，沟通五脏六腑之阳，通过经络使阳气布散周身，阳气精血在经络脏腑间流畅有序，则百病不生。

督脉可用来补益阳经气血。津沽脏腑推拿认为冲、任、督三脉之气血旺盛，三脉互通，手法可调节之间的阴阳虚实、气血津液平衡与转变。五脏属阴，故五脏疾病的治疗常选择督脉穴及背俞穴，《黄帝内经》中云："破藏刺背，背俞也。""阴病治阳"。背部上的督脉及毗邻的背俞穴与腹部及任脉诸穴各脏腑部位，互为表里，有连带之作用，这同样是基于中医俞募配穴理论而言。滑伯仁《难经本义》云："阴阳经络，气相交贯，脏腑腹背，气相通应。"背俞穴与五脏六腑相通并且脏腑之气输注于背腰部的背俞穴。手法施于督脉及背俞穴，沟通膀胱经与督脉之间联系，通过背俞穴使阳气输注于各脏腑之间，阳气的温煦激发功能，可使脏腑运转气化正常，无论虚、实各证，皆可施用。背俞穴既可将督脉之阳气输布至五脏六腑，又可将脏腑之气血引至督脉，以达到调和阴阳之目的。

背部可泻其过盛之热邪。背为阳，为阳气汇聚之处，运用泻法以泻脏腑之阳实证，如癫狂等神志病，通过泻其余热，可以醒神提神。我们常掐人中来治疗昏迷，其实就是捺人中穴。捺穴疗法认为，调理通顺腹部及任脉的气分后，应以背部及督脉为操作重点，以背俞穴及督脉上的百劳（大椎）、命门等为重点操作穴位，使脏腑气分通畅，恢复脏腑的机能，平衡阴阳，达到治疗脏腑及其与脏腑相连属组织器官疾病的目的。

中医讲肾主骨生髓，髓行于督脉，督脉"贯脊属肾"，故作用于督脉还可治疗下元虚寒性的精冷薄清、遗精、女子宫寒不孕等生殖系统疾病。胸腹部的脏腑通过足太阳膀胱经背部俞穴联系督脉并受其脉气支配。督脉功能正常，脉气调和充实，而肾主骨生髓旺盛，脏腑功能活跃，气血充足，四肢强壮有力。督脉总督一身之阳，而命门为一身阳气的发源地，督脉之阳由上而下运行，任脉之阴由下而上运行。津沽脏腑推拿在腹部推拿的基础上，重点配合捺扫督脉及背俞穴，揉滚八髎

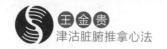

穴，都是在振奋督阳，命门火旺，则可以温煦周身，达到治疗功效。

督脉行于腰背，当督脉气血失调，气化失常，各脏腑功能紊乱，精血不足，四肢筋脉肌肉失养可导致腰腿疼痛。因此对督脉以特定手法进行调节，使气血运行如常，阴阳平衡，温阳通脉以缓解脊周病变。现代医学认为督脉的推拿手法治疗可以恢复腰椎生物力学平衡，缓解腰部肌肉的痉挛，消除炎症，解决组织粘连及神经压迫，缓解疼痛和促进组织修复。

第六章
津沽脏腑推拿常用穴位

第一节 核心穴位

一、上脘

上脘穴属任脉，为任脉、足阳明、手太阳之会，具有调理上中焦气机、联接胸腹气街的作用。津沽脏腑推拿以层按法施于此穴，通过调节充养髓海、气海可达到清利头目、补肺纳气、健脾和胃、疏泄肝气等功效。

【定位】

位于上腹部，前正中线上，脐上5寸，胃上口处。《针灸甲乙经》记载上脘在"巨阙下一寸五分，去蔽骨三寸"。《医碥》云："上脘名贲门，在脐上五寸。"见图6-1。

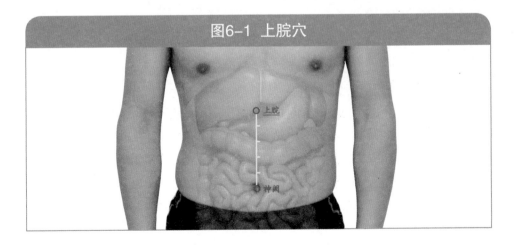

图6-1 上脘穴

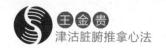

【源流】

此穴最早出自《针灸甲乙经》。《脉经》名"上管"，《难经》称"太仓"。太仓意指本穴为经气汇聚的大仓库，也称大仓。上脘亦有别名为胃脘，《素问·气穴论》曰："上纪者，胃脘也。"有学者认为，上指上部，纪为纲纪之意，上纪意指本穴对胸腹的气血有提纲挈领的作用，故名上纪。胃指胃腑，脘即空腔，胃脘意指本穴气血直接作用于胃腑，使任脉上部的气血到达本穴后，继而下行，注入任脉下部的腔隙，并与胃经气血同行，进而可直接调控胃腑气血的阴阳虚实，故名胃脘。

【典籍寻踪】

本穴可调理脾胃诸疾，以达降逆平冲、受纳降气的功效。如《针灸甲乙经》曰："邪在胃脘，在上脘则抑而下之。"说明上脘穴穴性主降。《医碥》云："上脘主受纳。"《临证指南医案》云："大凡受纳饮食，全在胃口。""哕逆举发，汤食皆吐，病在胃之上脘。"《针灸大成》亦云上脘主"翻胃呕吐食不下"。这些都明确指出上脘穴可帮助受纳水谷，治疗胃腑不和诸证。

本穴所处胃之上口，当上焦之关，亦能发挥调理上焦气机的作用。如《灵枢·营卫生会》篇曰："上焦出于胃上口……中焦亦并胃中，出上焦之后。"《难经·三十一难》曰："上焦者，在胃上口，主纳而不出。"李东垣《活法机要·吐证》云："上焦在胃口，上通于天气。"取上脘穴即取上焦如雾之意。

【津沽特色】

"三脘穴"即上脘、中脘、下三脘，是津沽脏腑推拿穴位的灵魂，上脘穴一向是重中之重，它既是水谷运化的开端，又是三焦气化的"发源地"。穴位及其配伍应用离不开充实的理论基础和丰富的临床实践，三脘穴也不例外，它的广泛应用源于"三脘定三焦"理论，在津沽脏腑推拿手法的配伍运用之中，上脘、中脘、下脘三脘穴可分别对应并作用于上焦、中焦、下焦三焦，体现着津沽脏腑推拿理论体系的独特魅力。我们在提及三脘穴的独特功效的时候，既要理解它是凭借调控气血来干预三焦气化功能，又必须认识到它是脏腑气机枢转的基础。如上脘穴，调理脾胃与上焦虽然分立，但从辨证角度来看，实则为一体两面。三脘穴的特性具体表现在如下几个方面：

从干预层次来讲，脏腑生理机能由有形脏腑气机所主导，也就是我们常说的气机交关之所，如上脘、中脘、下脘穴的解剖定位，通常在食管、胃、小肠的交接区域，通过针灸往往难以直接接触这些位置，而我们手法可以直接刺激这些交接区域，恢复这些脏腑的功能。

从解剖学来讲，津沽脏腑推拿有着独特的穴位应用理念。"三脘定三焦"理论不同于传统经络学说那样，如针灸是通过循经及远端取穴，表里经脉相合运用而达到整体治疗的效果。关于腹部的针刺应用囿于生理解剖限制，毫针对于腹腔的刺激，其效应仅仅作用于穴位局部，要达到治疗作用需要多穴位多方式的支持与配合。而津沽脏腑推拿的取穴原则较为独特，手法作用范围不仅局限于穴位一"点"，而是穴位所在投影区域内的有形脏腑，治疗效应体现在改善脏腑的生理机能，且于无形之中通过深层伏冲之脉调摄气血和通利三焦气化，弥补十二经络传统应用的"先天不足"。

其中脏腑推拿对于上焦、中焦、下焦三焦的调控，基于气街四海理论，就是分别对髓海、气海、水谷之海、血海的调节。即《灵枢·海论》中记载："人有髓海，有血海，有气海，有水谷之海，凡此四者，以应四海也。"我们知道人体髓、血、气、水谷之精气所聚集，似百川东流，故曰海。因在经络系统各有独立的分布，髓海位于头部，气海位于胸部，水谷之海位于上腹部，血海位于下腹部。即脑为髓海，膻中为气海，胃为水谷之海，冲脉为十二经之海、又称血海。通过三脘穴对三焦进行调节，可以调控三焦对应四海的气血，达到治疗相应脏腑的目的，这是其他方法所不能做到的。

而伏冲之脉则在更深层，是冲脉行于脊内的部分，具有统摄全身气血的作用，手法在此层面应用有"牵一发而动全身"的意味。总的来说，推拿凭借手法所独具的广度与深度，可干预不同层次的气血走向，如经典的层按法就对按压的深度有具体的要求，手法也更为灵活多变。接下来我们深入探讨脏腑气机、三焦气化跟三脘穴的对应关系。古人受限于社会历史和技术条件，仅通过观察胃囊充盈腐熟消化成食糜最后排空的过程，饮食水谷经由胃腑得以充养五脏的外在表象，推理出脾胃受纳、吸收、运化、转输、排泄的生理功能。所以"饮入于胃，游溢精气，上输于脾，脾气散精"是对胃腑生理功能的概括性总结。直至明代，李时珍在《本草纲

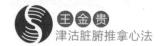
目》中对三焦的功能分别进行了归纳总结，其论述中写到："上主纳，中主化，下主出"，这是对三焦广义的归纳。而津沽脏腑推拿的理论同样根植于中国古代哲学思想，结合生理解剖特点，将胃腑细分上口、胃囊、下口，也就是气机转输的关键位置。捼穴疗法认为上脘穴所在"胃之上口"，是肠腑之气流通的起始端。总的来说，根据三脘穴所处的位置，不难推测出上脘穴（胃上口）主纳，中脘穴（胃囊）主化，下脘穴（胃下口）主出的生理特点。

同时，三脘穴与冲脉有着紧密联系。例如，上脘穴属任脉，其深部为伏冲之脉。伏冲之脉依附于脊骨之内，因脊骨罗列状如叠瓦而端直，则伏冲之脉亦如竹之有节，气血运行输布亦具有节段性。临证时于此穴施法，患者得气感常偏向上肢。而相较不远几寸的中脘、下脘穴，则较少出现上肢得气感。手法的作用透过三脘穴分别直达伏冲之脉的不同位置，使气血输布有别。故上脘穴以调动伏冲之脉的上部气血运行为主，同时可间接调畅胸部气街，对气血有提纲挈领的作用。心、肺、肝之气通于上脘，脾之气通于中脘，肾之气通于下脘，故三脘穴可治五脏疾病。上脘穴能治疗头痛、面瘫等上焦疾病，中脘穴能治疗眩晕、肥胖、胃痛、泄泻等中焦疾病，下脘穴能治疗消渴、虚劳等下焦疾病，这与三焦的主治病证较为相似。治疗时，采用虚则补其母，实则泻其子的原则，如心气虚则按摩肝（上脘），实则按摩脾（中脘）。灵活运用、应变得当则可随证治之。

我们对上脘穴的认识源于古人临证经验，经过几代津沽推拿人的传承与发展，形成现在的特色应用。上脘穴位于中焦偏上，"脾气散精，上归于肺"，脾胃运化输布的功能仍要责之上脘穴，故此穴可直接刺激脾胃，增强了胃的受纳与降逆的作用，六腑以通降为顺，从临证发挥来说，津沽脏腑推拿应用上脘穴常配任脉其他穴位施以手法合用，以抑冲降逆、开胸顺气、止嗽平喘。

而无论从生理功能还是主治病证，有形脏腑还是无形脏腑，三脘穴与三焦关系皆十分密切。《难经》也认为三焦"有名无形"，虽有手少阳一经名三焦，然临证时仍缺少近治的效穴。而三脘穴恰似三焦的缩影，"放大则为三焦，凝缩则为三脘"，二者关系可反映出中医学的整体思想。因此，上脘穴可调畅上焦气机，如《灵枢·决气》所言："上焦开发，宣五谷味，熏肤、充身、泽毛，若雾露之溉。"上焦气机连接胸腹气街，使诸经精气经由气街汇入脏腑，使脾胃生化的气血

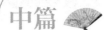

如同蒸腾的雾气一般，濡润着髓海与气海，脑为髓海，是精明之府、元神之府，是气血之精华上聚而成；膻中为气海，因气积于胸中，贯心肺而司呼吸、吐故纳新，故对上脘施以特色手法可起到清利头目、畅达肺气、疏泄肝气等作用。

二、中脘

中脘穴属任脉，为任脉、手太阳、手少阳、足阳明之会，胃之募穴，八会穴之腑会，具有消积化滞、调理中焦、补益中气的作用。津沽脏腑推拿主要作用于此穴，施以层按等手法，通过对水谷之海的调节以达到健胃消食、调和肝脾、健脾益气等功效。

【定位】

位于人体上腹部，前正中线上，当脐中上4寸。《针灸大成》对中脘穴描述为："位于上脘下一寸，脐上四寸，居心蔽骨与脐之中。"见图6-2。

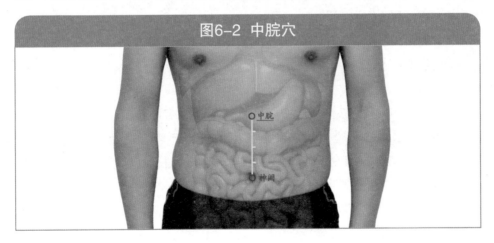

图6-2　中脘穴

【源流】

"中脘"一词最早见于《针灸甲乙经》，别名中管穴、中碗穴、胃管穴、三管穴。"中管"出自《千金方》指本穴相对于上脘穴、下脘穴二穴而为中也，中管、中碗名意与中脘同，碗通脘。"三管"中"三"指手太阳小肠经、手少阳三焦经、足阳明胃经三经，"管"是孔的意思。三管名意指手太阳、手少阳、足阳明三经皆由本穴汇聚交会。

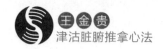

【典籍寻踪】

腑会中脘，顾名思义，此穴可治疗腑之疾患。如《难经》曰："腑会中脘，疏曰：腑病治此。"古人用其治疗胃胀，即治疗有形之胃腑，如《针灸甲乙经》曰："胃胀者，腹满胃脘痛，鼻闻焦臭，妨于食，大便难。""心痛有塞，难以俯仰，心疝冲胃，死不知人。""腹胀不通，寒中伤饱，食欲不化。""小肠有热，溺赤黄。""溢饮胁下坚痛"以上症状均是指胃腑腐熟运化功能失职，中伤于食，脘腹胀满的情况。

同时，施用中脘穴可从气机入手，治疗中焦气机失司之证，如痞证、不寐等。李东垣曰："气在于肠胃者，取之足太阴、阳明；不下，取三里、章门、中脘。"《针灸大成》曰："主伤暑，及内伤脾胃，心脾痛，疟疾，痰晕，痞满，翻胃，能引胃中生气上行。"又《素问·逆调论》云："阳明者，胃脉也……阳明逆，不得从其道，故不得卧也。"

中脘穴还有补益中气的作用，用于治疗脾胃虚弱之证，如气虚便秘、泄泻等。正如《脾胃论》云："胃虚而致太阴无所禀者，于足阳明募穴中引导之。"

【津沽特色】

中脘为足阳明之募穴，又为"腑会"，位于脐上四寸。其深层即为胃之中部，故该穴位是一切胃病的必治之穴。胃为受纳、腐熟水谷的器官，《灵枢·海论》云："胃者，水谷之海。"中脘穴可以通过直接作用于"水谷之海"来调节胃的腐熟吸收能力，腹部推拿手法力纯和而深透，按摩此穴可催动胃肠蠕动，并帮助食物腐熟转运，津沽脏腑推拿用之以治疗饮食积滞等证。

我们重点说一下中脘穴调畅气机的作用。中焦通于水谷之海，中脘对肝胃不和的痞满、气滞的胃痛均具有很好的疗效。其所治胃之气机壅滞，如胃扩张、慢性胃炎、消化不良、食欲不振等病证，从西医的角度讲多由于胃动力不足，它的更深层可能还有电节律、蛋白表达的问题。比如痞证，本来是胃囊处于空虚状态，仍然会自觉心下满闷，不思饮食。从病理推测，认为可能是由于气血运行不畅，或因湿阻气滞，或寒热错杂而致气机不畅。中医善于司外揣内，而其理论缺乏客观证据，但是现代医学凭借诸如窥镜技术，给了我们探查身体内部的可能性。其实在身体内部，我们依旧可以捕捉到脏腑气机不畅的影子，比如慢性胃炎的组织病理特征，局部炎症所见的胃黏膜发红、充血与气滞血瘀证常见的舌下紫暗的表现有相似之处。这些客观的实验观察再一次印证了中医理论超越时代的深刻内涵。

津沽脏腑推拿认为本穴具有"斡旋"人体中焦气机的特殊功效。这里的斡旋也很有意思，这个概念比较抽象。如果用常见事物类比的话，我们不妨认为斡旋的作用类似一台鼓风机或者涡轮增压器的效果，它不提供原料，也不输出动力，仅帮助锅炉或汽车发动机更充分的燃烧，使之发挥更大的作用，尤其在输出功率尚未到达到额定目标的时候。我们还是以痞证为例，当脾胃运化功能受损的情况下，是气与湿结在中焦，气机受湿气所困，水湿之气无法化解，两者互相牵制，造成恶性循环。这里的斡旋又像是交通警察的作用，甲车（湿）与乙车（气）在十字路口（中焦脾胃）相撞，造成双向的交通拥堵。本来两边都是高速运行，但出了事故，形成了一个互相争抢的局面，结果自然是更加的拥堵，这时候需要一个"强制力"将两方面的矛盾化解。斡旋之力虽作用于中焦方寸之间，却似将无穷力劲蕴于其中，从而加快了脾胃气机的运转传输，调畅了五脏气机。捺穴疗法认为，脏腑推拿手法将通过斡旋的作用改善气机不利的现状。虽于此一穴施术，却以点带面，作用广泛而持久。上可调气治神，下可通行水道，三焦之往来，气血之流注，皆因此而顺。

在临床应用中，中脘穴也可治疗失眠，此穴能畅调肠腑气机，使腑气通降。如《素问·逆调论篇》曰："阳明者，胃脉也……阳明逆，不得从其道，故不得卧也。胃不和则卧不安，此之谓也。"足阳明经属于胃，与肠腑之气相贯通。腑气以降为顺，以通为补，肠腑之气上逆则气上贯隔冲胸。而胸为心肺所居，肺主气，司呼吸，中焦气逆则上焦肺气难以宣发肃降，且卧床之时膈膜之位本就上提，更使得呼气窘迫，故有卧不安之症。中焦之气通于中脘，通过调整中脘穴而调整中焦气机，使脾胃气机正常，清升浊降。以使人心神宁静，安卧如常。

此外，脾胃为"后天之本""气血生化之源"，中焦脾胃是营卫气血生化的源泉，中焦气不足则气血生化为之滞塞，精微不运则无血以生。我们常常说的气机运化、气血生成传输等等功能，要从物理学的角度来理解它的本质，仍旧离不开胃肠的机械运动，而化学性的消化同样离不开血液供应转化的原料。机械运动需要空间，就如同练习功法需要开辟一片空地以便辗转腾挪，那么心肺的运动，脾胃的运动皆是如此。有人说下焦肾脏不需要运动，其实不然，我们在临床上同样发现腰部

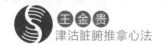
较短的患者，往往伴有肾不足的证候，因为生长发育同样需要空间，最为经典的例子就是老太太的"裹小脚"。所以中焦脾胃虚弱，也需要足够的空间来化生补益。故名称中的"脘""管"两字，不仅告诉我们要有管腔通畅流通气血，还要有空间生成储运气血。中脘穴擅长于调节中焦气血，进而推动三焦气化。而三焦疏利反过来又可以辅助脾气布散精微于五脏六腑，从而起到补益中气的作用，常用于治疗脾胃虚弱之证。同时，中脘穴为手太阳、手少阳、足阳明与任脉之交会穴，手太阴脉"还循胃口"，足阳明脉"下膈属胃络脾"，手太阳脉"抵胃属小肠"，足太阴脉"属脾络胃"，皆言中脘穴有联络诸经之功，可布散精微至周身。在脏腑经络的虚实盛衰、运行顺畅方面起到了宏观调控的作用，总的来说，在我们的临证应用中充分发挥了中脘穴化滞和中、理中焦、补中气的功效。

三、下脘

下脘穴属任脉，为足太阴脾经、任脉的交会穴，具有消食导滞、温补下元、助下焦气化、调节血海的作用。津沽脏腑推拿施以层按等法，可达到健脾胃、温肾阳、利水湿、养胞宫的功效。

【定位】

位于上腹部，前正中线上，当脐中上2寸，见图6-3。

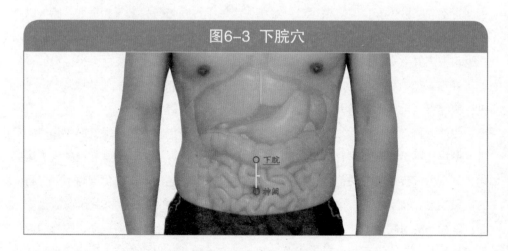

图6-3 下脘穴

【源流】

最早出自《针灸甲乙经》。《针灸甲乙经》曰："足太阴、任脉之会"，《针灸聚英》曰："穴当胃下口，小肠上口，水谷于是入焉。"《脉经》名曰："下管"，别名幽门。

【典籍寻踪】

下脘穴具有健脾和胃、消食导滞之功。《针灸甲乙经》认为："食饮不化，入腹还出，下脘主之。"《灵枢·四时气》云："饮食不下，膈塞不通，邪在胃脘，在上脘则刺抑而下之，在下脘则散而去之。"这与李时珍"下主出"的观点相一致。

下脘穴还可温固下元以疏导水湿，用于治疗阳虚水停之证。如《素问》中所言："下焦不行，下脘不通。"《圣济总录》云："下焦如渎，其气起于胃下脘，别回肠，注于膀胱。主出而不内以传导也，其气虚寒，则津液不固，大小便利不止，少腹痛，不欲闻人语，治宜温之。"

【津沽特色】

首先，下脘穴消食导滞的作用显著。下脘穴为任脉与脾经交会穴，在胃的底部，胃与小肠连接的转弯处。这里大家先不要考虑现代医学对于消化系统的描述，请以最为直接的逻辑思考：首先，人摄入的饮食先到哪里？我们平时所说的吃饱了，实则是食物达到了胃的容量限度，因此古人凭直观感觉，将胃作为中焦的核心。既然"六腑者，转化物而不藏"，功能上仅仅是转化腐熟，那么有入就必然有出。胃虽然是消化器官，但从生理功能来看，真正消化吸收过程是在小肠中完成的，而下脘穴位于食物从胃进入小肠的关口处，手法作用于下脘穴可以增强胃的排空功能，对于食物在胃中留滞不下导致的腹胀、胃痛、呕吐等都有很好的消导作用，并且因为它在胃的下部，对于中气不足所导致的胃病、胃下垂等症状也有很好的疗效。此外，下脘穴尚可补泻并行，对于虚中夹实之证亦可应用。我们特色手法之层按法用于此穴时需根据具体症状施以平补平泻或补中带泻或泻中有补之法，如补肾阳的同时可清理肾浊，使补而不留邪。

再者，下脘穴尚有温下焦利水湿的作用。《素问·水热穴论》云："肾者，胃之关也，关门不利，故聚水而从其类也。上下溢于皮肤，故为浮肿。浮肿者，聚水而生病也。"津沽脏腑推拿认为肾为下焦的无形脏腑，其主水，司二便开合。肾脏的气化功能就好比下焦的门，门开合顺畅，水就顺利流通；门开合不顺，水自然留滞出不去，并且在体表表现出来，就是浮肿。水液或从大肠这个旁路导出，则表现为腹泻。或水液仍然聚集在胃腑，则可能出现气机上逆，表现为恶心、呕吐。因为脾胃为后天之本，气血生化之源，主受纳水谷精微以滋养全身。水谷精微生成之后，所饮食物即为糟粕。下脘穴位于脐上二寸处，内应胃下口幽门部，为二便分消下行之初始处，也是胃之下部关隘，其幽门之"关"与肾开阖之"关"不谋而合。因此认为下脘穴有通调下焦的作用。《腹部按摩学简编》记载其主治作用有：补肾虚、利尿、润便、消肿利湿，所言皆与肾的关系十分紧密。从治疗功能而论，下脘穴对应下焦肾脏，可主水液代谢。古法腹部按摩言，三脘穴对应三焦，取其温而化湿之用。下脘可增加下焦如渎之功能，有助于灌渗水液、泌别清浊、排泻二便等，其功能如同沟渠排水，决渎流通。特色手法施于下脘穴可以起到温补下焦作用，治疗下焦虚寒性病证，擅长于治疗下元虚损、肾关不利的多尿症状，包括消渴、遗精等。

此外，基于津沽脏腑推拿的"三脘定三焦，三焦通四海"理论，不难理解下脘穴主治下焦病，而下焦与血海密切相关。冲脉为十二经之海，又称血海，因冲脉起于肾下、胞中，动而上下行，且《临证指南医案》言："血海者，即冲脉也，男子藏精，女子系胞，不孕、经不调，冲脉病也。"根据《按摩经》记载："少女时无经血者，为干血，按中脘或下脘开胃生血，此病初得能活。"所以我们在临床中，常运用特色手法施于下脘穴以调节血海，进而治疗妇科疾病，如经血不调、痛经等，且疗效颇佳。

四、关元

关元穴属任脉，为小肠之募穴，是任脉与足三阴之会，道家称其为"下丹田"，具有温阳固脱，调脉补虚的作用。津沽脏腑推拿通过特色手法施于关元穴，达到温阳散寒，补气养血等功效。

【定位】

位于下腹部，前正中线上，脐下3寸。《灵枢·寒热病》云："脐下三寸关元也。"见图6-4。

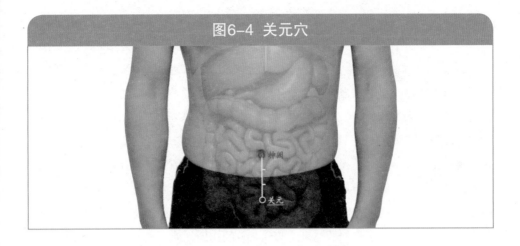

图6-4 关元穴

【源流】

最早出自《灵枢·寒热病》，别名三结交，意指本穴为足三阴经、足阳明多条经脉与任脉交结于小腹脐下。关，门也；元，本也，原也，端也，至大也。《素问·气穴论》称："下纪者，关元也。"同"上纪"（上脘），意指本穴对下腹部深层的气血运行具有总领调控、提纲挈领的作用，故名下纪。后世医家对关元穴更为重视，《医经理解》认为关元是"男子藏精、女子蓄血之处"。《经穴释义汇解》解释为"元气之关隘"，认为人体的元气由此处而出入。唐容川谓关元为元气交关之所，即先天气海也。

【典籍寻踪】

关元是回阳固脱的要穴。如《灵枢·寒热病》中记载："身有所伤，血出多及中风寒，若有所堕坠，四肢懈惰不收，名曰体惰。取其小腹脐下三结交。三结交者，阳明太阴也，脐下三寸关元也。"其中有所堕坠可以理解为高空坠落所致内出血。《针灸甲乙经》提出："奔豚寒气入小腹……腹中窘急欲凑，后泄不止，关元主之。"《扁鹊心书》曰："夫人之真元乃一身之主宰，真气壮则人强，真气虚则人病，真气脱则人死，保命之法，灼艾第一。"

关元穴还可治疗下焦诸证，如下元虚损、水液代谢失司等。关元穴可温可补。《太平圣惠方》曰："妇人带下，因产恶露不止；卒疝，小腹痛；积冷虚乏病。"

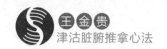
《铜人腧穴针灸图经》称："瘕聚，月脉断绝，下经冷。"《景岳全书》中记载："妇人带下瘕聚，或血冷，月经断绝。"《千金方》中用于"主断续产道冷、石淋、脐下三十六疾、不得小便、久痢、贲豚、霍乱、癫病等。"《太平圣惠方》云："尿色如血，脐下结血，状如覆杯。"

【津沽特色】

历代医家认为关元是回阳固脱的要穴，且脾虚泄泻、女子崩漏等固脱不住之证皆可用关元穴调治。且关元穴位于任脉，为阴脉海中之阳穴，调补此处最能提升一身先天之阳气。以医者温热之手按之，医者之气可调患者之气血，其回阳固脱效果更高于针药。古法腹部按摩认为临床应用关元穴恢复阳气最为捷效，且因为其固护阳气，从而使卫气行于我们的体表，起到守卫的作用，使汗孔开合有一定的规律，以至阳气不会轻易外泄，从而达到回阳固脱的效果。此穴作为诸阴阳经之交汇处，亦属下焦气血之总关，可调控下焦气血运行走向，调畅一身之阳气。虚寒体质的患者，阳气素体亏虚，其阳气卫外温煦作用相对薄弱，从而自觉寒冷，血遇寒则凝，气血无以通达四末。《素问》云："阳虚则外寒"，在此穴治疗施以补法，可益气温阳，培补下元，振奋肾阳。肾阳又为一身之元阳，以层按之提法于关元穴，以温阳散寒、行气调血，补益一身先天元阳之本，治疗阳虚所致的病证。

关元穴在津沽脏腑推拿中多用来治疗泄泻、痛经等下元虚损类病证。《素问·举痛论》云："冲脉起于关元"，意指关元穴为冲脉气血旺盛之处，又因任督冲三脉一源三歧，故施治于此穴可通过调理任冲脉来调节全身气血，从而治疗疾病的，所以此穴在人体十分重要，练功者亦将此处作为重要修炼的穴位。关元穴位于少腹，冲脉起于此，其与胞宫直接相关，通治妇科诸疾。痛经的病位一般在冲任和胞宫。月事和冲、任二脉联系密切，治疗痛经应以调节冲任胞宫、调和气血为根本。现代研究也证实关元和子宫的神经传入投射在相应的脊神经节内有汇聚与重叠，津沽脏腑推拿手法作用于上正可对其穴位深层及胞宫产生作用。关元穴"内通胞宫"，我们在治疗妇科疾病时应特别注意天枢、气海、关元均与胎气相近，应用悬提手法，缓缓推按，指下感觉气分稍通即止，以免气下陷发生坠胎。

在治疗虚证时，手法凡涉及关元穴，需要注意一点，应重用调法，手法宜轻不宜重。因为此穴为补益类穴位，久治容易受损；另外阳虚必兼气虚，《脏腑图点穴法》云："因气虚，重补即塞，不补益亏，不泄则塞，重泄易脱。"故先以调和之力施术于此穴，轻度施以手法，是"以通为补"之意。适当调整层按法得气停留时间，谨防气塞。注意以上几点，可增强此穴温阳补气的作用，使病去更速。如在虚劳病中，虚劳可"久病必瘀"，专事温补则有助邪之虞，且虚劳痼疾难以速愈。故徐而图之，采用层按之补中带泻缓缓施于关元穴，重调一二层，以补肾阳兼清肾浊，可微微生火，鼓舞肾气，即取"少火生气"之义。

此外，关元穴为小肠之募穴，小肠泌别清浊，将水液归于膀胱。膀胱气分错乱，常出现尿结、遗尿、小便出血、妇人月水不利等症。古法腹部按摩认为关元可强肾并条达水液输布，具有调理膀胱气机，增强其气化之功。此穴深层解剖为肠管，手法作用其上可改善肠运动情况，使肠腑中阴阳平和。结合上述几点，我们认为关元穴为治疗中一大要穴，初学者需谨慎使用，在功力纯熟后，方可显其补益之效。

五、神阙

神阙穴属任脉，为任脉之要穴，具有温阳固肾、补气培元的作用。津沽脏腑推拿通过特色手法施于神阙穴，可达到回阳固脱、化气行水、调补冲任等功效。

【定位】

位于腹部，当脐正中央。《外台秘要》曰："脐中，神阙穴也。"见图6-5。

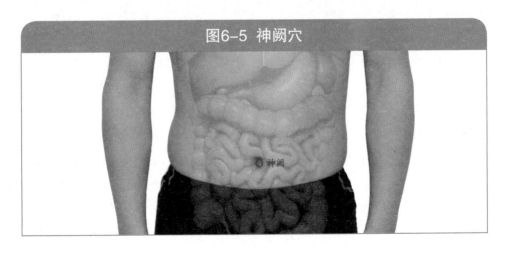

图6-5 神阙穴

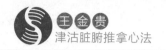

【源流】

最早出自《外台秘要》，在此之前称"脐中"。《素问·气穴论》称："齐一穴"，王冰注"脐中也。"《针灸甲乙经》卷三谓"脐中"。后世《经穴汇解》言："神阙（外台）古名。脐中（甲乙），一名气舍，脐一穴……甲乙，千金，并翼方，次注皆曰脐中。"《针灸铜人》名"气合"，《针灸大成》名"气舍"。说明神阙穴与气有着密切的联系。《灵枢·本神》云："生之来谓之精，两精相搏谓之神。"男女交媾，两精结合而成的生机谓之神。因此，神意指先天之精的根本。《说文·门部》记载："阙，门观也。"即为宫廷前两侧对应的门楼。故此，神阙是指先天之结缔、生命之根，因此而得名。

【典籍寻踪】

神阙是回阳固脱的要穴。如《针灸甲乙经》谓其能治疗泄泻，云："奔豚寒气入小腹……腹中窘急欲凑，后泄不止。"《医学正传》曰："一人泄泻，日夜无度，诸药不效。偶得一方……贴脐上，小便长而泻止。"《针灸资生经》曰："予尝患痹疼，既愈而溏利者久之。因灸脐中，遂不登圂，连三日灸之，三夕不登圂。若灸溏泄，脐中第一，三阴交等穴乃其次也。"

神阙亦可治气化失司诸证。如《针灸甲乙经》云："脐疝绕脐痛，冲胸不得息，灸脐中。""肠中常鸣，时上冲心，灸脐中。""水肿，大脐平，灸脐中。"

神阙的温煦作用可直达胞宫，从而治疗胎孕诸证。《针灸甲乙经》认为："绝子，灸脐中，令人有子。"《千金翼方》记载："妇人胞落颓，灸脐中两百壮。"

【津沽特色】

古代针灸学常指出：神阙之名的由来，在于神之所舍其中也。脐居正中，如人体之门。《会元针灸学》言："父母相交而成胎时先生脐带，形如荷茎，系于母之命门，天一生水而生肾，状如未放莲花，顺五行以生土，赖母气以相转，十月胎满，则神注脐中而成人。"因此古人认为此穴是先天神气聚集的地方。现代医学研究表明，脐是胚胎发育时期腹壁的最晚闭合处，是腹前壁最为薄弱的部分，此穴周围血管神经颇为丰富，这为它的感觉和传导功能奠定了基础。因此，从胚胎时期，与脐带紧密相连的神阙穴，也成为除肾以外人体的又一"先天之本"。

在古法腹部按摩中，神阙穴被认为有温阳补气、消积利水、调经镇痛、平逆攻冲的作用，可以治疗腹部寒冷诸症，因此在脏腑分层导疗应用中作为核心穴位。神阙穴为元神之门户，其穴性温热，具有温煦下元、回阳固脱的作用，刺激该穴则有利于引气血向下元输布。对于病久者，阳气虚衰日久，会导致肾间动气上冲于心胸，从而出现胸痹心慌，奔豚之证，在神阙穴上运用津沽脏腑推拿的温补手法，可以消除肾间阴寒之气，使其不得上犯，胸阳得以恢复，奔豚证也由此而解。因此，神阙穴对于脾肾阳虚所致的泄泻、胃痛、呃逆、腹胀等症具有一定的治疗效果。

中医理论认为"气为血之帅，血为气之母"，而离经之血、水肿、腹水等皆可视之为"血"，是具有流动性的，血遇寒则凝，凝滞则会发生相应疾病。于神阙穴施以层按补法可温化寒凝，使气血津液重新布散，从而温阳化气，中焦气机正常升降，气机调畅通达。神阙穴位于全腹的中部，上腹部与下腹部之分界点，中焦之枢纽，深部为大小肠所居之所。大肠为传导之官，变化出焉；小肠为受盛之官，化物出焉。恰如《灵枢·平人绝谷》所言："故神者，水谷之精气也。"意指人的后天精气源于水谷之气。手法作用于该穴位，可促进小肠的泌别清浊与大肠的传导作用，使小肠清气上升，则大肠通泄降浊，以达到调畅肠道气机的目的。对有形脏腑而言，神阙穴位于空回肠与乙状结肠附近，轻刺激此部位给予肠管压力，可减少迷走神经的兴奋性，增强植物神经的调节功能，使肠动力趋于平和，从而治疗腹泻。因此神阙穴在促进下焦气化、调节水液代谢方面时，亦有一定的疗效。

此外，《脏腑图点穴法》提出："胎儿在母腹子宫之内，赖母亲气血的滋养。胎儿的呼吸在脐，是为先天。""母亲气血足，胎儿发育健康。母亲某一脏腑的气血，不能完全通达于胎儿，胎儿的某一脏腑器官即弱，甚则致疾。""凡小儿先天性疾病，必须先诊疗其父母。胎儿患病在成胎三月以内，脏腑肢体尚未完全长成，可以治疗，治愈其疾，胎儿即愈。"这是说胎儿通过脐带与母体相连，孕妇的元神亦寄托在神阙穴，所以临证时应用时，基于此穴的温煦作用，加上手法的温补特性，对经带胎产一系列疾患皆有效果。任主胞胎，神阙在胞中之上，气血聚集之处，作用于此可使阳气精血充养胞中，又温养了冲任二脉，从而治疗痛经，月经不调等经带病。在此要注意的一点，医者施术于孕妇，应以指下感觉气分稍通为度，以免气下陷发生坠胎的危险。若技术尚未纯熟，切勿对孕妇在此穴进行施治。

我们在治疗一些男性虚损类病证时也常用神阙穴。对于命门火衰所导致的阳

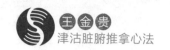

痿，在治疗时会相应延长层按之提法于神阙穴以及旋揉神阙穴的操作时间，可以增强其温阳固肾、补气培元的作用，在此施以补法比较平和，不至于有助火之嫌。同时又可以温补后天脾阳，以助阳气在全身流通，增强脏腑间联系。因为命门火衰，则肾阳无以化生肾精，而致精冷薄清；肾阳虚损，无力助脏腑之气化，则精血津液物质化生和运行输布不畅，故精血不达于上，层按神阙穴可改善全身症状，从根本上使此病迎刃而解。

六、阑门

阑门穴是津沽脏腑推拿特有的穴位，捺穴疗法认为其位于大肠与小肠交会之处，水谷运化经过的暂停之所，具有通调上下之气的作用。中焦为上下焦的枢纽、三焦气化的重要环节，阑门穴调畅中焦，施以捺法以升清降浊，调畅气机。

【定位】

《脏腑图点穴法》言"脐上一寸五分。"《针灸大全》有"在曲骨两旁各三寸"一说，另《类经图翼》记载了"在阴茎根两旁各开三寸是穴"，均不是指此阑门穴。见图6-6。

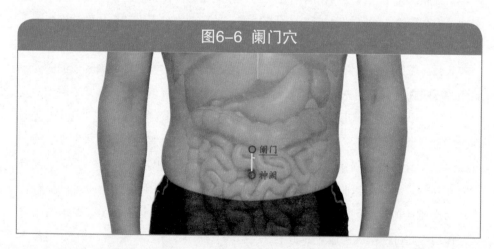

图6-6 阑门穴

【源流】

阑门穴是《脏腑图点穴法》的特有穴位，由王文先生口述，首载于《推按精义》。《难经·四十四难》曰："大肠、小肠会为阑门。"意指此处如同门户的门阑（即门栅栏）一样，故称阑门。《难经集注·卷之四》曰："阑门者、遗失之义也。言大小二肠皆输泻于广肠，广肠既受传而出之，是遗失之意也，故曰阑门。"广肠包括了乙状结肠和直肠的肠段。以上古籍中所记载的阑门，是指部位而言，并非津沽脏腑推拿中的阑门穴。

【典籍寻踪】

《脏腑图点穴法》言"阑门，为大肠和小肠交会之处，水谷运化经过的暂停之所。""点阑门，泻建里，泻下肚腹诸般积。"将"阑门"作为一个穴位使用，为畅通中焦之要穴。

《经络考·营卫》云："阑门，谓大小二肠会处也。自此泌别渗入于膀胱中，乃为溺。分水，谓水谷承受于阑门。水则渗灌于膀胱而为溺。便谷之泽秽则自阑门而传送大肠之中也。"《医学读书记·柯氏<伤寒论翼>辨》称："阑门者，泌别水谷之处，通于命门。"《难经集注卷四》曰："分阑水谷精血，各有所归。"综上所述，古籍中将阑门定为一个部位，但其作用与津沽脏腑推拿阑门穴相通，具有泌别清浊，调畅气机之功效。

【津沽特色】

谈到阑门我们可能一下子就想到了七冲门里的阑门，"七冲门"一说来自《难经》，把人体食物走行的过程中某些节段关卡称为门，它说了七个门，和现代医学也不矛盾，而这个阑门好比是设置在大小肠处的一个关卡，小肠通过泌别清浊的作用，将水谷精微送回到脾，将糟粕下传到大肠，这个糟粕就得经过这个阑门，那么这个阑门不听使唤，这个糟粕不能正常下传，浊气上行，就会和水谷精微混在一起，甚至造成清气在下，浊气在上。《内经》里面说的"清气在下则生飧泄，浊气在上则生𦙄胀"，就是气机逆乱的表现。

津沽脏腑推拿特色穴——阑门穴，阑门穴在大小肠交会处，水谷先暂停在这里，是脾胃运化的关键所在，故捺阑门是畅中焦也是治诸疾的关键。阑门穴是小肠受盛胃之食糜发挥泌别清浊作用的部位，其将精微、津液上输于脾，转输于肺，从而布散全身，充养脏腑经络；而其浊者则经大肠的传导形成糟粕排出体外，废液则经肾之气化形成尿液，渗入膀胱后排出。如果一个人大小便正常，起码说明他的病不会太难治，因为他的运化功能是正常的。

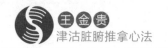

阑门穴在下脘与水分之间，下脘有疏导水湿的作用。此穴都是与消化不利、水湿及食物停滞有关的病证。治疗的疾病都和水湿有关，有的学者认为，水分穴是分利水湿重要的穴位，水走大肠则泄泻，水走膀胱则随小便而出。那么阑门穴在两者之间，必然会有两个穴位的共性即分利水湿，又有承上启下的作用即能掌管消化、泌别清浊。阑门穴作为津沽脏腑推拿最独特的核心穴位之一，其主通上下之气，特别是治疗腹胀，泄泻，水肿等证必取该穴以分清泌浊、畅通气机。从古代文献可以看出，更着重位置的描述，直到揉穴疗法中才注重本穴位的作用。

阑门穴是中焦气机的分水岭，同时宣上渗下，畅通三焦，除湿化浊，维持机体的气机升降、气化推动及水液代谢正常。津沽脏腑推拿揉阑门穴开通中焦，顺通气机，复脾胃升降，脾胃为气机升降的枢纽，临床上的好多疾病都和三焦气化有关，中焦脾胃又是三者中最重要的，畅中、渗下、宣上有着固有的顺序和内在联系，因此我们把揉阑门作为某些疾病施术的第一步，进而去调节其他的功能异常。如果不首先放通阑门穴，则中焦阻塞不通，而中焦气机阻滞，则胃肠浊气被其阻而不能下降，清气也阻而不能上升。一旦升降失常，气分错乱，凝结不通，则胃肠之气混乱，清浊不分，亦使各脏腑之气错乱。津沽脏腑推拿在治疗各种疾病多会用此穴，原因就在于这个阑门穴的重要位置及关键作用，比如"迎巨阙、揉阑门"的操作就好比修大坝时需要截住上游（迎住巨阙），继而通利下游河道（揉阑门），这样才能保证开闸后水依道而行，不致溢漫。它是后面操作必不可少的环节。

另外，阑门穴位居任脉，能冲任同调、通行气血，进而调和脏腑。因而津沽脏腑推拿十分重视阑门穴的应用，不单用于中焦脾胃疾病，无论虚实各证，多先放通阑门，以顺通上下之气。

第二节 重要穴位

一、承满

承满穴属胃经，具有调畅上中焦气机的作用。津沽脏腑推拿以其特色手法施治于承满穴，达到和胃降逆平喘、理气健脾化湿等功效。

【定位】

位于上腹部，距离脐中上5寸，上脘穴旁开2寸。《类经图翼》云："夹巨阙相去五寸名承满。"见图6-7。

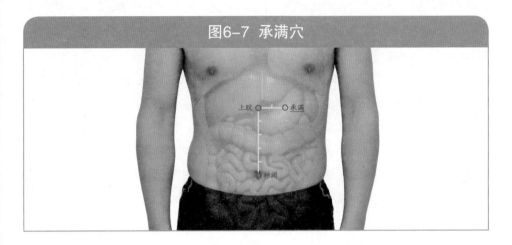

图6-7 承满穴

【源流】

最早出自《针灸甲乙经》。本穴位于足阳明胃经的上腹部。承，受也；满，满盛也。该穴名意指胃经气血在此满溢而行，亦有人解释为本穴所处为腹部肉陷之处，故而精气为屯积之状，经水一注即满，故名承满。

【典籍寻踪】

本穴用于治疗饮食困难、呕吐、呃逆上焦气逆诸证。在《铜人腧穴针灸图经》《针灸大成》均记载承满治"食饮不下，上喘气逆，肩息唾血"，《类经图翼》记载其治"上气喘急"。

其亦可治疗肠鸣腹胀。《针灸甲乙经》云："肠鸣相逐，不可倾倒，承满主之。"《千金翼方》曰："承满，肠中雷鸣，相遂痢下，两边一处各灸五十壮。"《神灸经纶》记载承满"治肠鸣"。

【津沽特色】

《腹部按摩学简编》记载承满穴多治上焦病证，是分层导疗中重要的穴位。承满穴位于胃之上口和横结肠交关之所，在上脘穴旁开2寸之处，临床取穴因其紧邻

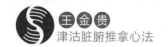
上脘穴，故可替代上脘穴行使调理上焦气机的作用。特别是在患者饱食之后，刺激上脘穴容易使气机逆乱，我们看不容穴、承满穴的穴名不难推测，不容穴意为胃腑食物堆积经过此穴便不再能容纳，承满穴意为食物累积经过此穴便感觉饱腹，这类穴位命名依旧是古人生活经验的沉淀。如见喘证，为肺气上逆之证。肺气以降为顺，胃气以降为和，胃气满则浊气溢出于上焦，肺气肃降功能就会受阻而肃降不利，承满穴和胃降逆，故能治疗肺胃气逆的咳喘。

我们按压上脘穴以宣发上焦壅塞之气，然而喘息发作时按之刺激反而症状加剧，这是邪气太盛所致。推拿与汤药的应用道理相通，我们常说"用药如用兵，兵法有奇正"，所以推拿临床诊疗也应该做到"以奇胜，以正合"，遇到强大的对手（邪气），我们应该避其锋芒，先攻其可攻之处，待其主力（邪气）虚馁，方攻其主力。此时可先运用特定手法施于承满穴，待患者平复时再徐图按摩上脘。从手法的作用来看，上脘穴与承满穴均位于脐上5寸，两穴相距仅2寸，且手法力是以接触穴位为中心，向皮下多层次渗透的机械力具有一定效应范围。故临证时可灵活运用、避实就虚，采用辅穴治疗而避开主穴邪气过盛之处。

津沽脏腑推拿手法作用于承满穴达到宣发上焦作用，可治疗胸满、头晕等症。《灵枢·决气》曰："上焦开发，宣五谷味，熏肤，充身，泽毛，若雾露之溉。"这里是说，首先要保证脾胃具有消化水谷的能力，同时也要保证肺脏宣发水谷精微的功能，在逻辑上这两者都是必要的条件。那么承满穴的作用仍然类似上脘穴，处在一个脏腑功能的分界线上，同时对中上二焦具有影响。因此临床上仍需配合任脉经穴以增加胃肠动力，促进脾胃功能，而达健脾、升清之功。

临床中应用承满穴可治疗由气机不畅、水湿内阻而致的大便溏泄、腹中冷积、小腹雷鸣切痛。胃经自承满穴起始至天枢穴，皆为有形脏腑所居之处，是经穴治疗最为有效的区域，在此段经络施以手法，既能通调经气运行于表，手法力还可直接刺激有形脏腑于里，可以认为是直接推动气机运行。我们很多时候对自己的身体认识不够充分，很多时候既然知道喝了冷饮会腹泻，但仍然抵挡不了美食的诱惑。虚寒体质的人脾脏肾脏中的火本来就虚弱，暴饮暴食和冷饮都会加重胃肠的负担，造成相对的肠腑气机不足，无法运化水湿。我们这里提到脏腑气机，其实很大程度上就是胃肠的功能活动。许多人遇到这些问题，经常自我按摩此穴，正是因为腹部按摩手法直接作用于承满具有理气健脾利湿的作用。

二、梁门

梁门穴属胃经，具有调畅中焦气机的作用。津沽脏腑推拿特色手法施于梁门穴，可达到化积和胃、通阳导滞等功效。

【定位】

位于脐中上4寸，前正中线旁开2寸。《针灸甲乙经》云："梁门，在承满下一寸。""去任脉三寸。"见图6-8。

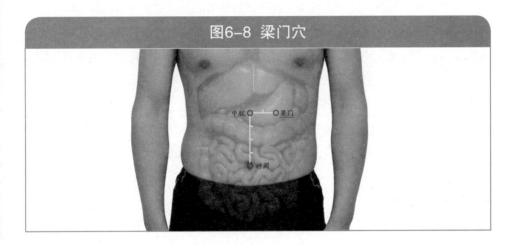

图6-8 梁门穴

【源流】

出自《针灸甲乙经》："在承满下一寸，足阳明脉气所发，刺入八分，灸五壮。"《针灸大成》曰："属足阳明胃经穴。"《针灸甲乙经》曰："横木为梁，又迎前山岭为山梁，均含有横直之意。"即破横亘之梁，而开通敞之门，亦以疗效而得名也，故称之"梁门"。

【典籍寻踪】

本穴具有化积和胃之功。《针灸大成》记载其治"胁下积气，食饮不思"，《素问·腹中论》曰："以少腹盛。"《难经·五十七难》曰："心之积，曰伏梁，起于脐下，大如臂，上至心下。"《备急千金要方》曰："梁门，主胸下积

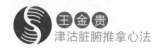
气。"《针灸甲乙经》曰："腹中积气结痛，梁门主之。"

【津沽特色】

梁门穴与承满穴虽然作为津沽脏腑推拿分层导疗中的辅穴，然两穴均位于胃经之上，相距上脘、中脘主穴仅有2寸。两穴同时配合可治疗食后痛证。尤其在胃部胀痛明显时，胃府充盈壅滞、胀满不堪，上脘、中脘此时皆不适用。故舍弃主穴，以梁门替代主穴治疗，与之前对承满穴的论述相同，可认为梁门穴包含部分中脘穴的作用效果。

我们常以左梁门与右石关相配，可治疗胃部气机错乱诸证。是以刺激右石关穴实为有形脏腑（胃囊部位），可激荡胃腑冗杂壅塞之气。捺穴疗法认为左侧梁门穴位于胃之下口（即幽门部位），是胃与小肠交汇部位在体表投影部位，此时胃腑中所饮食物已经腐熟完毕，留之愈久则易生变，故开泄此穴，打通胃与小肠的关隘，手法助于胃部消化排空，将食糜推送至小肠，是取"给邪气以出路"之意，同时也可以减轻胃腑的负担，消除腹胀的症状。脾胃之气一升一降，如临床通过应用放通法，斡旋人体气机，疏理中焦紊乱之气，可以使胃之浊气下降，脾之清气上升，使之有序运行。此外，梁门穴作为胃经上的穴位，胃经一条分支行于腹内属胃络脾，另一条浅表的分支行于腹部体表，根据经络所过，主治所及的原理，故手法作用到梁门穴可以疏通胃经经气。

津沽脏腑推拿擅用此穴治疗肠腑阳气虚弱诸证。《难经》认为，饮食水谷中如果寒冷凝结于肠胃，就犹如一根梁木横亘于胃腑，仅仅凭借胃腑的火力难以融解，此时可以应用梁门穴治疗此证。用之可以"益阳气以灼阴邪，消寒滞而开痞郁"，我们之前提到过，肠腑之中的阴邪可致水液不通或气滞寒凝，而梁门穴恰好位于胃之下口。如前文所述，这里不难推理出"肾关"的作用。且叶天士所论及的"通阳不在温，而在利小便"，我们都知道小肠主液，既然要利小便，首先得使糟粕入于小肠。一降一入之间，水液代谢已经完成，通阳之说与脏腑推拿应用也有相通之处，故此穴位有明确的通阳效果。

三、太乙

太乙穴属胃经，具有分清降浊的作用。津沽脏腑推拿特色手法施于太乙穴，可达到消食导滞、引水下行等功效。

【定位】

位于上腹部，当脐中上2寸，距前正中线2寸。见图6-9。

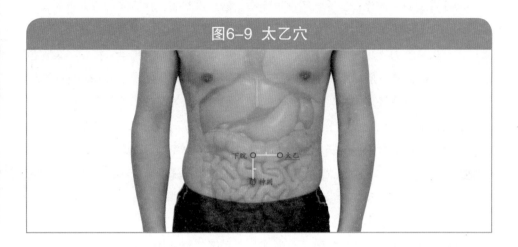

图6-9 太乙穴

【源流】

出自《针灸甲乙经》。又作太一，原意为原始、最初。古"太"与"大"通，此穴近胃，下连于肠，其状如"乙"字，故穴名曰"乙"，即喻肠道多曲也，汇此诸意。另"乙"指"一"言，宇宙万物赖一以生，吾人赖脾胃而生，《河图》里的中宫，脾土居中，喻腹中央为太乙，穴在胃脘下部，约当腹中央，故名太乙。

【典籍寻踪】

太乙穴可用于治疗消化不良等疾患。太乙穴在胃脘下部，可调理胃肠疾患。如《素问·太阴阳明论》曰："食饮不节，起居不时者……阴受之则入五脏……入五脏则瞋满闭塞，下为飧泄，久为肠澼。"《素问·异法方宜论》云："脏寒生满病。"《灵枢·邪气脏腑病形》记载："胃病者，腹胀。"

太乙穴可用于治疗神志异常等疾患。《针灸甲乙经》记载："狂癫疾，吐舌，太乙及滑肉门主之。"《铜人腧穴针灸图经》称："治癫疾，心烦吐舌。"《针灸大成》言："治癫疾狂走，心烦吐舌。"

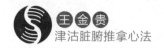

【津沽特色】

太乙穴位置平下脘，穴底近脾脏与胰腺，内应小肠，而小肠多曲，以及横结肠两曲端，故直接刺激加强了小肠蠕动消化排空。所以施术于太乙穴主要用来调理脾胃，治疗胃脘痛、消化不良等临床常见疾病。治疗胃脘痛，食后痛甚者，有避实就虚的作用，与承满、梁门穴用法相似。因患者饮食不节、暴饮暴食而损伤脾胃，或者因饱食后胃动力不足，都会导致饮食停滞于胃肠，不能向下传运。症状多表现为实证，如胃脘疼痛，胀满不消，局部疼痛拒按等，此时直接施术于胃脘，胃肠腹压就会增高，就好像气球一样，气吹得很满了，如果还从外面按压它，病人往往难以接受。所以要从其他途径入手，先把气放出来一部分，再给压力增加蠕动把积滞排出来。我们脏腑推拿依据"肠实而胃虚"理论为指导，先施术于太乙，徐徐加力，开通胃脘下部，常与承满、梁门穴相配合，借助胃主通降的生理特性，经过胃的腐熟，饮食之糜归于小肠，然后再施术于胃脘。此法既能避免患者不适，又能加强胃肠功能，通过选穴、施术先后的不同，避实就虚，治疗胃脘痛。

津沽脏腑推拿通过辨证施治，不但将太乙穴用于治疗肝郁化火的情志疾病，还用于治疗水饮停滞之症，这两类病证都是以中焦、下焦受邪为主，治疗上应开下焦之门，或消食导滞，或利水渗湿，或攻逐水饮。无论有形之积滞，还是无形之水气停滞，均是阻碍三焦正常运行的原因。医者通过特殊手法操作于太乙、下脘穴使其快速从二便而出，畅通下焦，保证中焦运化，使得水谷精微得以正常运行。在治疗肝气乘脾的泄泻中施用此穴正是取"利小便以实大便"之意，此外，这个穴有清泄小肠积热的作用，既有助于导泄腹中实邪，又可辅以疏泄肝胆郁怒之火，所以我们还常用它来治疗肝郁化火的郁证。

四、石关

石关穴属足少阴肾经，为冲脉、足少阴之会，具有调畅气机、调和气血的作用。津沽脏腑推拿将此穴与梁门穴配合使用，即经典的"左梁门、右石关"捺穴配伍，达到调理脾胃，活血通经的功效。

【定位】

位于腹正中线脐上3寸，旁开0.5寸处（《类经图翼》）。另说在脐上2寸，旁开0.5寸（《针灸甲乙经》）；脐上2寸，旁开1.5寸（《铜人腧穴针灸图经》）。《针灸甲乙经》记载："在阴都下一寸。"见图6-10。

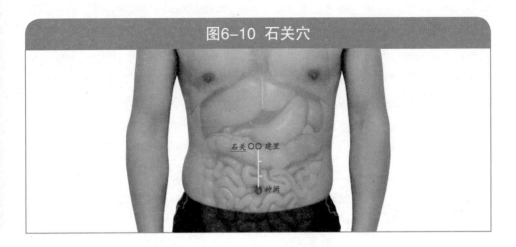

图6-10 石关穴

【源流】

最早出自《针灸甲乙经》，又称石门穴，食关穴。《太平圣惠方》作右关，别名石阙。石，肾所主之水也；阙，碑坊标记之意。石阙意指肾经冲脉的气血津液在此停留。有学者解释，食为胃所受之五谷，指脾土物质；关，关卡也，食关指随气血上行的脾土物质在此不能上行。

【典籍寻踪】

石关穴可治疗脾胃疾患，如饮食不化、翻胃吐食、呃逆、腹痛、便秘。《备急千金要方》记载石关宜治"大便闭，寒气结，心坚满"，《循经考穴编》有述该穴位治疗"呕逆气喘，脾胃虚寒，饮食不消，翻胃吐食"。

亦可调理妇科疾患，如不孕、痛经等。《普济方·针灸》曰："石关穴治女子疝瘕，按之如以汤沃两股中，小腹肿，阴挺出，痛经，带下，阴肿或痒，漉青汁如菜羹，血闭，无子，不嗜食。"《针灸聚英》云："产后两胁急痛不可忍，灸石关五十壮。"

【津沽特色】

石关穴是津沽脏腑推拿的重要穴位。古法腹部按摩记载石关穴意义特殊，是比较有特色的一个穴位。它的中央是建里穴，在有形脏腑脾胃附近，这个石关又叫食关，所以捺住此穴浊气不易上冲，就相当于关上门，这也是它与梁门穴配合治疗脾胃病，调理气机，防止气机逆乱的原因。医者操作时取右侧石关穴，名右石关，就是胃囊部分，主要治疗一些脾胃系疾病。而脾胃病，大都因胃部气分错乱，清浊之气不分，胃中的逆气充满，忤逆脾脏而生。治疗这样的病须以调理脾胃，调畅气机为主。腹部推拿以捺调右石关与左梁门同时施用，这样可以达到舒和胃气、畅通中焦的作用，所以石关穴为腹部推拿施治的关键。胃为水谷蒸发提炼的场所，各脏腑即依靠其所提供的水谷精微以滋养。如胃中气分逆乱，消化吸收能力减弱，各脏腑亦必应之而亏，疾病因此而起。此两穴施治时，中焦畅通，使胃中浊气下降于小肠，水谷精微布散，放通大小肠之气，使清气上升，浊气下降，脾胃病证得解。《按摩经》云："左右有动石关穴，此是积聚在内横，一样按法往下送，淤气下降病觉轻。"

石关穴是肾经上的穴，肾主生殖，在古代早就认识到女子约14岁左右月经来潮，男子约16岁左右精气充满，会有生理性遗精，这说明他的生殖机能开始成熟，男女生殖机能成熟的情况下媾合就能繁衍后代。女子49岁，男子64岁左右，这个时候肾气衰微了，不仅人显得老了，随着女子更年期经闭和男子精少体衰，生殖能力也逐步丧失。肾藏精，肾精气充盛，则生殖能力强。就像《素问·上古天真论》这段经文所说的："女子七岁，肾气盛，齿更发长。二七而天癸至，任脉通，太冲脉盛，月事以时下，故有子。"我们知道冲脉在腹部的循行是依附肾经的，石关又是冲脉、足少阴之会，也就是说作用于石关穴也可以调理冲脉，促使气血运行，使冲脉调和，自然妇人的胞络也会通畅不易生病。反过来石关穴经气不通，气血不畅，可产生瘀阻胞宫的一系列妇科病。

在治疗妇科疾病方面，津沽脏腑推拿多以手法作用于石关穴，并配合章门、梁门、巨阙等穴位。从冲脉、足少阴交会穴入手，针对气机失调，瘀血丛生的病因，在治疗上达到调达气机、理气活血的功效。我们都知道妇人以血为先天，冲任主气血，冲为血海，任主胞胎，而肾经多气少血，石关可调和气血，平衡经脉气血，又能充养胞中，故以石关穴治疗妇科疾病，多按该穴以调气活血，气分顺调，血分自畅，胞中得安。

五、巨阙

巨阙穴属任脉，为心之募穴，具有调理上焦中焦气机作用。津沽脏腑推拿通过捺法施于巨阙穴，达到宣上畅中等功效。

【定位】

位于上腹部，前正中线上，脐上6寸。《针灸聚英》曰："上脘（一名胃脘）巨阙下一寸……脐上五寸……巨阙，鸠尾下一寸。"其认为巨阙在脐上6寸。但《针灸甲乙经》认为巨阙在脐上6.5寸。见图6-11。

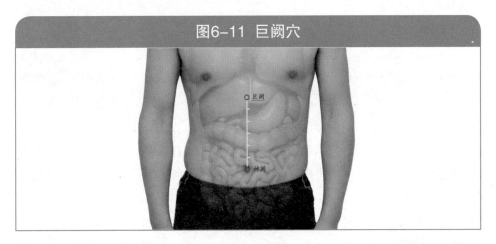

图6-11 巨阙穴

【源流】

出自于《针灸甲乙经》，别名有巨缺穴、巨厥穴、巨关穴、巨送穴、心募穴等。巨，大也；阙，通缺，亏缺也。有学者认为，本穴位处胸腹交接处的凹陷部位，任脉上、下二部皆无气血传至本穴，穴内气血为来自胸腹上部，在本穴为聚集之状。其又名巨送穴，送，送出也，本穴气血的变化特点是转输而不藏，故名巨送穴。

【典籍寻踪】

本穴治疗心系相关疾病，如《脉经》言："心病，其色赤，心痛，短气手掌烦热……又当灸巨阙五十壮，背第五椎百壮。"《备急千金要方》记载："心痛不可按，烦心，巨阙主之。""关上脉微，为胃中冷，心下拘急，宜服附子汤、生姜汤、附子丸，针巨阙补之。关上脉数，胃中有客热，宜服知母汤(一作丸)、除热

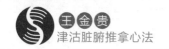

汤，针巨阙、上脘泻之。"《千金翼方》云："名巨阙，主心闷痛，上气，引少腹冷……心痛暴恶，气叉心，灸巨阙百壮。"《针灸甲乙经》称："狐疝惊悸少气，巨阙主之。"《刺灸心法要诀》云："巨阙九种心疼病，痰饮吐水息贲宁。"

亦可宣通上焦，调理中焦，如《针灸甲乙经》记载："巨阙……任脉气所发。""胸胁满，蜷引脐腹痛，短气烦满，巨阙主之。""巨阙主心腹胀噫，烦热善呕，膈中不通利。"《备急千金要方》言："吐逆不得食，灸巨阙五十壮。""寸口脉伏，胸中逆气痛，胸中有水气，宜服泽漆汤，针巨阙泻之。""巨阙，主呕吐胸满。"

【津沽特色】

巨阙穴为心之募穴，是心之气输注和汇聚于胸腹部的位置。《难经·六十七难》中提到："阴病行阳，阳病行阴。故令募在阴，俞在阳。"《素问·阴阳应象大论》中也有"从阴引阳，从阳引阴"的论述，所以临床治疗心系疾病的时候，经常与心之背俞穴相配合，起到调节心气的作用。有些人常常思虑过度又休息欠佳，偶尔会感到心前区闷痛，就像心窝这里有一块石头压着一样，此处就是巨阙。如果人体感到胸部气不舒，不通则痛，进而感到胸闷，心痛等。巨阙处在胸腹交界处，正是中上焦之间，成为上下焦气机升降的枢纽，津沽脏腑推拿多用捺法，或调或补，导气归心，平冲降逆，手法操作时常与彧中等穴配合以起到开胸顺气、宣通上焦的作用。针对心气不足、气滞、气逆所致的病证，如心悸、不寐、胸痹等，我们常使用俞募配穴以起到宁心安神、宽胸通痹的作用，治疗效果显著。

心属火，胃属土，《外经微言》云："胃，阳土也……阳土必生于君火。君火者，心火也……土生于火，火来生土，两相亲也。"二者母子生克相关，所以巨阙穴不仅可用于治疗心系疾患，亦可施用于中焦脾胃运化失司所致诸症。巨阙穴在部位之三焦中位于上焦和中焦的交界处，而心在有形之三焦中分属上焦，其解剖位置又在胃之上口，不仅可以宣通上焦，开胸散结，亦能放通中焦，使气不上逆，促进水谷的运化。因此巨阙穴在津沽脏腑推拿中有承上启下的作用，调畅气机，转输而不藏，宣通中、上焦之气，广泛适用于虚劳、水肿、便秘等多种病证。

巨阙穴多用于治疗食欲不振，气逆上冲等症。巨阙穴位于食道和胃上口相会处，有食物由此入胃之意，故得名巨阙。若食道气分错乱上逆，饮食则难以下咽，故此穴为开胃纳气的主穴。其同属任脉，道理与上脘穴相通。在胸腹部穴位的捺穴治疗时，很多时候都要迎住巨阙穴，以防气机逆乱，这里所说的逆乱就是指向上冲逆，因此迎巨阙的目的较为独特，就是先以迎法堵塞住胃之上口，犹如修水坝截住上流之水，气机自然向下而行，这是类似于针刺押手的一种辅助方法。此穴施治时，必须先将胃气放通，然后施治，浊气才能下降。我们读者回到家可以亲自验证，在有或没有压住巨阙穴的情况下，分别捺中脘穴，自己体会一下指下的感觉。无论虚实各证，要开中焦，均须用之。

六、建里

建里穴属任脉，为脾之居，具有调理中焦，通畅气机的作用。津沽脏腑推拿主要以捺法施于建里穴，达到健脾和胃，理气宽中等功效。

【定位】

位于上腹部，前正中线上，脐上3寸。《针灸甲乙经》记载："在中脘下一寸。"《脏腑图点穴法》言："脐上三寸，系脾脏部位。"见图6-12。

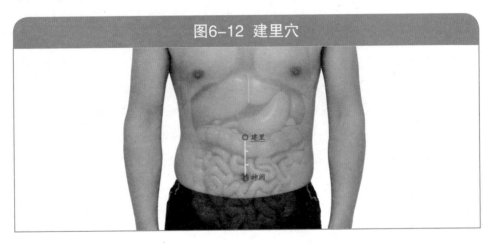

图6-12 建里穴

【源流】

最早出自《针灸甲乙经》。据《说文解字》记载，建，"立朝律也。从聿从廴。"有建立规矩、法度之意，可引申为整理、恢复；里，"居也。从田从土。"有乡土、居处之意，暗指中焦胃府。该穴正置胃府，主治胃疾，可调健脾胃，使腹

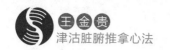

里安定，有建立中焦里气之功，故名建里。

【典籍寻踪】

建里穴主治脾胃疾患，如胃脘痛、腹胀身肿、腹痛肠鸣等症。《针灸甲乙经》记载："心痛上抢心，不欲食，支痛引鬲，建里主之。"此处"心痛"指的是胃痛；《铜人针灸经》曰："建里，治心下痛不欲食。"

建里还可协同内关调理气机，治疗中焦不畅所致的痞满等病证。《铜人针灸经》记载其治"呕逆上气，腹胀身肿"，《百症赋》云："建里、内关扫尽胸中之苦闷。"

【津沽特色】

我们常说腹部居人体之中，为上下连接的枢纽，《指压疗法》一书中谈到"腹为万病机"，《理瀹骈文》说："后天之本在脾，调中者摩腹。"这也是腹部推拿治疗胃肠为主的消化系统疾病有着显著疗效的原理之所在。建里为脾之居，津沽脏腑推拿认为运用独特的手法，按摩腹部此穴，可以达到健脾和胃、理气宽中、化积除痞的作用。因此，津沽脏腑推拿多用手法施于建里穴治疗与脾胃积滞、气机失调相关的病证，例如胃痛、腹痛、呃逆、痞满、痿证等。

建里穴作为任脉穴位，是调理中焦脾土的要穴，对脾气具有直接的作用，调理脾气从而使胃气安定。《脏腑图点穴法》云："点阑门，泻建里，泻下肚腹诸般积。"《素问·奇病论》言："有病口甘者，此五气之溢也，名曰脾瘅。"瘅就是热的意思，《圣济总录》云："夫食入于阴，长气于阳，肥甘之过，令人内热而中满，则阳气盛矣。"五味入口，藏于胃，脾为之行其精气，津液在脾，所以脾热自然会感觉到口中甜腻。《素问·刺热》记载："脾热病者，先头重，颊痛，烦心，颜青，欲呕，身热。"建里属脾，而脾为后天之本，主运化，具有和中理气、消积化滞的作用。泻建里可开通胃气，并活动脾经之气，令浊气下降，脾的机能正常，腑气通降则脾热自消，从而痞满、胃痛的病因亦由此解除。动摇脾脏亦可间接摩擦胃，从而加速胃气的运行，达到增强消化功能的目的。因此提出放通阑门穴后，必要刺激建里，"先阑门，后建里"符合腑气通降的客观规律，按此顺序使用方能使得浊气通降。此时建里穴犹如泄洪之闸门，非此穴不能泄其腹中余邪也。腹中气机得畅，不通之处得以疏通，则腹中痛证得解。

在捺穴疗法中，以左手提拿建里部位（即胃脘部），右手捏气海部位（下腹部）。按之可引先天之气与后天之气相互沟通，从而引导气机调畅，达到补益脾气的作用。脾胃虚弱，纳运升降失常，则无法濡养四肢肌肉，则发为痿证。症见神疲纳呆，四肢倦怠。津沽脏腑推拿提出治痿证宜先健脾益气，从根源入手，故捺补建里穴以复脾胃运化受纳之功。

此外，脾为气血生化之源，脾气不足则运化无权，气机失常，津液不能正常输布代谢，可见泛吐清水，呃逆连连，在治疗此类证时则选用建里穴，在此穴上运用轻泻法，使脾胃气机得以疏理，中焦斡旋，气机通降，则呃逆得解。对于脾阳虚日久而导致水湿泛滥，大小肠功能失调，捺调此穴，则可使小肠泌别有序，大肠传导有力，从而治疗泄泻。我们认为提拿与捺建里穴等法可能类似某些引经药物的特殊功效，通而不泻，使疾病手到病除，从而培补健运后天之气。

七、带脉

带脉穴属足少阳胆经，为足少阳、带脉之会，具有通调气血，调经止带，约束诸经，活血止痛作用。津沽脏腑推拿通过拔按带脉，重点刺激带脉穴，可达到调和气血，缓急解痉、止痛等功效。

【定位】

位于侧腰部，章门下1.8寸，当第十一肋骨游离端下方垂线与脐水平线的交点上。正如《十四经发挥》记载："其脉气所发，在季胁下一寸八分，正名带脉。"见图6-13。

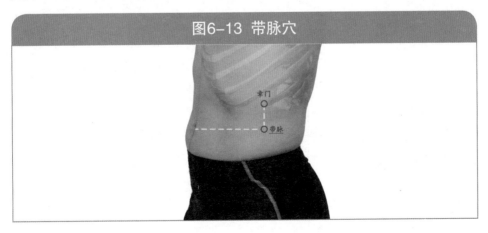

图6-13 带脉穴

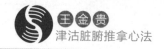

【源流】

最早出自《灵枢·癫狂》："脉癫疾者，暴四肢之脉，皆胀而纵……灸带脉于腰相去三寸。"《素问·气府论》云："足少阳，带脉二经之会。"《辞源》记载："带，束衣带子，是丝制的束在外衣的大带，围于腰间，结在前面，两头垂下，称为绅。"意指本穴气血绕身一周，通于各经，维系诸经气血的作用。

【典籍寻踪】

带脉穴统摄带脉，可治疗足痿等带脉失约病证。如《素问·痿论》所说："阳明虚则宗筋纵，带脉不引，故足痿不用。"而痉证则是带脉过于约束，看似与足痿不同，实则为带脉不利的另一个方面。

治疗气结带下等疾患。《脏腑图点穴法》中言："是结不是结，先放带脉穴。"这与前人之说不谋而合。《医宗金鉴》亦曰："主治疝气，偏堕木肾，及妇人赤白带下等证。"《针灸甲乙经》曰："妇人少腹坚痛，月水不调，带脉主之。"《傅青主女科》言："带脉之气既塞，则胞胎之门必闭。"

带脉穴隶属带脉，近腰腹，又可治疗腰痛腹痛等带脉循行部疾患。如《难经·二十九难》所言："带之为病，腹满，腰溶溶如坐水中。"《杂病源流犀烛》云："是知一身上下，机关全在于带。"

【津沽特色】

津沽脏腑推拿在前人的基础上，继续挖掘，通过"治痿独取阳明，阳明虚则宗筋纵，带脉不引"的观点，应用带脉穴来治疗足痿，算是一大创新。可以看出带脉穴还有很大的挖掘空间，而带脉就像这个绳子，捆住人体诸经，而带脉穴是"足少阳，带脉二经之会"，具有调节带脉的作用，这就是为什么用带脉穴来治疗足痿的原因。医者施术于带脉穴治疗痿证和痉证是津沽脏腑推拿的特色，这在前文中已有论述。

带脉穴位于足少阳胆经与带脉的交汇上，是气机升降出入的核心，那么也是调动周身气血的关键，它能使气血通达四肢，可以说它是开结、通经、达表的要穴，无论虚实各证均可应用它。通过结合俞募配穴，临床在治疗痉挛性斜颈、帕金森综合征等疑难病中确有实效。痉挛性斜颈、帕金森综合征在中医属颤证范畴，是疑难杂症，不好医治，通过查阅相关的古文献，可以知道它们与带脉约束过度相关。津沽脏腑推拿通过拔按带脉六刺激带脉等来调节肝胆气机，通畅经筋血脉，使脉道通畅，筋得濡养，筋脉得到了濡润，自然就不拘挛，也不抽搐了，患者不会那么痛苦，症状也得到缓解，当然还需配合些滋阴息风止痉的药物协助治疗。

如果说带脉穴用以治疗痉瘘证是对古文献挖掘及发展的话，那么治疗胆痛等结证，不仅是因为它的位置靠近胆和胃等有形脏腑，更主要的是到带脉穴是足少阳胆经穴，少阳主枢。就好比家里的门轴，如果它不滑利，你想想会出现什么情况！在人体中，少阳不利，经气传导不畅，气血不通，就会出现疼痛，只是部位不同罢了。胆气不通会出现胆痛，胃气瘀滞会出现胃疼，胞宫瘀滞日久，痛经事小，如若影响了月经的运行，出现闭经都是有可能的。《脏腑图点穴法》所言："是结不是结，先放带脉穴。"就是说带脉穴可以两面兼顾，不通可以让你通，不约可以让你紧起来，这样我们就明白了为什么带脉穴可调节带脉本身的失约与紧束。它是带脉与足少阳经之会，可紧可松，收发自如。《素问·阴阳离合论》指出"少阳为枢"，我们通过特色手法施于带脉穴来疏利少阳气机，从而可以治疗胃痛、胆痛、闭经等结证。

接下来，我们再说说带下病的治疗。提到带下病我们可能都会想到一个方子，那就是完带汤，是《傅青主女科》里比较经典的方子，临床上也常用。完带汤是治疗白带异常的，傅青主认为白带是由于湿盛而火衰，肝郁而气弱，从而导致脾土受伤，湿土之气下陷，脾精不守，不能化荣血为经水，反而变成白滑之物，从阴门直下。脾虚不运化水湿，会导致白带异常，但是傅青主认为它是因为肝郁不舒，造成肝脾不和，而不能帮助脾去运化。由于肝郁的症状常常不明显，所以在临床上我们常忽视疏肝的必要性，见湿就强脾，殊不知肝气对脾的运化是一种推动作用，不可一味地甘温健脾，否则它是会滞住的。完带汤里的柴胡和白芍是一对药，至关重要，两个药一散一收，柴胡疏理肝气，白芍补血柔肝，两味药合用可以调和肝脾，白芍可以把柴胡的功效引向脾经，也可防止柴胡过于辛散。我们用带脉穴也是抓住它的这个特点，它的作用就像柴胡和白芍合用，带脉穴依附于胆经，连于少腹气街，不仅可调畅中下焦气机，健运脾胃，更有调节少阳枢机之效，疏理肝气，使肝脾健而不滞。

临床上医者常常将带脉穴与阑门穴合用，在畅通中焦后放通带脉，可疏调气机恢复脾升清、胃通降之功能，使中焦气机畅通，运化有司，进而散瘀开结，消积止

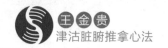
痛。治疗脾胃病、心下痞皆从气机升降辨证施治，那么治疗痛证如腰腹痛，津沽脏腑推拿是以层按法为主，配合带脉穴的使用，从改善气血出发，所谓痛证多是因为不通或不荣所致，带脉约束诸经，带脉穴是带脉上重要的腧穴，手法刺激可调畅其气血，不通者使其通畅，不足者补益其虚，使腰腹局部气血通畅，则疼痛自除。我们知道小儿推拿常用的"肚角穴"恰恰在脐下2寸，旁开2寸的位置，与成人带脉穴位置很相近，"肚角穴"可以通过调理中焦脾胃来调和小儿的全身气血，无独有偶，那么我们认为带脉穴也会有相似的作用。津沽脏腑推拿通过手法刺激带脉穴，改善经气运行，调畅气血盈亏，《内经》里讲"万病之源源于血，百病之由由于气"，给脏腑推拿手法改善气血不畅等病证提供了相关依据。此外临床上医者推拨带脉后，可消除疲劳，增强体内气血化生。以上说法均印证了"机关全在于带"之说。带脉穴作用广泛，故津沽脏腑推拿擅用之，以调节全身疾病。

八、气海

气海穴属任脉，为肓之原穴，道家养生十分重视此穴，有下丹田之称。津沽脏腑推拿多用来培补元气、益肾固精、回阳益寿、调畅气机。

【定位】

位于下腹部，前正中线上，当脐中下1.5寸。《针灸甲乙经》云："脐下一寸五分。"见图6-14。

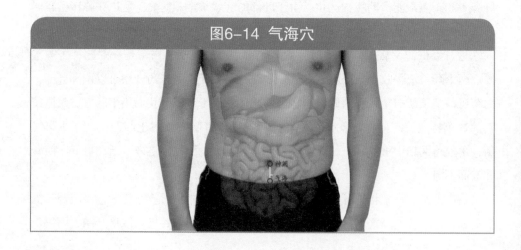

图6-14 气海穴

【源流】

最早出自《针灸甲乙经》。《类经附翼》名"下气海",以区别"上气海"膻中穴。《脉经》亦称:"脖胦、下肓、下言。"《灵枢·九针十二原》云:"肓之原,出于脖胦。"中国传统道家学说称该穴为"丹田",是气功意守部位的名称,所谓"气沉丹田",即是气海穴的位置。气海穴与人的元气相通,为元阳之本、真气生发之处,也是人体生命的源泉。此穴能鼓动脏腑经络气血的循环代谢,使之流转自行不息,生命因此得以维持,故又有"性命之祖"之称,也称之为"十二经之根""五脏六腑之本",全身气血汇集之所,故称为"气海"。

【典籍寻踪】

气海穴可培补元气。《铜人腧穴针灸图经》载:"气海者,男子生气之海也。"该穴为先天元气聚会之处,为男子生气之海,主一身之疾。因此古今医家皆以气海穴作为养生保命的要穴,常以温性艾灼补养此穴阳气,如《类经图翼》曰:"昔柳公度曰:吾养生无他术,但不使元气佐喜怒,使气海常温尔。今人既不能不以元气佐喜怒,若能时灸气海使温,亦其次也。"因此,气海穴有着"气海一穴暖全身"之誉。

气海穴具有补肾虚、固精血之效,故对生殖系统疾病具有较好的疗效,如《针灸大成·妇人门》记载气海主治"月脉不调""血崩""赤白带下""因产恶露不止"。

【津沽特色】

我们知道在调气方面气海穴优于其他穴位,小江小河都汇聚大海,它的水是最旺盛的。气海也一样,气都聚在这,通过它的调配用于其他地方,气海被称为下丹田,上丹田是膻中,因此这个穴位对气的管理是其他穴位不能相提并论的,我们在临床治疗需要调气时都会运用到它们。

谈到气我们能想到它有很多作用,气能推动、固摄、温煦、防御、气化,它也分好多种,有元气、营气、卫气、宗气等。营卫之气与中焦脾胃关系密切,毕竟营卫之气皆化源于中焦,而后行于脉中与脉外的区别罢了。宗气和上焦心肺有关,走息道而司呼吸,贯心脉而行气血。而气海穴更是和元气有关,它位居下焦,是临近元气的发源地——先天之本。元气主要由先天之精所化生,是人体最根本、最重要

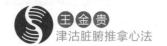

的气，为生命活动的原动力，如果原动力都不强，那我们生命活动也就无法维持。气海穴汇聚先天元气，当人体元气不足时可见全身性的气虚，这是因为元气是根，根不壮而叶不旺；反过来，全身气虚日久亦会耗伤元气，元气不足则推动和气化不利，常常表现在老人与小孩的身上。津沽脏腑推拿重视此穴是其能补元气，但不推荐长时间操作，恐耗元气，力度要轻柔，当元气充足时则身体强壮，温阳全身，正气旺盛有力抗邪，从中医养生角度的讲也可延年益寿，永葆青春。

古法腹部按摩中气海穴还有益气助阳、调经固经的作用，通过对全身气机的调节，鼓舞脏腑经络气血。《按摩经》对气海穴是这样描述的："脐下二指名气海，按之有动气脉横，丹田不通生百病，体衰身懈气力空。"也就是说气海穴储藏气，但却不是存而停留的，它有循环，否则可能就变成死海了。气海穴能治虚劳羸瘦、中风脱证、下腹疼痛、癃淋遗尿、脘腹胀满、脏器虚惫、失眠、神经衰弱等等。经常按摩气海穴，能使全身皆温、脏腑皆润、肠胃通利、气血顺畅。我们用此穴助阳固摄，阳气充则津液得固，运行如常，内可化生气血，外可排出毒邪。气海穴顾名思义它是掌管着周身之气，气不足我们通过它补气，气不通我们通过它来顺气，这样才能恢复气的正常，发挥它应有的作用。

气海穴与丹田相通，通过对气海穴施以提拿法，这个手法是津沽脏腑推拿特有的，通过联合建里穴一起使用，提起两个穴位，就好像把元气注入体内，达到引气归元之功效，即开通下焦，使中焦畅通，上焦宣通，以理顺全身气机。气海为丹田呼吸之中枢，该穴操作应注意：应先将阑门、建里放通，待其气下降之际，再放此穴，才能使三焦畅通。否则，治此穴则中焦之气凝聚不能下降，下焦虽通，其气不能上接。故此穴放通即止，久治恐致气脱。气喘、心下痛、奔豚、疝气等气机不利，皆源于气的运行异常，该降不降反而上逆引起寒气攻冲或上逆犯肺，此时应该恢复气运行的方向，津沽脏腑推拿就是采用此法调达气机，降其上逆之气，气顺则不喘不痛。

下腹部是女性子宫、男性精囊所居之处，是极其重要的部位。气海穴居于人体下腹部，保护着生殖系统，起到补肾虚、固精血的作用。手法作用于气海穴以温补气海，使气血旺盛，固摄有常。通过调摄、疏利下焦气机，使气血运行有常，肾阳得以温煦，特别是对妇科疾患的疗效较为显著，如妇女月经不调、崩漏、带下等症，同时对男科的阳痿、遗精也具有很好的治疗作用。

九、气冲

气冲穴属足阳明胃经，为足阳明胃经、冲脉的交会穴，具有将胃经冲脉之气血交互渗灌的作用。津沽脏腑推拿施用此穴，可达到和营血、调冲任、舒宗筋的功效。

【定位】

位于腹股沟稍上方，当脐中下5寸，距前正中线2寸。《灵枢·经脉》曰："胃足阳明之脉……下挟脐，入气街中。"《针灸甲乙经》记载："气冲，在归来下，鼠鼷上一寸，动脉应手。"见图6-15。

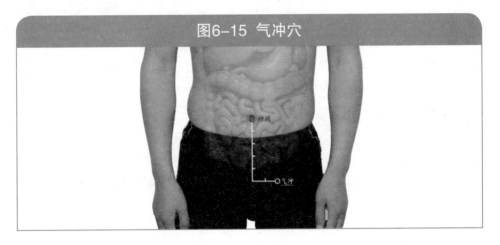

图6-15 气冲穴

【源流】

最早出自《针灸甲乙经》。气指经气，冲指冲要，穴在气街部位，当冲脉起始部，为经气之要道。《灵枢·经脉》言："胸气有街，腹气有街，头气有街，胫气有街。"《灵枢·卫气》云："气在头者，止之于脑；气在胸者，止之于膺与背俞；气在胫者，止之于气街与承山踝上以下。"此处的气街，即指气冲穴。亦有人解释为人当呼气时，腹中气血由归来下降，吸气时，腹中气血由本穴上冲，与归来成橐龠之用，归来居本穴之上，其作用为镇坠下降，本穴居归来之下，其作用为擎举上冲，故名气冲。

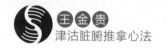
【典籍寻踪】

此穴所处气之出路，通治三焦，言其下行冲过肝脾二经，方达三里，同时又与冲脉并行，主治脾胃不足、气逆上冲、少腹前阴疾患等。《黄帝内经灵枢·海论》记载："胃为水谷之海，其俞上在气街，下至三里。"《灵枢·杂病》云："腹痛，刺脐左右动脉，已刺按之，立已；不已，刺气街，已刺按之，立已。"《针灸甲乙经》曰："腰痛控睾，小腹及股，卒俯不得仰，刺气街。脱肛，下利气街主之。妇人无子及少腹痛，刺气冲主之。"《备急千金要方》称该穴"主腹中满热，淋闭不得尿"。

【津沽特色】

气冲穴属足阳明胃经，同时为冲脉之下行于体外所起始部。《素问·痿论》曰："冲脉者，经脉之海，主渗灌溪谷，与阳明合于宗筋，阴阳总宗筋之会，会于气街，而阳明为之长。"这句话是说冲脉前支主干位于腹部，为诸经之源，且会于足阳明气冲穴，为气街所在之处，足阳明受其气血而为之生长。我们认为此穴具有引经的特殊作用。手法间接作用于伏冲之脉，此为冲脉气血最旺之处，可温养气血，使气血化生有源，并刺激多气多血之足阳明胃经，以助气血复生，不仅对脾胃虚弱有效，也可行气养血，而达到治愈脾胃气不足或上冲的目的。

《按摩经》云："曲骨动脉名气冲，一连按动数十次，小腹淤气往下行。"气冲穴与足阳明胃经相连，属多气多血之经。津沽脏腑推拿理论意在通过对气冲穴的按压，将足阳明胃经气血引至冲脉，且冲脉与任脉相连，而"任主胞胎"。故刺激气冲可温固下元，调理冲任，以治疗冲任不固，下元虚寒诸证，如阳痿、月经不调及不孕症等男、妇科疾病。尤其擅长于妇人痛经与月水不调，因为气血不足，经行之后，血海更虚，胞宫、冲任失于濡养，故会出现小腹绵绵作痛，经期或经净后发生，气血两虚，血海未满而溢，见经量少，色质淡等气血虚弱之象。如《四明宋氏女科秘书》所云："经水行后作痛者，气血虚也。"因此，通过刺激气冲穴能直接使气血充养于冲任脉。正所谓："欲制其痛，必先充之，气血充沛，脉道满盈，则运行无阻，痛则全消矣。"热气下达少腹，淤气从脚底排出，从而病证得以缓解。再引血至冲脉，调补冲任，补益虚损。从而针对不荣则痛、不通则痛的两个病机，治疗小腹的痛证。

气街是经气汇聚运行，纵横交通的共同路径，是经络理论的一个组成部分，分为四街，即头气街、胸气街、腹气街、胫气街。胫气街主要在于少腹与下肢之间的经气联系，其位置就是气冲，处于足阳明胃经体表支与内脏分支汇合处，亦为连通少腹与下肢之间关系的有效穴位。气冲穴在解剖位置上有髂腹下神经、髂腹股沟神经和腹壁下动脉经过，因此按压此穴可改善下肢循环，亦可促进神经恢复和止痛。

津沽脏腑推拿常用气冲穴，其意义特殊，不单只是治疗循于胃经或与脾胃相关的疾病及少腹前阴疾患，还与脏腑气血的运行与生成有关，可治疗全身性疾患。《灵枢·动输》中认为"四末解则从合，相输如环"，人体气街具有病理性代偿作用。气虚则血脉滞涩，胫之气街不通，则亦可见四肢倦怠。又《灵枢·刺节真邪》云："宗气留于海，其下者，注于气街，其上者，走于息道。"指出宗气可由气海向下注入足阳明气街，再下行于足底涌泉穴。以气养血的同时应助气血运行，我们应用气冲来放通冲脉，以顺气行血，引导精气输布于胫之气街，促使气血输布周身，从而治疗下肢疾病。

按压气冲穴对促进下肢血运有诸多益处，亦用于治疗脊柱相关疾病及下肢深浅感觉异常。临证时按压此穴，术者常感到手下动脉跳动，此乃重手法力渗透至周边后，手法力范围内急脉穴脉动之应手感，应非此穴之功。临床常规操作应保持按压状态约半分钟，松开后患者常自觉一股热流下注至小腿及足部，可理解为按压穴位得气后的正常感觉。

十、中府

中府穴属手太阴肺经，为肺经募穴，手、足太阴之会，十四经诸穴在体表的起始穴，具有宽胸理气，调腑治气的作用。津沽脏腑推拿手法施于此穴，可达到调理肺气，健脾和胃的功效。

【定位】

位于胸前壁的外上方，云门下1寸，平第一肋间隙，距前正中线6寸。见图6-16。

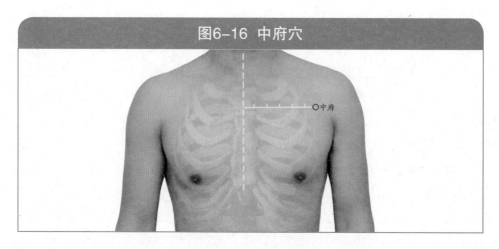

图6-16 中府穴

【源流】

首见《脉经》，其曰："寸口脉细，发热及吐……吐不止……灸中府。"中，中气；府，聚集。手太阴肺经起于中焦，此穴当中气聚汇之处，故名中府。亦有膺俞，肺募之别称。《素问·水热穴论》云："大杼、膺俞、缺盆、背俞，此八者，以泻胸中之热也。"王冰注曰："膺俞者，膺中之俞也，正名中府。"

【典籍寻踪】

中府穴具有宣肺宽胸的作用。《针灸大成》记载中府治疗"喘气胸满""咳逆上气，肺系急，肺寒热，胸悚悚。"《医学纲目》称："妊孕寒热往来，咳嗽血痰……误用热药之故也……泻太渊，太白（各二分），中府。"认为中府穴可治疗因误用热药所致的肺系疾病。

中府穴还具有健脾和胃、调腑治气的作用。《千金方》记载："中府、阳交，主喉痹，胃满塞，寒热。"《针灸大成》云："风汗出，皮痛面肿，少气不得卧。"《灵枢·卫气》曰："手太阴之本，在寸口之中，标在腋内动（即中府）也……凡候此者，下虚则厥，下盛则热；上虚则眩，上盛则热痛。"

【津沽特色】

中府穴是人体里第一个穴，它是肺经的起始穴，也是十四经穴在体表的首穴，由中府穴开始，肺脏吸收由胃上蒸的谷物之津液，将津液蒸发提炼以成"痰"。"痰"为水谷精微蒸化而成的物质，中府穴承担了将"痰"运化，以运行周身诸穴，输于四肢以生血的重要作用。古人多用中府穴治疗肺系及水气病，而津沽脏腑推拿除治疗肺系疾患外，多用其调节脾胃运化功能。

治疗肺系疾患可以以俞募相配为原则使用本穴。中府作为肺经募穴，肺经脏腑之气聚结于此，可通过中府调节肺经脏腑之气，并配合肺俞等穴治疗肺部疾患，诸如咳嗽、气喘等症。若未能将"痰"运化以生血，运行周身，就会瘀结于肺，而成有形之痰。被逆气上冲，肺叶被浊气冲击，鼓动合张，则喉咙嗓部感觉塞闷，或作痒，人即咳，并将痰由喉吐出才可舒适。此外，中府常作为肺系疾病的反映点。《灵枢·官能》曰："察其所痛，左右上下，知其寒温，何经所在。"借助俞募相配来诊断疾患，常可以在患有肺脏疾之人肺俞、中府等穴发现压痛及皮下结节。

人体经气起于中焦，就像肺经循行原文中所说："肺手太阴之脉，起于中焦，下络大肠，还循胃口。"经气经肺经开始循环，按照肺大胃脾心小肠，膀肾包焦胆肝肺循行。医者施术中府用于治疗肺系疾病很好理解，因为它是肺经募穴，但与治疗脾胃病的关系不大，原因为肺经起于中焦脾胃，中焦脾胃是水谷之海，产生水谷精微，肺经相当于一条小河，大河不满小河干，下大雨小河水满了，也会补养大海。脾和肺在功能上，肺主气，脾生气，肺内清气又和水谷之气组成宗气居于胸中，另外脾为生痰之源，肺为贮痰之器，他们在水液代谢上互相帮助，脾土生肺金，水谷精微转输于肺，经肺的宣发肃降的功能布散到全身，所以我们讲中府穴对脾胃运化也有一定作用。

中府穴参与"痰"的运化输布情况，五谷及各类食物由口入胃，经由中焦脾的运化，所生水谷精微津液精华，借助脾气升清，上升到肺。经肺脏吸收蒸发成"痰"，形如浓液，再由肺脏以气运化输送，顺脊背的毛细络管达于四肢，同时配合心主血脉作用，脉为血府，由四肢进入血脉，就能变化成血，归于心脏。从经脉的标本理论上分析，中府穴属于手太阴肺经的标部，有输布经气，加强"痰"弥散周身的作用，进而达到调和腑气，"实则泻其子"协助脾胃中焦运化，避免气机壅滞的目的。

十一、天枢

天枢穴属足阳明胃经，为手阳明大肠经募穴，具有通调肠腑，涩肠止泻，理气行滞的作用。津沽脏腑推拿擅用此穴，通过手法补泻起到双向调节肠胃，理气行血的功效。

【定位】

位于腹部，脐中旁开2寸。《针灸甲乙经》云："去肓俞一寸五分，挟脐两旁各二寸陷者中。"见图6-17。

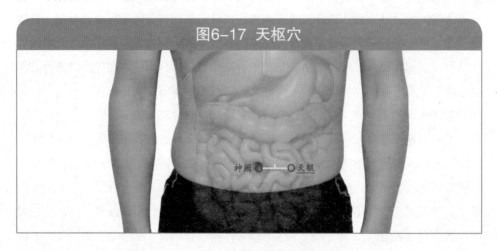

图6-17 天枢穴

【源流】

最早出自《针灸甲乙经》，并在《针灸大全》《针灸逢源》等古籍中均有记载，别名长溪、谷门、循际、循元、补元、大肠募。《素问·六微旨大论》曰："天枢之上，天气主之；天枢之下，地气主之。"胃经上、下经脉的气血在此相交，其气血饱满，激荡肠腑。

【典籍寻踪】

天枢为大肠募穴，能通调肠腑，涩肠止泻，理气行滞，擅治泄泻、痢疾、便秘等。《针灸甲乙经》中记载："腹胀肠鸣，气上冲胸，不能久立，腹中痛濯濯，冬重于寒则泻，当脐而痛，胃肠间，游气切痛，食不行，不嗜食，身肿，侠脐急，天枢主之。"《继洲杨先生胜玉歌认症定穴治法》提出："大便泄泻，中脘、天枢、中极，灸。"《针灸大全窦文真公八法主治病证》指出天枢穴在不同腧穴配伍中主要用于治疗"脐腹胀满，气不消化""泄泻不止，里急后重""腹中肠痛，下利不已""腹中寒痛，泄泻不止""赤白痢疾，腹中冷痛"。

天枢亦具有理气活血化瘀之功，可治疗痛经、月经不调、带下等症。《针灸甲乙经》云："女子胞中痛，月水不以时休止，天枢主之。"《针灸大成》中记载天枢主治"妇人女子癥瘕，血结成块，漏下赤白，月事不时"。

【津沽特色】

天枢在腹部，神阙旁开二寸，就是脐旁二寸，它的底下就是大肠，又为大肠的募穴，所以应用此穴治疗大肠病证就能很好理解，比如便秘、泄泻等病。《脏腑图点穴法》云："天枢，平脐旁开二寸。系大肠部位。主治便秘，少腹胀痛，泄痢，便血等症。左右两穴并用，能调大肠之气。"天枢穴治胃肠病，主要取决于位置及本穴的经脉作用，它处于上下腹之分界处，乃人体气机升降的枢纽。天枢穴与冲脉相通，就像张介宾在《类经·经络类》所言："腹之背腧，谓之十一椎膈膜以下，太阳经诸经之腧皆是也，其行于前者，则冲脉并少阴之经行于腹与脐之动脉者，即肓俞、天枢等穴，皆腹之气街也。"天枢穴虽未行于冲脉之上，但与冲脉关系密切，刺激此穴对冲脉的气机也会有调节的作用，这样畅通腹部气街之后，从而可治疗胃肠气机失和等病证，作为手阳明大肠经的募穴，行于足阳明胃经，调理胃肠这个都好理解，大肠主津，津多则大便不成形，就是中医讲的湿盛则濡泻，津少则便秘，所以想要了解胃肠功能正常与否就要看看大便的情况，一般医生都很注重二便的问诊。

通过在天枢穴上施以手法，可以改善胃肠功能，解决肠道疾患。需要强调一下，我们这里讲的手法是分补泻的，顺时针为泻，逆时针为补，操作方向恰恰是符合人体大肠传输的方向特点，而且重点作用到两侧天枢穴。这在中医临床治疗中有着大量的证据支持，现代科学研究也表明，推拿施于双侧天枢穴，能有效改善便秘与泄泻两种状态的排便次数、大便的湿度，并能有效改善功能性肠胃患者的生活质量，对于病情都起到了协同治疗、增强治疗效果的作用。天枢穴对于这两种病证的治疗作用都有一定的持续性，且在治疗过程中呈现出一种双向调节的效果。

我们在针灸教科书上可以看到治疗泄泻与便秘多会选用天枢穴。泄泻时，揉补法施治于天枢则可起到抑制排便的作用，从中医理论来讲，此穴能够调畅气血，涩肠止泻，显著减少泄泻患者的排便次数，改善其大便湿度、硬度。若为便秘，揉泻法施治于天枢则可促进大肠的蠕动功能。临床中多以重调轻补天枢、气海、关元等

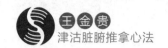

穴，以引气归元，顺降大肠之气，使邪有出路，则全身气机调畅，因便秘的病因不同，配穴也不同，实则通利，虚则补益，我们在治疗气滞、气虚、阳虚便秘有优势，手法作用于大肠局部，操作时又可顺其大便排出方向促便运行，气滞则碍便排泄，气虚则排便无力，阳虚则既无力又阻碍大便运动，阳虚则寒，寒则凝滞，因此在局部取穴的基础上还要配以行气、补气、温阳等手法。

天枢穴是足阳明胃经的穴位，它必然得有胃经的作用，足阳明胃经是多气多血之经，女子以血为先天，所以足阳明胃经的气血对冲任的蓄灌显得很重要，阳明经气血不足，必然会影响到女子的月经，而天枢穴作为胃经的穴位，妇科与经带胎产密切相关，天枢穴有改善气血循环的功效，还能改善水湿的分布，那么利用这个穴行血化湿就可以治疗一些妇科病。

女子月事不调、二便不利、水肿虚损皆可以由天枢穴调护。观其穴位功能，因其合于冲脉，所以按摩此穴也印证了古法腹部按摩中对于冲脉功效的描述：冲脉起于少腹胞中，上行则"渗诸阳"，下行则"渗诸阴"，涵蓄五脏六腑和十二经脉的气血，调节十二经气血、主生殖功能、调节气机升降。在治疗妇科疾病上，津沽脏腑推拿手法作用于该穴，并配合建里、关元诸穴，调气为先，气分调顺，其血自足。手法轻重和缓，调补兼用。

十二、章门

章门穴属足厥阴肝经，为脾之募穴，八会穴之脏会，足厥阴少阳之会，具有调和肝脾，散结理气的作用。津沽脏腑推拿多用左章门，取其疏肝理脾，散结止痛的功效。

【定位】

位于侧腹部，腋中线上，当十一肋骨游离端的下方，屈肘合腋时肘尖正对处即是。《脏腑图点穴法》言："脐上二寸，旁并六寸。在小肠上口的下边，接近胃与小肠的交合处。"见图6-18。

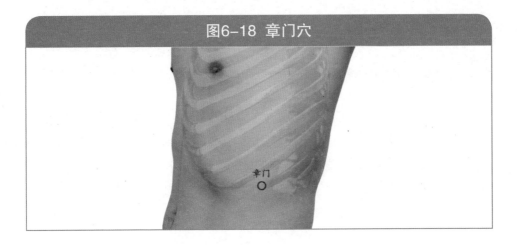

图6-18 章门穴

【源流】

最早出自《难经·四十五难》："经言八会者，何也？然，府会太仓，脏会季胁。"以其所在部位命名的别称有季肋、胁髎、肘尖等。《针灸甲乙经》曰："大横外直脐季胁端。"

关于"章"字的解释大致有三种：一则认为章是古代历法中的纪年标志，《后汉志》曰："至朔同日，谓之章月。"即每19年，冬至节气与十一月朔日重合，而章门穴恰好所在第十一肋，故为便于记忆而设。二则认为"章"与"脏"相通，且章门穴本是脏会，是言脾之精气结聚之处，此处应指脏腑推拿重要穴左章门，故改"脏"为"章"。三则《史记·货殖传》云："千章金财。"此处章指的是"大木材"，而肝五行主木，故以章指代有形之肝脏，此应是右章门。且因章门穴可息肝风、疏肝气，故此穴又有"长平"之称。门即出入的门户也，章门穴意指肝经的风气由此进入门户。

【典籍寻踪】

左右章门所辖肝脾，主治肝脾不和之证。《备急千金要方》言："主饮食不化，入腹不出，热中不嗜食，若吞而闻食臭，伤饱，身黄痛赢瘦"是故"六腑以通为补"，食积诸证系肝脾不和。

章门作为脏会，具有调节五脏气机的功能，主治五脏杂证。《备急千金要方》云："章门主心痛而呕，主四肢懈惰喜怒。"《针灸图翼》曰："主治两胁气积如

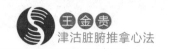
卵石，膨胀肠鸣。"《针灸甲乙经》曰："腰痛不得转侧，章门主之。"《针灸大成》曰："主腰脊冷痛，溺多白浊……肩臂不举。"《医宗金鉴》云："主治痞块多灸左边，肾积多灸两边。"

【津沽特色】

章门这个穴针灸可能用得不多，虽然它是脾的募穴，又是脏会，但是因为它所在的位置容易刺到肝脾，进针呼吸时划破肝脏都是有可能的，所以临床医生很少选用它。针灸禁刺、禁灸的穴位，对于推拿来讲却很有优势。我们在应用一个穴位时得看穴性，它是偏补还是偏泻，它是针灸作用大还是推拿作用大，这些我们都要考虑好，不可随便找一些穴位扎和按。穴位的组合应用，同于开方剂，有君臣佐使，是有重点，有兼顾的。

章门穴是津沽脏腑推拿的重要穴位，它可以起到协助的作用，相当于方剂里的佐使药。古法腹部按摩记载章门穴意义特殊，其治疗手法亦有其特色。肝脾不和，肝气亢乘克脾土，日久则脾失健运，会出现泄泻，水肿等病，脾不升清则出现飧泄，脾湿溢于皮肤上就会水肿，章门穴为脾经之募穴，居肝经，它可以发挥调和肝脾的作用。脾为气血生化之源，被称为后天之本，出生之前先天主之，出生之后就得靠后天充养，脾气旺盛则阴血化生有源，血亦可荣养肝木，而使木疏土运，诸症得消。

津沽脏腑推拿捺调此穴前一般需先放带脉，疏通带脉约束之气，再点章门会发挥它的功效。捺穴疗法中仅取左侧章门穴，名左章门，这算是一大特色，其与"接近胃与小肠的交合处"吻合。捺穴疗法认为水谷经胃蒸发提炼后，水谷之气由胃下口转至小肠。如果小肠腑气不通畅的话，则胃中浊气不能降，小肠气分错乱，而且心与小肠相表里，浊气不降反升而扰乱心气，就像导赤散一样，泻小肠热而祛除心经的热。施治时仅用左侧章门以通泄，是取其近治之捷效，又关系肝脾两经，取其循经远治作用，常听说肝在人体右侧，脾居人体左侧，我们为什么多取左章门呢？因为人体的经络是对称的，是一个圈，昼夜不停地循环，左章门它具有更明显的局部作用，且左章门具有右侧章门同样的功效。在这里也是说明一下，以免读者产生疑问，在临证中我们也用右章门，但左侧相对多一些。

捺左章门为调畅中焦步骤之一，因此穴有通顺小肠气分之功，和阑门穴呼应治疗，为调畅气机必施之穴。像喘证，它是上焦气分错乱，上焦为病治宜通调中下焦以顺气下行，否则把重心都在调肺理气，但是中下焦依然是不通畅的，唯有在中下焦通畅的前提下，再理顺肺气，气才不会上逆。所以对上焦气逆的病证的治疗，也取章门穴。《难经·五十四难》对肥气、痞气这样描述："肝之积，名曰肥气，在左胁下，如覆杯，有头足。脾之积，名曰痞气，在胃脘，覆大如盘。"如积之为病无非气滞、血瘀、津停，气滞则津液、血瘀运行不畅，日久则形成瘀血、水饮，阻遏气机，互为因果，而左章门穴在行气散结方面有着明显的作用。津沽脏腑推拿重视三焦气化，对全身的气血津液整体调节，这是辨证论治的体现。

十三、中极

中极穴属任脉，足三阴与任脉之会，膀胱之募穴，具有畅达气机、化气利水的作用。津沽脏腑推拿特色手法施于中极穴，达到调和任脉气血，通利膀胱的功效。

【定位】

位于下腹部，前正中线上，脐下4寸。《针灸甲乙经》曰："任脉中极，在脐下四寸。"见图6-19。

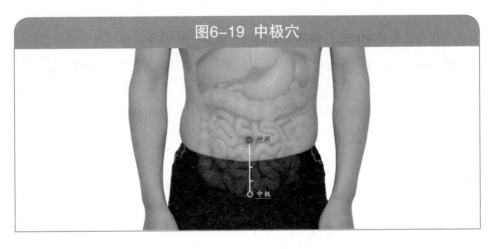

图6-19 中极穴

【源流】

最早出自《素问·骨空论》。中，人身之中正也；极，边界、禁地也。《针灸甲乙经》又名"气原""玉泉""膀胱募"。气，气态物；原，源也，指本穴为任

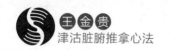
脉气血的生发之源，故名气原。玉指金性之气；泉指气血输出源源不断，可理解为募集膀胱经气血。膀胱募：为膀胱经经气的募集之地。

【典籍寻踪】

一可治疗月经不调、带下、遗精等生殖系统疾患。《针灸大辞典》曰："本穴位于脐下四寸，内应胞宫、精室，为人体尊贵之处。"《针灸甲乙经》曰："女子阴痒及痛、经闭不通，中极主之。"《类经图翼》云："淋带赤白，命门、神阙、中极各灸七壮。"

二可治疗小腹胀满、小便不利等膀胱腑证。《普济方·针灸腹胀》曰："膀胱募治腹胀满不得息。"《针灸资生经·腹胀》记载中极治疗"胀满气如水肿状，小腹坚如时。"

【津沽特色】

中极穴为津沽脏腑推拿的重要穴位，因其慎用针刺，而选用此穴进行手法施治，常有独特的效果。"极"在古代代表着非常重要的意思，前人总说"位极人臣"，我们最常见的一个词汇叫"登峰造极"，都是形容顶点、制高点。太极的"极"亦有此意味，是时间尽头的概念，时间到了尽头自然会生数皆终，而万物又开始新的轮回，一元复新，就好像四季周而复始一样。我们人体的中极穴也取此意，它是人体上下左右的中心，是身体的腹地，形胜之区。中极穴在下腹部，有人认为从人体解剖图上来看的话，中极的位置才是真正的"人中"，人体的中点就位于此处。这个观点很有意思，想想不无道理，人体元气藏聚在此，女子胞宫、男子精室都在这个位置，可以说是繁衍后代的腹地，位置非常关键，所以不能轻易碰触。

中极穴临膀胱、子宫等下腹脏器，施治此穴可直接刺激有形脏腑，调畅气血，调和脏腑功能，行气通经止痛，以治带下、月经不调、遗精等下腹疾患。同时，中极穴为任脉穴与足三阴相交会，任主胞胎，足三阴之脉皆起于足，交会于三阴交，复从三阴交分行于少腹，结于阴器，交于任脉，会于中极等穴。所以治疗生殖系统疾患可选用中极穴，是因为它具有着独特的位置优势。

中极又为膀胱募穴，为生脉之原，是脏腑气汇聚之所。我们常取中极与膀胱俞相配，俞募配穴，横向畅通腹气街，化气利水，通调膀胱，从而治疗膀胱疾患，如小便不利等症。而且，中极穴位于下焦，所以它能够促进下焦气化，肾气主升，肾气化正常则清浊升降有常，浊者下输膀胱，膀胱之气通降顺畅，则水液代谢无恙，我们在临床多用它来治疗与肾脏相关疾病，如下腹胀、水肿等病证。津沽脏腑推拿认为，中极穴的作用可由中心向四周放射，从而配合治疗周围各脏器的疾病，同时对于气血壅滞亏虚所致的疾病也有其建树，施用捺补法于此穴可起到调气补血的作用。

十四、京门

京门属足少阳胆经，为肾之募穴，具有温阳化气，通利水道，补肾强脊的作用。津沽脏腑推拿手法施于京门穴，可达到益肾利水，强腰固肾等功效。

【定位】

在侧腰部，章门后1.8寸，当十二肋骨游离端的下方。《针灸甲乙经》言："京门，在监骨下，腰中挟脊，季肋下一寸八分。"《刺灸心法要诀》记载"脐上五分傍九五，季肋侠脊是京门。"见图6-20。

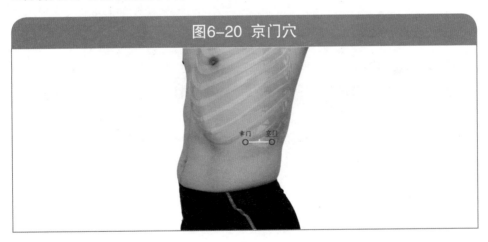

图6-20 京门穴

【源流】

出自《针灸甲乙经》，别名气府、气俞、肾募。"京"与"原"通，指发源地，又含京都之意；门，出入之处。本穴为肾脏元气募聚之处，主治水道不利，为益肾利水之要穴，水液出入之门户，故得名。"京"又通"惊"，为担忧、恐惧之

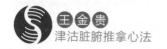

意，而肾在志为恐，故此穴通于肾气。

其位于十二肋骨前端，其处四周隆起，隆起之处亦称为"京"，此穴为肾气结聚之门户，其所治之证多为大小肠、肾、肩、背、腰、髀诸处疾患，得通而愈。故按此穴亦为开门户之意，甚为生动。

【典籍寻踪】

本穴可增强肾的化气利水功能，《针灸甲乙经》云："溺黄，小腹痛里急肿，洞泄，体痛引骨，京门主之。""寒热，腹胀，快快然不得息，京门主之。"《备急千金要方》言"京门，主寒热胀。"《外台秘要》同样指出京门治疗"溢饮，水道不通，溺黄，少腹里急痛，洞泄，髀痛引背"。

本穴具有补肾强脊、通络止痛的功效。如《针灸甲乙经》云："脊强反折，京门主之。""腰痛不可以久立俯仰，京门及行间主之。"《备急千金要方》云："尺脉沉，腰背痛，宜服肾气丸，针京门补之。"《针灸大成》称京门"主肠鸣，小腹痛，肩背寒，痉，肩胛内廉痛，腰痛不得俯仰久立，寒热腹胀，引背不得息，水道不利，溺黄，小腹急肿，肠鸣洞泄"。

【津沽特色】

京门穴是津沽脏腑推拿的重要穴位，古法腹部按摩中记载京门穴虽不多，但其在津沽脏腑推拿中意义非凡，其治疗手法亦有其特色。我们通过学习针灸明白，腹募穴与背俞穴配合治疗内脏疾病效果更佳。京门穴属于针刺危险的穴位，但用手指捺于其上，可激发脏腑经气，同时可增强大肠蠕动。因为按解剖学来讲，两侧京门穴的位置一边是升结肠、一边是降结肠，指按就能振动大肠使蠕动加快，而且在足少阳胆经上，按摩此穴，胆汁分泌得就多，就能够增强代谢，促进消化。京门虽是胆经穴，但它是肾经的募穴，肾气很容易在这里会聚，所以肾虚、肾气不足的人，如腰酸、腰痛者，平时要多揉揉这个穴，具有保健的益处。因此，津沽脏腑推拿常利用此穴治疗小便不利，腰背疼痛等证。

京门穴位置毗邻章门穴约2寸，功能相近而与章门穴相互为辅。其为肾之募穴，肾脏之气汇聚于此，故按摩此穴最能激发肾的脏腑功能。肾阳亏虚，命门火衰则蒸化无常，约束无度，症见小便频数，少腹胀痛，腰背脊骨痛；肾气不足，则可见腰膝酸软。《难经》云："阴病行阳，阳病行阴。故令募在阴，俞在阳。"《素问》言："从阴引阳，从阳引阴。"由于腑病（阴病）多与募穴（阴部）有直接联系，与背腧穴（阳部）有间接联系，故临床上多选择同脏腑背俞穴与募穴相配。针对阴损及阳的病机，津沽脏腑推拿认为可通过施治京门穴来温补肾阳，充养肾气，以助阳化气，培补元阳之本、使真气生发，增强人体生命动力之源泉。适当捺补此穴可温阳益气，开肾气之门户，气旺则水谷精微输布有度，使清浊分消，精微不易流失，小便自清，不至于频数。

同时，对于某些疾病，京门穴有其独特的疗效。消渴病中下消与肾的关系密切。《医学心悟》中记载："治下消者，宜滋其肾。"可以看出对消渴治疗的根本在于肾，京门为肾之募穴，肾气从此通，下消既然从治于肾，便可通过捺调等手法施于京门穴，可配合层按提法于下脘，共奏补肾通络之功。此法可补肾气，使蒸化有常，水津并行。通利水道，增强膀胱气化作用。两法配合以助滋养肾阴，通利小便，达到治疗下消的作用。

古法腹部按摩中虽然未记载此穴的应用，然而由于俞、募穴均与脏腑之气密切联系，在推拿治疗中常常以背腹两穴配伍发挥协同作用，故津沽脏腑推拿在多年实践经验总结中特别提出该穴位，以效侪辈。我们将京门穴和肾俞穴相配，使用捺穴法施于肾俞穴与京门穴以激发其肾脏之气，加强对肾经气血的调和，使其恢复强腰健脊，化气行水，纳气平喘等功能。因为腰为肾之府，肾主骨生髓，肾气充盛则后背脊骨强壮，这对于颈椎腰背疼痛的病人，会有不同程度的缓解。骨正则筋柔，肌肉有力，我们也通过此穴治疗筋伤、骨关节疾病，效果显著。

十五、膻中

膻中穴属于任脉，八会穴之气会，心包之募穴，宗气会聚之处，具有畅通胸膈，调理上焦气机的作用。津沽脏腑推拿手法施于膻中穴，达到宽胸理气，清肺平喘等功效。

【定位】

位于胸部，前正中线上，平第4肋间隙；或两乳头连线与前正中线的交点。《针灸甲乙经》云："在玉堂下一寸六分，直两乳间陷中，任脉气所发，仰而取之。"见图6-21。

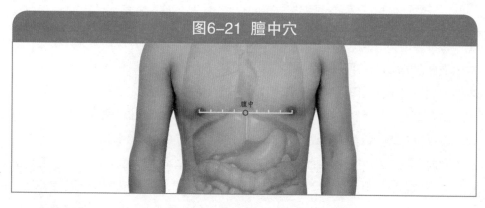

图6-21 膻中穴

【源流】

最早见于《灵枢·根结》篇："厥阴根于大敦，结于玉英，络于膻中。"《针灸甲乙经》一名"元儿"，《针灸大成》一名"元见"，《循经考穴编》作"元沉"，《千金翼方》名"胸膛"，《类经图翼》称"上气海"，与任脉下部气海穴相对而言，指本穴为任脉的生气之海。

【典籍寻踪】

膻中有保护心脏，代心行令的作用。《内经》云："膻中者，心主之中宫也。"《医碥》言："然考《内经》论十二官，无心包络之名，而有膻中之号。盖膻中乃心之窝，心藏窝中，若包裹然，则膻中固即心包络，非无形也。"《针灸聚英》记载："上焦在膻中，内应心。"《外台秘要》曰："膻中，主胸痹心痛，烦满，咳逆喘唾，短气不得息，不能言。"《难经》言："在心下，下膈、在胃上口，主内而不出，其治在膻中。"

膻中擅长调理上焦气机，如《黄帝内经素问集注》曰："胸中，膻中也，宗气之所聚也。宗气者，阳明水谷之所资生。"《奇经八脉考》称："上焦在胃上口，治在膻中。"《针灸聚英》言："膻中主气，以分布阴阳。"《针灸甲乙经》称："膻中者为气之海……气海有余，则气满胸中，急息面赤；不足则气少不足以言。"《刺灸心法要诀》记载"膻中穴主灸肺痈，咳嗽哮喘及气瘿。"

【津沽特色】

膻中为心包经经气聚集之处，是任脉、足太阴、足少阴、手太阳、手少阳经的交会穴，又是宗气会聚之处，能宽胸理气、纳气平喘。应用本穴治疗循环消化系统病证等，是从调气角度实现的。现代医学研究表明治疗心血管病，刺激该穴后所产生的神经冲动沿肋间神经上行，通过神经元链上行至大脑，刺激脑干网状系统，进而可影响心血管的神经调节中枢，改善血液的循环功能，进而增加冠状动脉的血流量；而且，对膻中穴的刺激，可提高该区域植物神经功能。并且在临床运用中也发现，许多患者在接受该穴刺激后自觉腹内气体流动，胸部舒畅轻松，有时可听到肠鸣音，消化道内腔径明显增宽，蠕动增强，使胃肠功能较差患者的水谷运化困难情况得以缓解。

膻中穴是位于胸部的穴位，并非气海之膻中。此膻中穴又为八会穴之气会，是宗气汇聚之处，虽不是气海，但捺膻中穴却能促进宗气化生运行。宗气是干什么的，它可以贯注于心肺之脉，推动肺的呼吸，还有协助心气推动心脉的搏动、调节心律的作用，宗气这一作用影响着人体心搏强弱、节律和血液的运行，并影响着肢体寒温和活动能力，所以用此穴来推动气血以滋养心神；而膻中同时又是厥阴心包之募穴，故捺膻中穴又有宁心安神之效。膻中为心包募穴，为心包经经气汇聚之处。心包为心之外围，代心行令。因此，膻中穴能激发调节心与心包的脏腑功能。在应用津沽脏腑推拿治疗心功能失常的相关疾病时，最后应用膻中与厥阴俞进行俞募配穴，将经脉气血引入心包，心与心包之脉调畅则病自除，尤擅长治疗胸痹心痛病，咳嗽哮喘。

经脉之气化生于胃，渗灌输注脏腑组织器官及腧穴的渠道是冲脉，而宗气为推动其运行的动力，所以膻中穴在调理周身之气有着重要的作用。因此，采用捺穴疗法刺激膻中穴，能帮助促进全身气血的运行。另外，此穴培补宗气之效速，捺法作用于膻中穴，可疏理气机，助肺气宣降，宽胸理气，使肺胃之功能如常，清气与水谷之气可在胸中自然融合形成宗气。膻中穴亦是气会，为肺脏宗气汇聚之所，可推宗气，调冲脉，利气机，促进全身气血运行与生化，诸证得解。我们运用核心穴位时，常配合此穴治疗心肺疾病或上焦气机失调类疾病，疗效显著，这更加说明了腹部推拿重视调气的原则。

十六、石门

石门穴属于任脉，为三焦之募穴，具有畅达三焦的作用。津沽脏腑推拿以特色

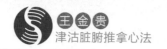
手法施于此穴，可达到化气行水，调经止痛的功效。

【定位】

位于下腹部，前正中线上，脐下2寸。《针灸甲乙经》记载："石门，在脐下二寸。"见图6-22。

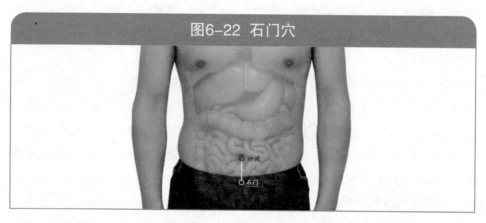

图6-22 石门穴

【源流】

最早出自《针灸甲乙经》："石门，三焦募也，一名利机，一名精露，一名丹田，一名命门。"有学者认为，石为肾主之水，门指出入的门户，本穴如同任脉水湿之关卡，故名石门。利，便利之意；机，古指弩箭的发动机关，为至巧之物。其意指本穴有通利、濡润人体全身关节的作用。精，水化之气也；露，显见之意，也指本穴有维系人体性命的作用。

此外，石门是三焦的募穴，为三焦之气出入之门。石者，喻坚固也，指坚硬与不能生长谷物之处；门者，为通行之孔道。又《白虎通》谓："门以闭藏自固也。""石门"位于子宫精室表面，就好像石室之门，有封藏之闭，而人的子宫能孕育生命，所以此穴能治有关生育和腹部脏腑气血失调的疾病。

【典籍寻踪】

石门可治疗腹痛、腹胀、泄泻等肠胃疾患。《针灸甲乙经》云："心腹中卒痛而汗出，石门主之。"《备急千金要方》曰："石门，不欲食，谷入不化""泻利不禁，小腹绞痛。"《针灸大成》记载石门可治疗"阴证小便不利阴囊缩，腹痛欲死者"，亦可治疗水肿、小便不利等肾与膀胱疾患。《针灸甲乙经》云："水肿腹大，水胀，水气行皮中。""三焦胀者，气满于皮肤中，石门主之。"

石门还可治疗带下、崩漏、遗精等生殖疾患。《针灸甲乙经》曰："腹满疝积，乳余疾，绝子阴痒刺石门。"《针灸资生经》曰："石门治妇人因产恶露不止，遂结成块，崩中漏下。"

【津沽特色】

石门穴深部为小肠，与膀胱等下腹脏器距离较近，且与妇女体内子宫和卵巢位置邻近，刺灸自会影响女子生殖器官及循行所过经脉的相关功能，因此针灸此穴需慎之又慎。我们认为古代针法灸法慎选的穴位，正是按摩手法优势，石门穴就是其中要穴之一。

石门穴，位于小腹部任脉上，且为三焦募穴，募穴为脏腑之气汇聚之所，三焦之募穴，又为"生脉之原"，《难经·六十六难》曰："三焦者，原气之别使也。"下腹部是元气重要汇聚之处，而元气始发于肾，藏于脐下（丹田），以三焦为通路，循行周身。津沽脏腑推拿最重视的就是调节三焦气化，如果三焦本身功能失常，气机不利，那其他也无从谈起。而石门为三焦募穴，是三焦腑之气汇聚之所，具有募集三焦经气血，调节三焦的作用。三焦是人体原气升降出入的通道，可将其布散达五脏六腑和全身各处，司全身气机及气化功能，故而石门穴可调畅三焦气机，恢复三焦功能，治疗腹满腹胀腹痛等气机阻滞病证。

另外，石门穴不但能调气，还有运行水液的作用。《素问·灵兰秘典论》曰："三焦者，决渎之官，水道出焉。"取石门与三焦俞募相配，畅通腹气街，既可畅通气机，通达下焦，又主水液代谢，多治疗下焦气机失调及水液代谢障碍病证。气机调畅则气化正常，分别清浊，化气利水，通利水道，下焦的肾与膀胱气化正常则下焦渗下得利。而中焦脾湿得利，运化有常，不至于使运化无力的水湿堆积于皮下，形成膏脂，因此在水肿、小便不利及肥胖病的治疗中，津沽脏腑推拿也常运用石门穴。

我们常说冲任督三脉"一源三歧"，同起于胞中，任主胞胎，冲为血海，石门穴位置既在胞宫之上，又属任脉。所以此穴能调理冲任，畅通血气运行，行气通经活血止痛，对生殖疾患疗效显著。对于痛经的治疗，津沽脏腑推拿有其独到之处，因冲任胞宫气血运行不畅而见小腹隐痛等症，治宜调气止痛，故施以捺法石门穴，

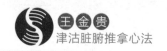

能补能泻能调，还可以使气血充养胞中，调和胞宫气血；同时其又为三焦之募穴，气机调畅而不瘀滞，针对"不通则痛、不荣则痛"的病机来施治，直达病所。气为血之帅，气行则血行，血行赖气的升降而运行于周身，荣养足则荣而不痛，经血畅则通而不痛。

综上所述，津沽脏腑推拿在临床治疗中，多采用捺法石门穴以疏通三焦，调理冲任，治疗下焦各种病证，收效颇丰，并为运用古代针灸慎用穴位打开了新思路。

十七、日月

日月穴属足少阳胆经，为胆之募穴，足少阳、足太阴、阳维之会，具有调理少阳，畅达气机的作用。津沽脏腑推拿通过特色手法施于日月穴，达到疏肝利胆，降逆止呕等功效。

【定位】

位于上腹部，当乳头直下，第七肋间隙，前正中线旁开4寸。《针灸甲乙经》云："日月，胆募也，在期门下一寸五分，足太阴、少阳之会，刺入七分，灸五壮。"（气府论注云：在第三肋端，横直心蔽骨傍各二寸五分，上直两乳。）《循经考穴编》曰："在期门旁一寸五分，直下五分。"《针灸集成》记载："在期门直下八分。"见图6-23。

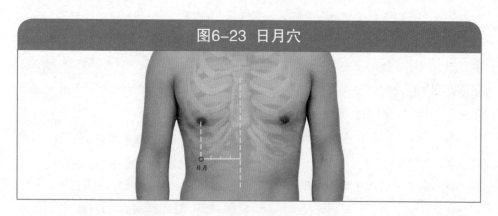

图6-23 日月穴

【源流】

出自《针灸甲乙经》。《备急千金要方》称"神光""胆募"。日，太阳也，阳也；月，月亮也，阴也。日月名意指胆经气血处于半表半里，为阴阳寒热分界之处。胆经之募，乃本穴的气血性寒收引，本穴有收募补充胆经气血的作用，故为胆经募穴。

【典籍寻踪】

古典医籍中日月穴多用于治疗与肝胆气机不畅和肝胃不和相关疾病。如《备急千金要方》曰："吐呕宿汁吞酸，灸神光一名胆募百壮。"《刺灸心法要诀》亦载有"呕吐吞酸灸日月"之说。另《针灸资生经》曰："日月，治太息善悲，小腹热欲走，多唾，言语不正，四肢不收。""极泉、日月见悲愁。""日月，治言语不正，见悲。"

【津沽特色】

津沽脏腑推拿运用日月穴主要取其为疏肝理气，降逆止呕的作用。《针灸甲乙经》记载此穴为"足太阴少阳之会""胆之募"，胆经气机汇聚于此，用之可利胆降逆，调理胃肠。胆在五行中属乙木，按五行生克制化理论，胆木易克脾胃之土。肝胆互为表里，二者气血失调常同时并见，医圣张仲景早在《金匮要略》中就写到"见肝之病，知肝传脾"，由此可知，若为胆木克制脾胃之土而出现的疾病症状，如呕吐，不思饮食、大便稀溏等症，除了健脾和胃之外，疏肝利胆亦为治疗的关键所在。通过生克制化的配伍，使脾胃之土不再受克制，升降得以恢复，达到中焦脾胃气机和畅的目的。

现代医学亦发现日月穴区的感觉神经投射与胆总管壶腹部感觉神经投射有5~7个节段的重叠，穴区投射的高峰段T6~T8脊髓节段恰好位于壶腹部支配节段的中间部，按压日月穴可以促进胆汁和胰液的分泌，更促进胃肠的消化排空功能，且此穴有双向调节的作用，在消化液分泌过多的时候可减少其有害的作用。故津沽脏腑推拿常在治疗胁痛、吞酸的时候，配上此穴使用。我们认为在日月穴上运用手法可以起到引经药的作用，将疗效引入胆经，针对性地对胆腑气血进行调理，从而使肝胆之木气得消，无法攻伐脾胃之土，从而解决吞酸、呃逆等症。对于一些胆道疾病也有着明显的缓解与镇痛的作用。

正因为胆之脏腑之气汇聚于日月穴，所以疏理气机、激发胆腑功能为其重要作用。在津沽脏腑推拿治疗气机逆乱相关疾病时，经过捺调此穴，使肝郁得解，又不

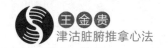

至于伐肝，可调理少阳枢机，疏理肝胆气机。在调节伏冲之脉与畅通三焦气机之后，应用日月穴与胆俞穴构成俞募配穴进行治疗，效果更佳。

十八、期门

期门穴属足厥阴肝经，为肝经募穴，足厥阴、足太阳、阴维脉之会，十二正经诸穴的止穴，具有调理中焦气机的作用。津沽脏腑推拿特色手法施于此穴，可达到疏肝理气、调和肝脾的功效。

【定位】

位于胸部，当乳头直下，第六肋间隙，前正中线旁开4寸。见图6-24。

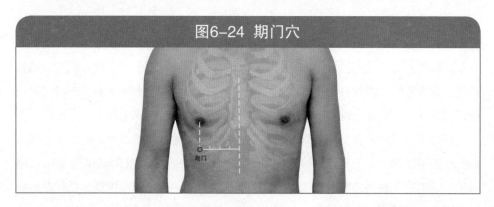

图6-24 期门穴

期门

【源流】

首见于《伤寒论·辨太阳病脉证并治篇》。期，期望、约会之意；门，出入的门户。本穴为肝经的最上一穴，有人解释说其位处于人体前正中线及侧正中线的中间位置，既不阴又不阳、既不高亦不低，无气血在此停留，其穴内气血空虚。作为肝经募穴，但却募集不到气血物质，唯有期望等待，故名期门。穴名意为期盼气血运行入身，借十二经别进入体内循环，同时关门避邪，以免体虚邪乘而入内。如被邪乘入内，应尽快由此穴施治，尽快驱邪外出，保证气血正常运行。

【典籍寻踪】

期门具有疏肝理气之用。《备急千金要方》曰："期门主喘逆卧不安，咳胁下积聚。"《铜人腧穴针灸图经》记载期门有云："治胸中烦热，贲豚上下，目青而呕，霍乱泄痢，腹坚硬，大喘不得安卧，胁下积气。"《伤寒论》言："太阳与少阳并病，头项强痛，或眩冒，时如结胸，心下痞硬者，留刺大椎第二行肺俞、肝俞、慎不可发汗，发汗则谵语，五六日谵语不止，当刺期门。"

【津沽特色】

期门穴为十二正经在体表的止穴，十二经脉运行的气血由此转入体内，也是体表的最后防御，有关门拒邪之意。人体有好多门，如云门、神门、哑门、滑肉门、耳门等等。也有一些带"风"字的穴位，如风市、风府、风池、风门等等，他们都属同一类，有共性。门就像门户一样，含风字的穴位和风邪有关，能疏风散邪。期门和章门差不多，针刺时必须很谨慎，避免刺到肝脾，即使清肝热也是斜刺，以防刺破血管。

期门穴作为肝经募穴，是肝脏之气结聚输注于体表的腧穴，它在疏肝理气方面是有优势的，但临床应用太冲较多，针刺太冲比较方便，如果需要改善胸腹部局部气血的话，太冲穴就是远端取穴，操作不得气时作用很可能就不明显，这时我们可以选期门穴。在期门穴做推拿手法也不可过于用力，以防伤到肋骨。肝主疏泄，要疏通、舒畅、条达才能保证气血的正常运行，进而促进精血津液的运行输布、脾胃之气的升降、胆汁的分泌排泄以及情志的舒畅等。此外，女子的排卵与月经来潮，男子的排精也依赖于气机的调畅及肝气的疏泄功能。肝气舒畅条达，血液才得以随之运行，藏泄适度。若肝失疏泄，气机不调，必然影响气血津液的运行。从前面的古文献中可以看出，这个穴多用于调肝气，以改善气血。

我们在临床上多用期门穴治疗肝脾不调、横逆犯脾所致的中焦运化失司病证，比如出现胸胁胀满窜痛，纳呆腹胀、卧不安，胁下积气等症；或者由于肝热上移于肺，木火刑金，上焦火热充斥，而出现喘逆作咳，心中烦热，急躁易怒甚或谵语等症状时，均可施治于此穴。津沽脏腑推拿理论中，通过应用我们的特色手法施术于期门穴，同时配合肝俞，俞募配穴来激发脏气以治疗肝脏疾患，临床疗效收获颇丰。肝气调达，疏泻有度，可以促进脾胃运化。另外，在期门穴施以不同的手法，不单可以疏肝健脾，还可调畅中焦气机，对于治疗气血运行的相关疾病也有指导意义。《金匮要略》云："夫治未病者，见肝之病，知肝传脾，当先实脾，四季脾旺不受邪，即勿补之；中工不晓其传，见肝之病，不解实脾，惟治肝也。"中医治病注重脏腑传变，先安未受邪之地。中焦脾胃气血生化之源充实，则可荣养肝木，最终达到肝脾调和。

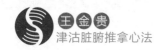

第七章
津沽脏腑推拿常用手法

第一节 特色手法

一、层按法

【定义】

左手全掌附着于腹部，以食指掌指关节吸定在腹部特定部位，右手在左手背部按压，随受术者呼吸徐徐上升或者下降，做不同力度、不同深浅层次的按压，在不同层面的升降变动中，实现补泻的方法称为层按法。

【基本操作】

受术者仰卧位，施术者位于其左侧，以左手食指掌指关节掌面附着于受术者特定部位或穴位，右手小鱼际或掌根叠压于食指掌指关节背面，随受术者呼吸所产生的腹部收缩下伏时着力缓慢按压，徐徐下降，使每一次微小的按压"叠加"，直至手法深透到所需层次，保持此按压层次，待受术者得气后，按而留之，达到一定时间。或双手随受术者呼吸而产生腹肌的放松，腹部扩张时逐渐变化按压力并轻缓上提或下按至另一层面，按而留之，得气停留一定时间，徐徐上升，待完成无压力状态下，右手先离开左手，左手离开腹部，结束手法。见图7-1。

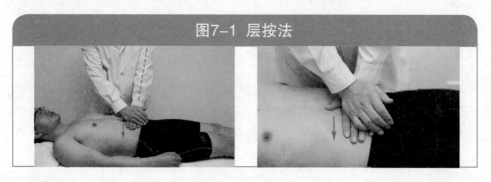

图7-1 层按法

【操作要点】

施术者必须要站在受术者左侧，因为如果施术者站在右侧，那么在操作时，左手在下右手在上重叠向下按压时，随着层次的深入，按压角度是偏于斜向上的，极易导致胃气上逆，引发恶心呕吐，当然不常用的涌吐法除外，反之，站在左侧操作，使气往下走，顺应了"胃气主降"的功能。

操作时，两手的按压频率一定要随呼吸而上下抬降，而且是徐徐上抬、徐徐下降，使患者感受每一次相邻的上升或者下降动作时，都不十分明显。

操作时注意左手平直，左肘略直；右手自然微屈，右肘微屈。以便于发力，以肩带力，保证力度平稳均匀。

施术过程中，不能与受术者进行交流，施术者要静气凝神，舌抵上颚，受术者要凝神于被操作部位，细细感受。

【五层气体】

津沽脏腑推拿根据病邪侵犯机体的深浅程度及调和气机不同，将层按法在腹部的施术深度分为五层，由浅入深分别是皮肤、气血、经络、腰肾、骨骸：

最上一层为皮肤层，凡病属于风、气、虚或病在腠理者，归于此层；略向下为二层气血层，凡病属于气血亏虚者，归于此层；五层的中间为三层经络层，凡病内窜、传经或经络不通者，归于此层；中间向下为四层腰肾层，凡病属于脏腑实证者，归于此层；最深部为五层骨骸层，凡病在骨内或脊髓中者，归于此层，按至此层常使人腰腹疼痛不适，故很少触及。

层按法按压层次以手下触及腹主动脉搏动的强弱为参照标准。按压至第一层时刚刚触及腹主动脉搏动，此时力量最小；在第一层基础上，再稍微加力按压至第二层，手下感觉搏动更为明显；手下搏动感最明显的时候是处于接近第三层的时候即下按超过第二层后五分之三的深度时，而在第三层时用力稍重，搏动开始减弱时；第四层为重按，搏动更为减弱，仅有微弱搏动；第五层，按压力量最大，手下搏动感消失。

层按法操作时，受术者自然呼吸，对呼吸方式无特别要求，不可憋气，避免出现气滞或气结的现象。层按法应与受术者呼吸相配合。当受术者腹部随呼吸下落时术者趁势下按，腹部抬起时，保持当前按压层次，待下一个呼吸周期腹部再次下落

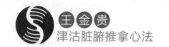

时，继续向下按压，如此反复，直至达到所需按压层次，按而留之。整个下按、上抬过程不应让患者有抬起、下按的感觉，而是"润物细无声"根据体质与病情不同，实证留置2~4分钟，虚证留置1~2分钟；腹部随呼吸抬起时趁势上提，腹部下落时，保持当前按压层次，待下一个呼吸周期腹部再次抬起时，继续上提，如此反复，直至达到所需按压层次。

【四种导疗】

四种导疗分别称为攻（法）、散（法）、提（法）、带（法），其中带（法）包含着三种补泻手法，即平补平泻法、补中带泻法和泻中带补法，所以四种导疗实际是产生不同补泻效果的6种层按手法。

攻法即重泻法，随受术者呼气着力按压，力量由轻到重逐渐增加，从触及腹主动脉搏动，到搏动明显，再到搏动减弱，直至消失即第4~5层，保持此按压层次，待受术者双下肢出现酸、凉、麻、胀等得气感，继续按压1~3分钟后，双手随受术者吸气减轻按压力并缓缓（较其他速度略快）上提，直至离开受术部位，结束手法。

散法即轻泻法，随受术者呼气着力按压，力量由轻到重逐渐增加，从触及腹主动脉搏动，到搏动明显，直至搏动减弱，后仅有微弱搏动即第3~4层，保持此按压层次，待受术者双下肢出现酸、凉、麻、胀等得气感后结束手法。

提法即补法，随受术者呼气着力按压，力量由轻到重逐渐增加，从触及腹主动脉搏动，到搏动明显，即2层接近第3层，保持此按压层次，直至受术者双下肢出现酸、热、麻、胀等得气感；停留一定时间后随受术者吸气逐渐减轻按压力并轻缓上提，触及腹主动脉搏动由搏动明显，至搏动减弱，仅有微弱的搏动即第1~2层，此按压层次保持1~2分钟。待受术者全身出现发热、松快等得气感后结束手法。

带法在实际操作中又可分三种补泻方法。

其一平补平泻法：随受术者呼气着力按压，力量由轻到重逐渐增加，从触及腹主动脉搏动，到搏动明显，直至搏动最强即2层接近第3层，保持此按压层次，停留一定时间，待受术者双下肢出现酸、凉、麻、胀等得气感后结束手法。

其二补中带泻法：随受术者呼气着力按压，力量由轻到重逐渐增加，从触及腹主动脉搏动，到搏动明显即2层接近第3层，保持此按压层次，直至受术者双下肢出现酸、热、麻、胀等得气感；随受术者呼气继续按压至腹主动脉搏动减弱即第3～4层，保持此按压层次1～3分钟；再随受术者吸气逐渐减轻按压力并轻缓上提，触及腹主动脉搏动由减弱到增强直至搏动明显即2层接近第3层，保持此按压力量及层次1～3分钟后结束手法。

其三泻中带补法：随受术者呼气着力按压，力量由轻到重逐渐增加，从触及腹主动脉搏动，到搏动明显即2层接近第3层，保持此按压层次，直至受术者双下肢出现酸、凉、麻、胀等得气感；随受术者吸气逐渐减轻按压力并轻缓上提，触及腹主动脉搏动减弱即第1～2层，保持此按压层次1～3分钟；再随受术者呼气继续按压至腹主动脉搏动增强至减弱即第3～4层，保持此按压层次1～3分钟后结束手法。

【分层论治】

根据疾病的虚实，临床操作时层按法的作用层次具有很大的区别，需要注意辨证论治，随证补泻。

攻法用于实证，内有实邪之证，由于使用中容易攻伐太过，有伤气之嫌，所以临床中用的较少。攻法的作用层次很深，而且下按速度也比其他的手法快，0.5分钟左右，通常要按压至第4层腰肾层，按压到这个层次，胃腑及肠腑所受的压迫刺激非常大，能促进气血运行，疏导积滞，从现代医学来看，能够增加胃肠蠕动，促进消化排泄。这样的操作较其他几种层按法上提速度要快，近0.5分钟，稍快上提能够进一步加大对胃肠的刺激，加强泻的力度。但是要注意，体弱身虚者，由于难以承受较多的压力，会造成腹腰部酸痛的不良反应，

散法属于轻泻手法，按压层次比攻法浅，按至3～4层之间即可，这个层次对有形之腑的刺激程度相对较小，主要针对的是无形之气，操作时重按轻提，下降速度宜快，近1分钟，打破气的郁滞，抬手速度宜缓，1分钟左右，较攻法要慢，慢慢引导气的运行，受术者会有寒凉感，得气后结束手法。

提法按压层次浅，操作速度最慢，下按、升提速度在1～2分钟，从开始按压至2层接近3层，以使气生，随着手的缓慢上提至1～2层，导气归于脏腑。在整个操作过程中，使气聚而不滞、行而不散，受术者会出现全身发热、松快等得气感。

带法操作有补有泻，分层论治可分3种。

平补平泻法：操作轻按轻提，不急不缓，1～1.5分钟，层次作用在2层接近3层

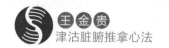

即可，力量柔和，整个过程，气血的运动很平和，受术者双下肢出现酸、凉、麻、热、胀等得气感。

补中带泻法：手法操作为轻-重-轻，按提速度控制在1~1.5分钟，先缓慢按至超过2层接近3层，以使气生，有了气才能推动积滞的化解，化解积滞需要消耗气，最后还要把消耗的气和本来就不足的气补回来，所以随着作用层次的不断变化，最后落在补法上，针对的是虚中夹实之证，主要以气不足的表现为主，但同时还存在气机逆乱之象，受术者双下肢会出现热、麻、胀等得气感，但以热感居多。

泻中带补法：按提速度控制在1~1.5分钟，与补中带泻的手法作用特点正好相反，先泻后补，最后落脚在泻法，此操作针对的是以气机逆乱为主要表现的病证，但又有脏腑功能虚弱之象，层次变化为深-浅-更深，操作力度为稍重-轻-再重，最后落在泻法上，受术者双下肢出现凉、麻等得气感，更多是以凉为主（表7-1）。

表7-1　手法比较

手法	作用	按压力度	按提速率
攻	重泻	由轻而重，慢慢逐层下降至第4~5层	0.5分钟
散	轻泻	重按轻提，开始按速较快， 按至3~4层之间	1分钟
提	补	由微重转轻，开始按至2层接近3层而后提至 1~2层	1~2分钟
带	平补平泻	轻按、轻提一般按至2层接近3层	1~1.5分钟
	补中带泻	由轻到稍重再到转轻； 2层接近3层到3~4层再到2层接近3层	1~1.5分钟
	泻中带补	稍重到轻再到稍重； 2层接近3层到1~2层再到3~4层	1~1.5分钟

【津沽特色】

层按法是津沽脏腑推拿的核心手法，在古法腹部按摩中应用最为广泛，层按法主要是作用在腹部前支的冲脉（即伏冲之脉）和任脉位于腹部的穴位。津沽脏腑推拿本着"五层气体四种导疗"的核心理论方法，根据疾病证型的不同，所采取按压的受术部位及层次均不同，"同病异治，异病同治"，在中医传统理论的指导原则之下，可采用攻散提带之法随证补泻。而我们手法的补泻使用不会有伤正气之嫌，亦不会温补太过，不存在操作过度之说，这正是我们的优势所在。

层按法中的补泻有两点至关重要，一个是层次，就是按压深度，另外一个就是速度，下按与上提的速度。不同层次与不同速度的有机结合就形成了攻、散、提、带4种导疗，也就是层按法的补泻操作。操作前要跟受术者进行沟通，告诉他可能出现的感觉，这样不至于在操作的时候，由于受术者情绪紧张或者突然的疼痛导致气机突然受阻，而致病情加重，同时也要注意，施术者在操作时不能处于身体不适状态下，更不能在操作时咳嗽，以免因按压力度突然的变化导致受术者气机逆乱，造成结气等不必要的后果。

攻法是重泻手法，操作相对猛烈，按压层次深，操作速度是这几个补泻手法中相对最快的，以正气伐邪气，攻邪下行，一般用于实证，因为脏腑推拿主要调理的就是人体内的气，所以这里的实证指的就是因气的郁滞而致的实证。既然攻法是重泻手法，那么这里说的郁滞之气必然是程度比较深的，而且时间比较长，不容易疏解的。根据五脏六腑的功能，我们知道气主要郁在肝，"气有余便是火"，郁久会化火，容易出现燥屎内结，头痛目赤等症，而攻法针对的正是气郁化火之证，以重泻手法打破气的郁滞，气不久聚则热不生，症随之而解。但需要注意的是攻法对施受术双方都有一定要求，施术者需要有丰富的临证经验，初学者不可草率施展，否则会造成不良后果。而受术者则必须是体质尚佳，可耐受攻伐手法的人，此手法禁用于虚劳诸症。鉴于以上问题，我们在临床中较少应用攻法。

散法，法如其名，就是让郁结之气发散开来，属于轻泻手法，疏理气机之用。散法与攻法虽然都是泻法，但是散法更多的是用于气机郁滞程度轻、时间短，还未进一步化热之前。比如肝气郁结，如果只是气机疏泄失常所致，横犯脾胃也好，气升太过也好，甚至是气机不畅引起的血瘀之证，都只需要进行疏理气机就可以了，用散法使气运行起来，则很多问题就迎刃而解了；如果是气郁时间过久，生了火热，那就必须使用攻法镇压火热之邪，此外还可配合中药治疗。不过，散法虽属轻泻之法，但我们在操作中说得很详细，这个泻主要是打破气的郁滞之意，而散法操作的升提过程速度很慢，对于气机的调节是慢慢引导，有着寓补于泻的含义在里面。

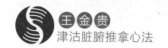

提法是层按法中的补法，手要含气下按，以术者之气引动受术者脏腑之气运行，"虚则补之"，补法解决的自然是虚证。提法操作缓慢，其补益作用不愠不火，主要表现在温，温脾肾之阳，健益脾肾之气。因脾肾阳气不足引起的虚证，比如脾肾阳虚的泄泻、便秘，或阳虚则寒而致的胃痛，或气虚无力通降失常而致的呃逆等，均可应用该手法。但这里说的补，并非像人参、黄芪等中药材一样能够直接补充脏腑之气，而是通过充分调动脏腑之气运行，激发脏腑功能正常运行，以自身之气调补自身，使气周流不息，循环往复，所以提法虽是补法，但补而不滞，怎么补都不为过，不会出现"虚不受补"的情况。

带法，以气带动，故名"带"，可以调整体内脏腑阴阳之气，使清气上升，浊气下降，使之平衡。带法的应用相对复杂，分为平补平泻、补中带泻、泻中带补，是针对虚实夹杂之证的，所以辨证的准确性是正确应用带法的前提。比如湿邪侵袭，困遏脾阳，只是影响到脾的功能不能正常发挥，但日久必然又会伤及脾阳，所以首先要解决的就是外邪，再者就是强化脏腑，这时就要应用带法的泻中带补手法。

作为津沽脏腑推拿应用最普遍的手法，"三脘定三焦，三焦通四海"的理论所指导的层按法，可广泛作用于胸腹部腧穴，有调理全身气机，促进气血生成输布，补虚泻实，调和阴阳，消食导滞，分清泌浊之功。施于上焦清利头目、宣发肺气以宣上，施于中焦调理脾胃气机、升清降浊以畅中，施于下焦理气导滞、运肠通腑以渗下，施于冲、任、带脉可通调全身气血，平衡阴阳。同时，受术者因病因不同或者体质差异可出现不同的得气感，可将感觉大概分为酸、麻、胀、热、凉五种，有得气感则见效速，没有则见效迟，但身体正常者可以没有，关于得气感的问题我们将在后面的独立章节进行详细介绍。总的来说，在施用层按法时，应先选穴道，次定手法，对证施术，不可孟浪。

二、捺法

【定义】

以拇指或中指指腹着力，附着于腹部及背部特定部位或穴位，围绕手指的纵轴做回旋或左右捻按，类似于捺按手印的动作以调畅气机、补虚泻实，称为捺法。

【基本操作】

受术者仰卧位，施术者居于受术者右侧，施术者的拇指自然伸直，屈食指中节紧贴于拇指横纹之下，或者食、中指自然伸直，食指指腹叠压于中指指甲；以拇指或中指指腹缓缓附着于特定部位或穴位，直至完全陷入特定部位或穴位，前臂作小幅度内旋、外旋，通过腕部带动拇指或中指旋转指按，使拇指或中指指腹正中螺纹作用在穴位上偏桡侧与偏尺侧交替接触受术部位；或者两个偏锋相继旋转作用在穴位上。通过前臂内旋、外旋，带动旋转方向，以左右偏锋接触的形式，产生直接的补泻效果。通过旋动使指劲逐渐捻入，直至深层组织出现酸胀样得气感，持续手法，每分钟20～40次，操作0.5～1分钟。见图7-2。

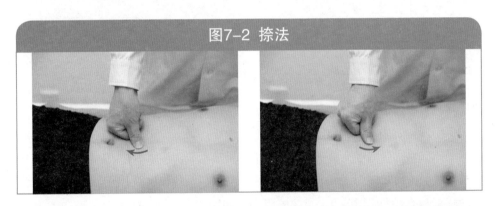

图7-2 捻法

【操作要点】

受术者仰卧位，施术者居于患者右侧，施术动作类似于古代"捻指纹""捻手印""画押"，拇指或中指缓缓作回旋旋转直至完全将指腹纹络陷入施术部位中，拇指或中指指腹正中吸定于受术部位，沿手指纵轴回旋或左右按捻受术部位。以指腹中点为中心，指腹左右边缘分别接触受力部位，形成"半圆"轨迹，切忌单侧过度用力。

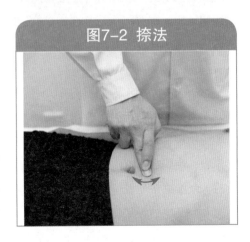

图7-2 捻法

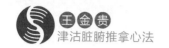

根据病情不同，选择针对性的补泻调法。拇指沿垂直轴重力向右旋为"补"，重力向左旋则为"泻"，平补平泻时拇指沿垂直轴左右旋力量均匀为"调"。见表7-2。

表7-2　补泻比较

因素	补法	泻法	调法
方向	向右为主	向左为主	左右均匀
频率	20~30次/分钟	30~40次/分钟	25~35次/分钟
力度	施力不宜过重	施力稍重	施力适中

【津沽特色】

捺法，它是本书里面较为常用的手法，其临床应用仅次于层按法，在后面我们可以看到它的应用。捺法讲究操作的体位，受术者仰卧位，施术者居受术者右侧，与层按法恰恰相反，尤其是在任脉及胃经上操作，这也源于前人经验的总结。捺法源自津沽的捺穴疗法，应该注意的是，捺法不是点法，却很像揉法，但不能与其相混淆，我们也把它称作"按手印"法。捺法多用在任脉和腹部上的穴位，单一穴位应用多是基于解剖原理对有形脏腑的调节；而多穴位组合针对的多是以三焦为病变根源的疾病，主要作用就是调气行水。调气，调的是三焦气机；行水，行的三焦通道内的水湿，水湿痰是水液三种不同的形态，黏稠度逐渐增加，反映了邪气的轻重。

捺法的具体操作手法——补、泻、调法，这是具有津沽脏腑推拿特色的。津沽脏腑推拿认为，推拿是中医的一部分，临床应用中自然是有辨证论治思维的，我们在学习中医基础理论时就听老师讲辨证论治，当时可能不理解为什么它那么的重要，随着我们在临床工作中慢慢体会到辨证论治是中医的灵魂，诊治疾病是因人而异的，就像莱布尼茨说过："世界上没有两片完全相同的叶子，也没有性格完全相同的人。"在中医的哲学里也没有完全相同的病人，因此我们要细细揣酌，不是简单的揉一揉，舒服舒服就行了，而推拿辨证论治的重要环节就是手法。医者手法辨证应用得当，就能获得预期的疗效。所以，我们脏腑推拿的捺法不同于点法，点法是静止的，捺法是运动的，而两者最大的区别就在于捺有补泻之法，它也不同于揉法，捺法虽左右旋动，但是并不像揉法做圆周运动，捺法操作够不上一个圆周，近似半圆。根据手指旋转方向不同，分为"补""泻""调"三种手法，以重手法右旋为补、重手法左旋为泻、左右往反旋送为调，而这个调也就是平补平泻。三法的应用要结合辨证，"虚则补之，实则泻之"，气机郁滞错乱则调之。所谓补，补的是中焦之气，脾胃居中焦，为后天之本，所以因脾胃虚弱而致病者宜捺补；泻，泻的是胃肠积滞，在捺法中有两层意思，一为泄，泄有形之邪，二为泻，泻无形之气，所以胃肠痞塞不通，饮食积聚者可予捺泻；调，调的是错乱之气，脏未虚腑未实，功能出现了问题，该升不升，该降不降，所以对于气机逆乱、失于调达等导致的病证可予捺调之法。

捺穴疗法不仅有补、泻、调等特色手法，它还有固定的顺序，其中蕴含着中医的"三焦"理论。三焦气化对津沽脏腑推拿有着重要指导意义，首先津沽脏腑推拿的手法操作是通过调节气的运行，助三焦气化，三焦通畅，全身气血津液运行有度，人体的整体大环境得到调整，气动则水动，符合整体观念思想。在具体疾病的治疗，我们可以看到"宣上""畅中""渗下"的治疗理念。我们知道心肺居上焦，其实膈以上都可以称为上焦，包括上肢，只要上焦气机不利，我们都可以去"宣上"，不限于痰湿阻肺的病证；中焦还是侧重脾胃这一块，它还是气机的枢纽，对全身的气血运行有着重要的作用，所以称为"后天之本"，那么"畅中"就显得十分必要了，其实肝火旺，我们手法操作没有直接降火的作用，但是可以调气，所谓"气有余便是火"，把多余的气分散开来，那火就不会旺了；还有湿邪阻滞，导致津不上承，造成阴虚，一样的手法操作也不能去直接滋阴，而是通过调气，运脾化湿，湿散津液得到正常的布散，阴虚的情况就会得到缓解，当然我们也明确提出手法操作在清热、滋阴方面并不擅长，临床可视病情严重程度配合中药予以调理；还有"渗下"，针对下焦病证，但是不能单纯地理解它是利小便，导大便也是"渗下"，它是使浊邪从下焦排出。所以说捺法是体现三焦气化的一个手法。

对三焦的认识始于《内经》，但是后世对于三焦的有形与无形的争论从未停止，无论是有形还是无形皆有它的道理，无形即功能，三焦是运行气和水液的通

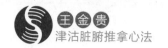

道，《素问·灵兰秘典论》云："三焦者，决渎之官，水道出焉。"它也是运行水谷精微的通道，上焦如雾，中焦如沤，下焦如渎，是对水谷精微运行的一个描述，这些是医家们都认可的。对于有形，学者们对其见解就不同，但是多靠向解剖，有学者认为是淋巴管和淋巴干等，这和水液运行确实有关，有学者认为是消化系统的网膜，这和运化水谷有关，但"有形之三焦"还不能完全解释三焦的功能。捺穴疗法在畅通三焦气机上有其独到之处，需要注意的是，应用捺穴疗法时有着严格的施治顺序，不可错乱。开中焦之门是第一要义，因为中焦是沟通上下焦的关键，是气分错乱的根源，只有将中焦之气理顺，气结打开，方能活动上下焦之气，这就是"畅中"，一般操作是先迎住巨阙，这里的迎法后面会说，后捺阑门穴，继而捺建里穴，建里为有形脏腑脾之居，刺激有形脏腑来调节无形脏腑的功能。再者，开下焦之门，给病邪出路，有利于中上焦浊气下行，这就是"渗下"，例如迎住左梁门、右石关，捺水分穴，继而捺气海穴，但是气海穴操作不宜过长，捺水分是利水湿之邪，捺气海是大肠之浊气，像这类的组合在一起可以渗水湿之邪于下焦。最后才是开上焦之门，即"宣上"，例如捺天突、膻中、中府、华盖等穴，使食道浊气下降，肺气宣发肃降，为上焦浊气下降腾出空间，上焦浊气下达，达到宣上的作用。有时候，中下两焦畅通之后，上焦自然就畅通了，我们在临床操作时可以细细体会，若想通畅气机则需将术式串联，上中下三焦有机配合，发挥三焦气化的功能，使气之宗即元气通畅，水道流通。《内经》中讲："五脏者，藏精气而不泄也，故满而不能实。六腑者，传化物而不藏，故实而不能满也。"所以说五脏发挥它的作用依赖水谷精微的濡养，六腑发挥它的作用依赖水谷传化的流畅，瘀滞则谷道闭塞，气道不通，水道停滞，积而成邪。

除了操作顺序有说明，操作的部位及合用迎法也是独具特色的。由于捺法选穴多在腹部，像关元、阑门、建里、中脘、上脘等穴，根据解剖位置来看，与胃有着紧密的联系。在临床操作过程中，尤其是捺脐以上的穴位时，很有可能引起胃气逆乱，所以捺法常与迎法同时应用，考虑到此手法可能对受术者造成一定的不适感，可采用迎法来解决受术者的不适感，这就是它的奇妙之处，迎法最常用的就是迎巨阙，因为巨阙正好处于胃上口，不仅能够促进胃受纳，而且还能防止胃气上逆，两种手法相互配合，才能更好地达到治疗目的，还有迎左梁门、右石关也是这个道理。此外，在应用捺法的时候，可以同时按压多穴位，比如治疗便秘时我们捺泻左梁门、右石关，左梁门在胃下口，右石关系在胃囊，只有同时捺两穴才能调理胃气，加快水谷运化，降浊于小肠，使腑气和降。以上是对捺法的介绍，它是津沽脏腑推拿一个常用的手法，需要掌握的。

第二节　重要手法

一、旋揉法

【定义】

单掌附着于腹部，虚扣放于特定部位，以"外劳宫"为悬提中心，通过腕关节宛转环旋，使大鱼际、掌根、小鱼际、小指至食指指腹、拇指桡侧偏锋依次按压在腹部特定部位或穴位，或沿腹部做顺时针或逆时针做循环揉动的动作，达到调和气血，调整胃肠的作用，称为旋揉法。双掌叠加操作，以重叠部分为悬提中心，下层手法同旋揉法，叠加另一手同单手揉方向，则称为选揉法。

【基本操作】

旋揉法：右手掌指关节、指间关节屈曲，虚掌环扣于受术者特定部位，手掌沿大鱼际、掌根部、小鱼际、小指尺侧、小指、无名指、中指、示指指腹、拇指桡侧顺序做环转交替施力按压循环揉动，频率每分钟15～30次，或手掌在腹部可顺时针或逆时针移动。见图7-3。

图7-3旋揉法

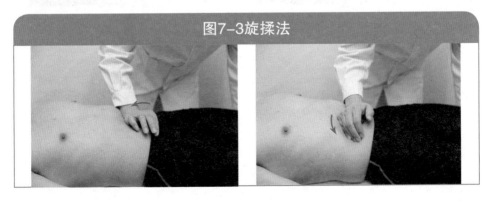

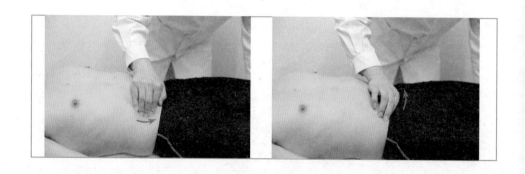

选揉法：右手示指掌指关节掌面叠于左手示指掌指关节背面，双掌指关节与指间关节屈曲，虚掌环扣于受术者特定部位，右手腕部、小鱼际、小指尺侧、小指、无名指指腹、左手食指、中指、无名指、小指指腹、小指尺侧、小鱼际、腕部交替施力按压，双手拇指偏锋悬空无按压动作，在特定部位逆时针循环揉动，频率每分钟15～30次。双掌可同时在全腹做顺时针或逆时针移动。见图7-4。

图7-4 选揉法

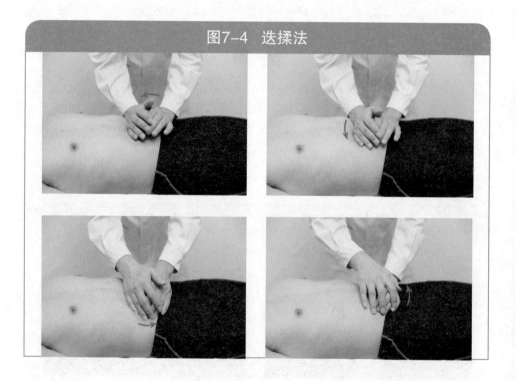

【操作要点】

受术者仰卧位，施术者居于其左侧。手掌与受术部位接触面依次循环揉动时，用力应有连贯性，力度均匀深透，不可忽轻忽重，避免出现重滞或在皮肤上摩擦跳跃。单掌或双掌滚揉都是逆时针，而手在全腹部移动可为双向，其中补法操作以逆时针移动、频率上缓而不速、小幅度、小力度为主；泻法操作以顺时针移动、频率上介于缓急之间、大幅度、力度稍重为主。这里要注意的是，手法在固定部位或穴位时，没有顺逆补泻的，只有运用在全腹移动时，才会有顺逆方向要求及补泻的作用。我们在初学此式时候，可记住这四个字要领"稳、圆、狠、慢"。即手势要稳、姿势圆滑、果断连续、运掌要慢，这其中以慢最为重要。见表7-3。

表7-3 补泻比较

因素 　　　　手法	补法	泻法
全腹移动方向	逆时针	顺时针
频率	15次左右	20次左右
力度及幅度	轻而肠腑波动小	稍重而肠腑波动大

【津沽特色】

旋揉法是津沽脏腑推拿的重要手法，常与层按法相配合运用。如操作时可疏理气机，同时让受术者腹部放松，还可起到进一步调和气血的作用。旋、选揉法的主要作用部位是腹部，以脐周为主。

古法腹部按摩认为"人身以气血为本，气血不足则人弱，气血不畅则人病，气血停止则人死"，胡秀章主任在《腹部按摩学简编》中强调，此法多在层按法之后使用，但是腹部胀满、胸闷不舒的受术者应先用选揉手法，以疏通气机，若先应用层按法可能增加受术者痛苦。陈志华主任主张在治疗实证时可合用颤法，以带动肠腑运动，增强导滞功能。

基于以上众多津沽推拿前辈的经验和个人发挥的理解，我们对旋、选揉法进行了归纳总结和补充完善。旋、选揉手法可以通过调气，提高人体正气，以攻其邪气，我科临床医师在应用此法时强调在旋选揉过程中运用"温者通之"的医理，以

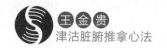
受术者腹部出现温热感为佳。同时强调手法在悬提的姿势下所具有的优势：旋揉法操作时，施术者始终保持虚掌手型，掌心凹陷、不直接按压受术部位，手掌周边部接触并按压受术部位，这种手法有着类似陀螺倒地回旋环转的运动轨迹。之所以虚掌是因为津沽脏腑推拿几代人认为虚掌含气可以调动受术者正气以抵抗邪气，当受术者得气时施术者手中有气（因疾病不同，有寒热之别）攻冲时治疗效果更佳，即所谓的"正气伐邪气"。并且强调选揉手法是以左手外劳宫穴对应右手内劳宫穴，劳宫穴相叠在一起使得气穴贯通，进而可集中双掌心的意念，将注意力集中在施术部位，从而开展"悬气上提"的意境。如施术者且能入静，则更发挥理气调气的作用。从机械的角度讨论悬掌则更为简单直接，因在相同压力下，作用面积更小者则压强较大，进而在特定时间内产生的手法力就更为渗透，同时此法在操作的时候只引肩部重量下沉，双臂不主动发力，这就保证了施术的稳定性与持久性，并且于深层脏腑的刺激影响效果是相呼应的。因此针对不同体格的受术者，医师能直接通过腕关节回旋婉转的速度来把握功力大小，这是在操作上节约体力的窍门，大家需要认真领会。

此法一方面作用在有形之脏腑，通过手法的直接刺激，进而影响脏腑功能，主要还是对胃肠道功能的影响，能够有效地改善调控胃肠道的消化、吸收、传导等。比如便秘，无论主证是虚证还是实证，有一个不变的事实就是糟粕不下，从"六腑转化物而不藏"的观点出发，大便秘结证可以认为是一个实证。那么采用选揉泻法辅助排便就没有任何问题，顺时针沿盲肠、升结肠、横结肠、降结肠、乙状结肠的轨迹方向操作，就有助于排便。相反，如果是泄泻，无论虚实，辅以选揉补法，沿乙状结肠、降结肠、横结肠、升结肠、盲肠轨迹方向操作，有抑制大便排出的作用，进而达到止泻的目的。如此调节肠腑运行，就可以起到通顺气滞、补脱气陷的双向调节作用，因此总的来讲具有调畅气机的作用。旋揉法与选揉法都有补泻之法，沿全腹逆时针操作为补，顺时针操作为泻。要注意手法操作时的动作是保持不变的，始终是逆时针，而补泻操作说的是手法在腹部的运行轨迹为逆补顺泻，这里不要搞混了。

另一方面作用于无形脏腑，包括部位之三焦、脾胃肝胆，甚至包括循行经过腹部的足少阴肾经、足阳明胃经、足太阴脾经、足少阳胆经、足厥阴肝经以及任脉、冲脉、带脉。《素问·至真要大论》曰："谨守病机，各司其属，有者求之，无者求之，盛者责之，虚者责之，必先五胜，疏其血气，令其调达，而致和平，此之谓也。"因此临证时应首分阴阳，继而辨虚实表里寒热。明其虚实方可"虚则补之，实则泻之"，又调节证候虚实，可通过改善气血而达到。旋迭揉法擅长于调理血气，因为揉法所过之处涉及全腹，且多触及脏腑推拿核心经穴，其中不乏中脘、大横、建里、关元等擅长于调达气血、补益虚损之穴。同时采用紧推慢移的手法，促进了各穴位精气的激活，促进了肠胃的运动，就是增强了气血的生化。况且肠腑气机通畅也助力了气的运行，推动了血的运输，进而发挥了调和气血的作用。

旋、迭揉法起到的作用不能忽视，其重在理气，能调补五脏之虚，能泻六腑之实，两者在补气行气方面上较其他手法有着明显优势，通过调气，气和则血畅，气血运行正常，各脏腑才能正常发挥其功能，达阴平阳秘之效。平补平泻之法犹如方剂中的和法，能疏理腹部诸经脉的经气，以调理周身气机。比如在畅通三焦气机方面，旋、迭揉法的作用就凸显了出来，脾胃居中焦，是后天之本，气血生化之源，是周身气机升降出入的枢纽，手法的作用直接影响脾胃气机升降，补法施之则益气通脉，泻法施之可疏肝理气，因此具有调和气血，畅通三焦，理气和中等功效。针对气血郁滞之证，可选择泻法祛除邪气，调畅气机；而针对气血不足之证，则需要通过补法缓慢施展，以求行气不致破气，以化生血气。同时手法直接作用于任脉、冲脉、带脉，通过对腹部气街的作用，影响冲任之脉经气运行，"冲为血海，任主胞胎"，旋、迭揉法还可以治疗月经不调、痛经等妇科病。

临床见气短乏力、神疲懒言、腹痛喜按、排便无力、月经量多，舌淡脉虚等虚证时宜用旋揉补法，即逆时针循环滚动，操作宜缓，每分钟15次左右，力度轻而肠腑波动小；而见胸满胁痛、噫气腹胀、便秘、月经量少或闭经，舌淡红，苔薄白，脉弦等实证时宜采取泻法，即顺时针循环滚动，可沿有形脏腑大肠的走行方向迭揉，盲肠、升结肠、横结肠、降结肠、乙状结肠，操作宜介于缓速之间，每分钟20次左右，力度稍重而肠腑波动大。基于异病同治原理，凡气虚不运类虚证或气滞不通、脉络瘀阻类实证，如胃脘痛、胸胁胀痛、胸闷、消化不良、便秘、泄泻、月经不调、痛经等病，皆可用此法。

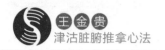

二、掌运法

【定义】

全掌附着于腹部，示、中、无名、小指掌面和掌根部交替扣放于特定部位或穴位，在受术部位所在水平面上垂直于躯干做弧形的来回推送及回带，达到调和气血，疏通经气的作用，称为掌运法。

【基本操作】

右手示、中、无名、小指掌面和掌根部呈拱手状，扣放于特定部位两侧或双侧同名穴位上，先以掌根部着力，腕关节略背伸，上臂主动用力，在受术部位所在水平面做弧形推送，掌根部由受术部位一侧向正中移动；继以示、中、无名及小指四指掌面着力，腕关节略屈曲，前臂主动用力，在受术部位所在水平面沿身体纵轴上下移动并做弧形回带，四指掌面由受术部位另一侧向正中移动，如此反复操作，频率每分钟15～20次。见图7-5。

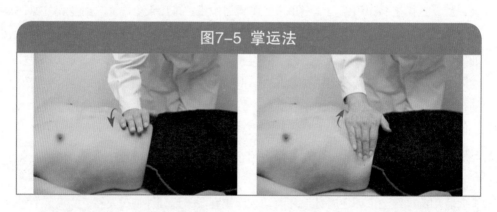

图7-5 掌运法

【操作要点】

受术者仰卧位，施术者居于其左侧。掌运法与推法有相同之处，区别在于掌运法操作并非单方向直线推动，而是分为推送和回带两部分，且掌运法动作频率较慢。掌运法的推送与回带旨在带动腹部组织来回运动，动作难点在于推送与回带交替过程中腕关节的灵活伸屈，以及上臂与前臂动力源的自如切换。在实证治疗时宜以重推送轻回带、频率上稍急、深度较深、大幅度、力度重为主；在虚证治疗时宜以轻推送重回带、频率上缓而不急、深度轻浅、小幅度、小力度为主。初学者需要谨记"紧运慢移"四字口诀，其中"紧运"说的是推动时需要紧贴腹部，保持有一定向下的压力，才能够带动手下的肠腑活动。而慢移就更强调了我们在施展手法的时候需要保证疗效，动作越快那么单位时间内的刺激量越小、频率越高，这就与胃肠的蠕动节律不符了，同时容易产生气逆的不良效果。而初学者切莫疏忽功法锻炼，如果在初学者功力尚未成熟的情况下，力量与耐久度还跟不上施术的要求，我们不妨将手法慢下来，认真地按照标准将每一步做好，这也是所有手法的通理。

【津沽特色】

掌运法是津沽脏腑推拿的重要手法。对于前人常用的运法和揉法，胡秀章主任在《腹部按摩学简编》中这样描述："运法与揉法略同，亦可兼用，两者区别在于单手为运，双手为揉，运法用于上腹部，揉法用于全腹部，但二者的作用是一样的，都具有疏通气血、消胀镇痛的作用。"临床上，津沽脏腑推拿在传承的过程中，加以改进创新，对发挥二者优势的掌运法有着越来越深入的研究和应用。

掌运主要施术部位是腹部带脉穴水平线以及建里穴水平线，其施术特点决定了其操作是范围型的，主要沿神阙－肓俞－天枢－大横－带脉穴连线以及建里－石关－关门－腹哀穴连线的两条水平线进行操作。之所以选择这两条线，因为这涵盖了任脉、肾经、脾经、胃经乃至肝胆经，腹部经脉都经由于此。带脉穴一线就是从一侧带脉穴开始经大横、天枢、肓俞、神阙直至另一侧带脉穴，在操作的过程中，手掌经过了任脉与两侧的多条经脉，且也轻轻擦过了带脉循行的部位，可谓是兼顾全面。掌运此范围能够调动周身气血，使气血通达四肢，行气血而和气血，无论虚实各症均可治之。尤其是在起手和回带的时候，十分注重两侧的大横穴，并加重刺激，进而激发了脾经经气，让经气在脉道中加速运行，加强脾运化的功能。

同时，津沽脏腑推拿特别重视脾胃在气血调节中的重要作用。建里，顾名思义，建立居处之意，能够沟通先、后天之气，掌运建里穴一线，就是主要针对脾胃虚弱之症，像完谷不化、大便稀溏等症均可应用。但是总体来讲，掌运建里穴一线，为的是调理中焦脾胃的气机，使其不会逆乱。脾气主升，胃气主降，只有在脾升胃降形成枢纽时，全身的气机运行才会顺畅，上下焦之气才得以沟通与交融，像呃逆、胀满等一系列气机逆乱不舒的症状才能得到缓解。《素问·通评虚实论》曰："邪气盛则实，精气夺则虚。"邪气亢盛聚于胃腑，则可见脘腹胀满、腹痛、

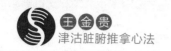

便秘、尿潴留、腹水、水肿、积聚等实证，胃腑精气不足亦可见胀满、尿频、便秘、腰痛等虚证，此处胃腑为广义的胃，既包括脾胃，亦包括肠腑。而对于脾阳虚日久而导致肠腑生理功能失调的患者，掌运建里一线可通过疏理气机而调整肠内气机，使小肠可以泌别清浊，大肠传导有力，渐渐补其虚损，使阳气渐渐恢复，从而培补了后天之气。掌运法在实证治疗时明显带动肠腑运动为主；在虚证治疗时则是微微带动肠腑运动。

另外掌运可直接刺激到胃肠，此处也是取治疗有形脏腑之意，掌运最直接的作用就是刺激胃肠之腑，助胃肠腐熟传化之功，促进气的正常升降。我们平时都知道，吃完饭肚子胀气了，正所谓"浊气在上则生瞋胀"，那就是因为食物在消化过程中产生了很多气体，本来这些气体是应该下行排出的，但由于胃的功能出现了问题，浊气当下不下，这时候我们自己用手揉一揉、搓一搓，出几个虚恭就好了，这跟掌运的功用其实是一个道理。掌运法还有对于升降结肠有促进排便的作用，临床医师通常称为"活运大肠"。这样使胃肠该降不降之气出于下，而清阳之气出于上，可以使胃肠内积滞下行，不会壅塞。

一般此法用来改善腑气不通类疾病，后经过不断的实践检验，此法还能治疗因带脉紧束问题引发的肌张力增高或降低的疑难杂症，如痉挛性斜颈、帕金森病、脊髓侧索硬化症等。

三、团摩法

【定义】

单掌自然微屈附着于特定部位，手心中空，运用手掌接触面依次发力做小幅度旋转摩擦，再逐步扩大施术范围的手法，达到消积除滞、活运气血的作用，称为团摩法。

【基本操作】

施术者手掌指关节、指间关节微屈，空掌置于受术者特定部位，手心含气，手掌接触面依次交替施力，在围绕受术部位做小幅度旋转团摩，依施术部位需要摩动范围逐步扩大，一直扩展至整个受术部位，频率每分钟10~20圈。见图7-6。

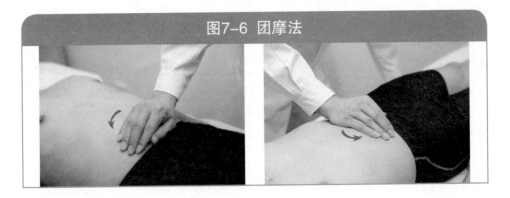

图7-6 团摩法

【操作要点】

团摩法不同于选揉法，其只在体表轻缓摩动，不带动皮下组织运动；又不同于掌摩法，不是全掌摩动，而是掌心略空，手掌依次摩动皮肤。操作时为空掌，形如老一辈对于消化不良所施用的"胡撸"手法，操作部位只停留于皮肤层，尤以腹部皮肤为宜，以"皮动肉不动"为准。手法轻柔流畅、较为灵活，多用于散瘀消积和调理气血。因此，操作时顺逆时针皆可，并无严格的补泻，故不必拘泥于摩动方向。

【津沽特色】

津沽脏腑推拿的团摩法与大家熟知的掌揉法在操作上有相似之处，为了便于理解，我们将团摩法与掌揉法做一对比，相较于掌揉法而言，团摩法在操作过程中不带动皮下组织，是将接触受术者皮肤的全掌改为了空掌，使接触面积变小，速度变快，刺激量加大，增大了皮肤的感传。二者按压的程度不同，发挥的作用也不同，掌揉法的功效类似于麻黄，发汗解表的力度较大，但是式中单纯应用这一程度的手法还远不够，而团摩法类似于中药防风的特性，防风为风药之润剂。什么是润剂？就是说在有发散作用的同时，又不伤及正气，偏于平和，团摩法正是这样，属于较掌揉法平和的手法，刺激量也比较平和，且此法只接触于皮肤，未带动皮下组织，故顺逆与补泻无直接关系。津沽脏腑推拿认为，此法主要以"补"为主，因为皮肤被认为是人体的"第三大脑"，用轻柔的手法刺激皮肤，会起到兴奋中枢的作用，这样便可以使人体循环加速，新陈代谢加快，弱化的神经节被激活。在部分腹部有食积的受术者前来就诊的时候，用团摩法可先使受术者慢慢平和下来，缓缓消除他的积滞，针对积滞所导致的应激性腹肌痉挛，可以松弛腹肌，使力道透入脏腑，根据有形脏腑的理论，将积滞消除。从中医理论来讲，团摩法就是通过促进气血流动，使胃肠的功能恢复，传导有常，肠气得到了通降，食积自然而然应手而去；另外，妇人腹内气血不调而导致的癥瘕积聚，是一种不好治愈的疾患，由于"妇人以气血为用"，团摩法可以通过调和腹部中的阴阳气血，有助于癥瘕积聚的消散。总的来说，这样有利于邪气的疏泄与正气的平复，从而达到畅达胸腹之大气的作用，维持气血的正常运行。

团摩法作用于全腹时，可针对素体不足而导致胸腹气机逆乱、阴不降阳难升者产生显著的治疗效果；使肺气能够正常地宣发肃降，肝气疏泄有度，中焦脾胃气机升降有常，这样气通则血行，积聚散而痰结除，阳升阴降，各脏腑气机恢复正常，症状亦应手而解，所以说本法也有调和脏腑气血的功用。在津沽脏腑推拿应用于临床治疗时，此手法常常作为重要手法配伍到临床术式中，经常将此手法运用到神阙穴与中极穴以及之间的少腹区域，可用温和的手调动下丹田中的阳气，从而温阳化气；常常针对癃闭、痛经等虚证有更好的效果。团摩神阙至中极可生阳气，化气血，畅气机，健体魄，不失为一种补益的手法。手法施治中，受术者常会感到少腹部微微发热，因为人体对于温度的改变异常敏感，尤其是腹部，在手法结束的时候会感到通体的温暖，从现代医学来讲可以促进人体的脑肠互动，进而加速疾病的痊愈。广泛来说，此手法主要用于治疗胃脘痛、腹痛、腹胀、食欲不振、胸胁胀痛、恶心呕吐、便秘等病之虚证。

综上所述，团摩法作为一种调和类手法，较其他手法平和，在腹部运用时，可以刺激到任脉、足太阴脾经、足阳明胃经、足厥阴肝经等多条经脉，从经络的层面上调节各脏腑的气血。因此，无论是否针对疾病施用，都会对人体起到一种保健的作用。

四、捺扫法

【定义】

捺扫法是复合手法，为捺法与扫散法复合而成。即以拇指指腹着力，附着于特定部位或穴位，其余四指并拢微屈，指端自然贴附皮肤。通过前臂及腕关节主动摆

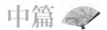

动，围绕拇指垂直轴做来回旋转或左右均匀用力按压即捻调操作，其余四指指端随之做自由的摇摆扫动，并在拇指带动下循经移动。在临床治疗中可以起到调营卫、理气血、和脏腑的作用，称之为捻扫法。

【基本操作】

手拇指自然伸直，拇指指腹重力附着于特定部位或穴位，余四指并拢微屈，指端宜自然贴附皮肤，通过前臂内旋、外旋，腕关节摆动，带动拇指沿垂直轴旋转，使拇指指腹正中偏桡侧与偏尺侧交替接触受术部位，同时四指指腹做扇形回扫，并做逆拇指方向循经直线移动，频率每分钟40~60次。见图7-7。

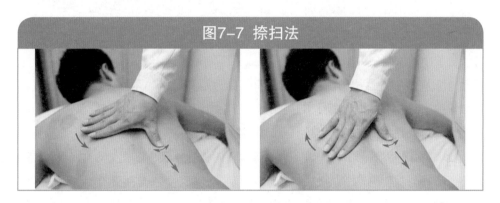

图7-7 捻扫法

【操作要点】

捻扫时，拇指用力着实，吸附于穴位上，其他四指则应轻贴于皮肤。拇指摆动时，则需灵活协调，重而不滞，余四指轻而不浮。

施术过程中，以肘为支点，前臂主动内旋、外旋带动腕及手指运动。腕关节要放松，带动拇指围绕手指垂直轴做来回旋转按压，四指快速扫动，四指指端宜自然贴附皮肤，不可主动施用压力。

【津沽特色】

捻扫法是津沽推拿的重要手法，它脱胎于捻穴疗法中的捻法，并加入了其他四指指腹的扫法，而在某些情况下此法又高于单纯捻法的功效，下面就从三个方面来谈一谈捻扫法的功效与作用原理。此法为津沽脏腑推拿首创，创此法意在取"桂枝汤"之方义，是专门为调和营卫而生的手法，《内经》云："人受气于谷，谷入于

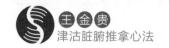

胃，以传与肺，五脏六腑，皆以受气，其清者为营，浊者为卫，营在脉中，卫在脉外，营周不休。"营气卫气的正常运行是生命生生不息的根本，但是由于现代人群的生活方式，不重视作息，饮食无规律，不按照季节增减衣物，会很大程度上造成卫气的损伤，卫气损伤，营气便失去固护，从而造成了营卫不调，导致了人体的免疫力下降，易于外感的亚健康状态。中医常运用桂枝汤来解决此类的问题，但是针对快节奏的生活，人们无法按时服药，所以津沽脏腑推拿创立此手法正是针对这种情况。捺扫法为捺法与扫散法的配合，人体的营分位于较为深层的肌肉部位，我们循经施用捺法可深入肌肉中，解除长期的肌肉劳损，使肌肉中的循环代谢能力恢复正常，可以促进乳酸等废物代谢，通过这样的过程恢复身体的健康；而且十二经脉与五脏六腑都存在着络属关系，深入刺激可调动其中的气血，使五脏六腑得以濡养，脏腑功能恢复则关乎先后天的脾肾二脏可以正常的生化精气，为人体正常生命活动打下基础，但是物质条件充分，没有推动力是不行的，所以，还要针对卫气施以相应的手法。所以扫散法对于卫气的激发有着必不可少的作用，卫气的生理功能有三个方面：一是护卫肌表，防御外邪入侵；二是温养脏腑、肌肉、皮毛等；三是调控腠理的开合以及汗液的排泄，来维持体温的相对恒定。扫散法类似于擦法，但是比擦法的刺激层次较浅，浅层刺激可以调动卫气重新行于体表，补充体表因风性疏泄而耗失的阳气；快速的扇扫又可产生部分的热量，进一步有助于卫气"肥腠理、温分肉"。将两种手法结合形成捺扫，一捺一扫间不仅彰显了手法的张弛有度，还体现了捺与扫作用层次的深浅不同。

《灵枢·营卫生会》云："营在脉中，卫在脉外。"捺法的层次比较深，捺扫法所捺按的部位多为督脉旁开1.5寸的膀胱经背俞穴的深层，由于背部属阳，又为五脏六腑气血输注的地方，可激发气血荣于膀胱经，使营气透于体表；而扫散则主要是督脉旁开1.5~3寸的整个区域，通过摩擦可激发人体的卫气，起到保护作用，捺扫并举可将卫气营气循其本来之所，使气血于全身布散有度，因此二者配合起来具有调和营卫的功效。对于营卫不调的病人，恰当使用此手法便可起到一定的治疗作用，所以说推拿也是生根于中医基础理论，也要做到辨证论治。

第二方面从其能调理气血的方面谈一下。药补不如食补，食补不如外治法，津沽脏腑推拿在补养气血的方面有着补而不滋腻的特点，手法亦不可能伤正气。尤其是捵扫法，虽然注重背俞穴的操作，但也是针对各脏腑的气血来调理的。五脏六腑气血均输布于此，通过一捵一扫，一来补气，二来养血。效如逍遥散一般可达到气血同养同调之目的。扫散法可以从皮部抒顺十二经脉的经气，尤其可以使督脉与足太阳膀胱经的经气更大程度的激发。阳气为功能的总称，阳气充盈则全身气机通畅，各脏腑之间机能的配合变得协调起来，五脏理论中强调的脏器间的物质转输无外乎气血二字，脏腑功能调畅，气血便可调和；捵法的层次较扫散法深，治疗时可以加重捵之力，将部分痛证受术者的疼痛感觉转移，使其感觉病情减轻，从根本上讲，也是一种调理气血的手段。在临床中常会遇到胃肠功能失调而导致腹痛、腹胀的病人，当其腹部肌肉紧张无法适应手法时，可先在其背部做捵扫法，待其气血通顺，疼痛减轻后，再施以腹部的手法，效如桴鼓。

第三方面从调和脏腑的角度来讲，津沽脏腑推拿常将捵扫法运用于经脉循行之处，尤其是膀胱经的背俞穴上。由于每个脏器的气血都会输布背俞穴上，所以可调各脏的气血阴阳。此法常作为术式的收尾手法来平复腹部按摩所调动起来的气血，同时，在受术者腹壁紧张或者腹部胀满的情况下也可作为开始手法，不过手法就要偏重一些。受术者在受术时应感觉后背膀胱经酸胀感为宜。实际上，在治疗疾病的术式中，都会配合此手法，因腹为阴，背为阳，腹募穴与背俞穴相配合，可加速气血的输布，疾病的痊愈。其主要治疗表虚不固、营卫不和的病证，因其性温和，则治疗效果更为显著。针对不同的病证，也可选用捵扫背部不同的区段，再配以相应治疗的腹募穴。例如治疗肾系疾病癃闭时，常选用肾俞与膀胱俞，激发脏腑元气，同时配合膀胱募穴中极进行施治，俞募配穴，横向畅通腹气街，化气利水，通调膀胱，从而治疗小便不利等症。总的来说，捵扫法的运用极为灵活，为临床治疗疾病各术式不可或缺的一个重要环节，而且也符合中医辨证论治的思路。

津沽脏腑推拿也常用此手法作用于督脉，因为阳气是我们人体生命活动的根本，为推动气血运行全身的动力。捵扫督脉可以沟通脏腑阳气，总督全身阳经，通过手法的快速作用在督脉上的每个穴位，振奋阳气，进而通过阳脉之海流入经络，使阳气布散于全身，气血津液在脏腑经络中运行有序，从而使病邪无机可乘！

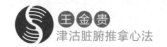
五、拨按法

【定义】

双手拇指分别深按于腹部特定部位，而后进行单向的拨动以达到开结通经，疏滞散瘀，调补气血的作用，称为拨按法。

【基本操作】

双手拇指伸直，以指端着力于施术部位，余四指自然放置于皮肤表面以助力，拇指适当用力下压到一定深度，待受术者有酸胀感，再向一定的方向单向拨动，力量由轻到重，以受术者耐受为度。见图7-8。

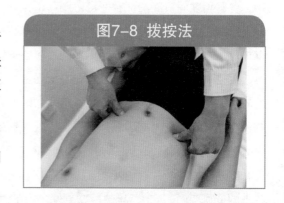

图7-8 拨按法

【操作要点】

根据指下感觉不同，拨按操作时，或久，或暂，或缓，或急，或轻，或重，如腹部表软而内硬，属实证应稍用力按而拨之，多用于带脉，临证品而用之。

【津沽特色】

拨按法是津沽脏腑推拿的重要手法，从字面意思看它是拨法和按法的复合手法，有拨动说明它是垂直于施术线路的，有按呢，又说明这是一种刺激量很强的手法，不仅仅限于松解局部组织，它更有渗透力。你可以在自己身上做一个按的动作，然后去拨动，但是一定得由轻到重，否则在施术部位会感到很难受。

拨按法常沿带脉以及经筋的循行方向施术，《难经·二十八难》记载："带脉者，起于季胁，回身一周。"《奇经八脉考》曰："带脉则横围于腰，状如束带，所以总约诸脉者也。"带脉出自季胁，缠腹束腰一周，有约束诸纵向而行经络的作用，所以拨按带脉可以活动周身气血，开结通经。当气血运行不畅痹阻经脉时，它会表现带脉及腹部循行区域的紧张感，摸上去不是很柔软，通过腹诊即可辨清。需要强调的是，拨按法不单单可以放松紧束的带脉，还能加固松弛的带脉，《难经》注释中有一句话是这样解释的："带之为言束也，言总束诸脉，使得调柔也。"意思是带脉环绕腰腹，总束诸脉，调节脉气。也就是说拨按带脉是具有双向调节作用的，常用在治疗因脾虚肝旺导致的带下病。《校注妇人良方》云："病生于带脉，故名带下。"可见带下病也是因带脉为病而得名，通过拨按法可以加强带脉的约束固摄作用从而治疗疾病。

津沽脏腑推拿手法优势在于"调气"，气能生血，气能行血，当气血旺盛时肌肉会丰隆而不痿；当气血充足时，濡养筋脉，经筋就能更好的约束骨骸。所以在治疗痿证、痉证时，多施用拨按带脉的手法，通过调节经脉气血来治疗疾病。《素问·痿论》云："阳明虚则宗筋纵，带脉不引，故足痿不用也。"带脉经气虚衰，会出现带脉松弛，对诸脉约束无力的情况，通过拨按可以恢复带脉的约束之力，补充诸脉经气，调补气血。而痉证则是由于带脉过于约束导致的，看似与足痿不同，实际上也是带脉不利的一方面，所以可以通过拨按法刺激带脉使经脉气血通畅。

临床上还多用拨按法治疗月经不调等妇科病，当带脉约束过紧时，其他纵行经脉的经气运行就会受阻，经气停滞于带脉附近，也就是腰腹部位。这个时候施以拨按法，一则疏通带脉，二则刺激少腹部，从而有效降低带脉的紧束之力，可以使带脉及腹部的经脉通畅，气血运行调达。此外，带脉与胆经相交汇，带脉的穴位又隶属胆经，少阳主枢，少阳经多气少血，所以拨按带脉亦有疏利胆经的效果，可用于治疗胆郁之证。

六、捋法

【定义】

捋法是源于津沽地区民间的一种自我保健方法，以掌指的一定部位附着于施术部位体表，稍向下用力，双手交替做快速的直线或弧线由上至下单向回拉运动，达到理气降逆，疏肝和胃的作用，称之为捋法。

【基本操作】

双手拇指自然伸直，四指微并拢。用手掌面贴于皮肤，略下压按，手掌及腕关节自然伸直，以肩关节为支点，通过肘关节及肩关节的屈伸活动带动手掌作做快速的直线或弧线由上至下单向回拉顺抹动作，双手交替操作，有如捋物。操作时，用力均匀稳当，操作者呼吸自然，不可屏气，频率每分钟80～100次。见图7-9。

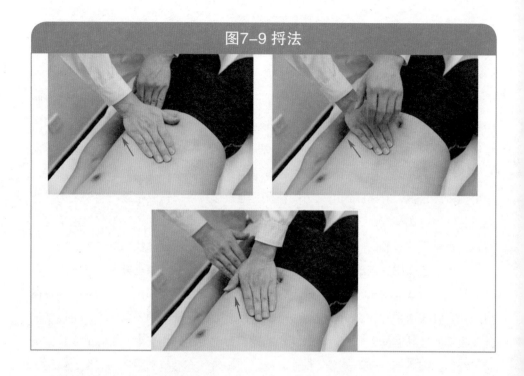

图7-9 捋法

【操作要点】

临床应用时，手法既要有一定力度，滑搓的掌指又不能与肢体贴得过紧，着力应均匀、连贯、和缓、协调。施术过程中，上肢放松，腕关节自然伸直，用全掌或五指为着力点，作用于治疗部位，以上臂的主动运动，带动手做向下的直线或弧线回拉移动，不得歪斜，更不能以身体的起伏摆动去带动手的运动。

【津沽特色】

捋法是津沽脏腑推拿的重要手法，是津沽推拿人在实际应用结合民间疗法而产生的，我们都知道在动物身上做这个捋的动作时，动物会很乖巧地保持静止慢慢享受，原因就是这个捋法是顺着皮毛、肌肤的走行而动，让原本不整齐的皮毛、肌肤顺畅，所以无论是动物还是人都愿意接受这种动作。民间常用此法缓解小儿腹痛不适，通则不痛，捋法使小儿腹部经脉顺畅，疼痛就可以缓解。当人体两胁不舒服时，我们可以自己捋一捋后便感到很舒服，其实就是把逆乱的气机给理顺了。

捋法操作多用在腹部及肋下足太阴脾经、足厥阴肝经循行区域。捋这个字的右半部分就像五个手指，张开时范围很大，所以如果用在四肢一只手就够了，不需要两只手一起往复操作，而腹部较柔软，面积又大，正适合捋法。因肝喜条达，木曰曲直，捋法就像柳条波动一样，跟肝的性质很像，中医讲取类比象，因此，此法多用于肝脾经在腹部肋下循行的区域。根据操作的区域不同，其治疗作用不同。捋法施用于腹部足太阴脾经循行区域时，可调理脾胃气机，降逆止呕，胃的降浊功能正常，脾的升清功能得以运行；作用在足厥阴肝经循行区域，可疏肝解郁，理气散结，它能捋顺肝气，使肝气不瘀滞，发挥它应有的作用。

　　临床中，该手法多用在治疗胃脘痛，脘腹满胀，呕吐，呃逆等症，这些多是因为肝气不舒，或乘克脾土或横逆犯胃，所以是捋法重点还是调气机，当气机运行不畅，则会影响脏腑的功能。正像《素问·六微旨大论》所说："出入废则神机化灭，升降息则气立孤危。故非出入，则无以生长壮老已；非升降，则无以生长化收藏。是以升降出入，无器不有。故器者生化之宇，器散则分之，生化息矣。"

七、揉滚法

【定义】

　　揉滚法是在揉法的基础上增加滚动复合而成，即是以大鱼际和第1掌指关节的桡侧作为着力点，其他手指自然微屈，通过前臂快速小幅度内旋外旋，带动腕关节做连续周期性的左右摆动，着力于穴位或经脉循行部位上做往返揉、滚动作，以达到降浊行滞、调理气机的作用，称为揉滚法。

【基本操作】

　　受术者仰卧位，施术者沉肩坠肘，施术侧的腕关节自然伸直，拇指与大鱼际的桡侧面保持一直线水平，附着于施术部位，并通过前臂快速小幅度内外旋带动腕关节做均匀的左右摆动，拇指与大鱼际桡侧面做均匀的揉、滚动作，以带动施术部位的皮下组织，频率每分钟80～100次。见图7-10。

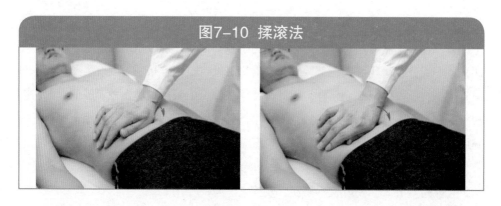

图7-10 揉滚法

【操作要点】

操作此法时拇指与大鱼际要紧贴于施术部位，不可离开皮肤，移动时不要摩擦，随揉滚动作移动，用力要均匀，不可强加滚、揉，动作频率保持在80～100次/分钟。根据疾病的病因病机与寒热虚实，选择不同经脉，也可以不同经脉同时刺激，自上而下进行揉滚。

【津沽特色】

揉滚法为津沽脏腑推拿所创立，也是津沽脏腑推拿中最为"年轻"的手法。这个手法的创立还是源于津沽脏腑推拿的传统手法"推法"，"推法"在经过长期临床实践中发现其特点和效果并不突出，因此，我们根据多年的临床经验，选择大鱼际和拇指桡侧面作为着力点，并结合了"滚"的动作，不仅手法刺激精准度明显增加，可以同时刺激腹部的五大经脉，而且力度刺激更为深入，直接刺激腹部的"有形之脏"的同时，能够刺激体表循行经络，通过表里关系整体调节"无形之脏"，并根据经脉的循环规律，将"有形"与"无形"有机整合。

揉滚法多用于胃经在腹部的循行区域，操作时和滚法一样，也是通过摆动腕关节局部做揉的动作，一般是从腹部胃经的承满穴揉滚到天枢穴，在人体左侧胃经的下面是有形脏腑——胃的解剖位置，当进食后胃将近垂直到脐上部，对应了体表的经脉循行，当我们使用揉滚法作用在上面时，可以帮助胃的降浊，食物更好的由贲门走向幽门，食物不停滞于胃脘，则浊气不会上逆，我们都喝过带冰的饮料，当它冻结实的时候，水是出不来的，随着冰的融化，水就会慢慢出来，最后冰化了，水出来自然就没有阻碍了。它和胃中食物停滞时浊气排出不畅是一个原理，所以揉滚胃经在腹部循行区域可以达到降浊的作用，当然作用在受术者右侧的胃经在腹部循行区，也会促进胃的降浊，经脉都是相通的，经气也是流动的，这是典型的无形和有形脏腑的结合。

临床上这个手法多用于胃脘病，特别是对于胃气上逆证有着显著的疗效，应用此手法从胃经的承满穴向下滚，可起到降浊的作用。

八、提拿法

【定义】

施术者将注意力集中到四指和拇指处，并置于受术部位两侧，二者相对用力，双手或单手相对用力缓缓向中心位置推动，最终顺势将皮肤或皮下组织等拿而提起，常用于任脉与带脉，达到调畅气机的作用，称之为提拿法。

【基本操作】

提拿法：单手或双手置于受术者特定经脉或部位两侧，拇指伸直四指微曲，拇指与其余四指分开，指腹相对，吸定皮肤相对用力，顺势捏而提起皮肤或皮下组织，着力持取一定时间。见图7-11。

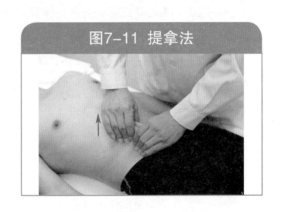

图7-11 提拿法

捏提法：单手或双手分别置于受术者特定经脉或部位，拇指伸直，余四指并拢屈曲，拇指与食指桡侧相对，吸定皮肤相对用力挤压，顺势捏而提起皮肤或皮下组织，称捏提法，多用于带脉穴。见图7-12。

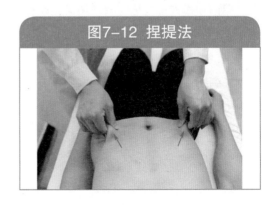

图7-12 捏提法

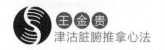
【操作要点】

腹部的提拿法，类似于双手拿法，根据病情不同，选取施术部位不同，两手相对用力大小和移动速度随之而变化；根据患者耐受程度不同，用力较轻为提拿，用力稍重则为捏提。施术过程中，同时应注意配合受术者呼吸，呼气时相对用力推之，吸气时拿而提起。

【津沽特色】

提拿法是津沽脏腑推拿的重要手法，是在古法腹部按摩的指导下，创立的一种针对腹部经脉的推拿手法，此法多用于病变局部。受术者在受术时常会感到酸胀疼痛难忍，所以此法不宜施用过久。津沽脏腑推拿在临床中常运用此法来疏理脏腑气机，最常施用于腹周穴位、任脉和带脉，总体而言，具有理气活血、解痉镇痛的功效。

任主胞胎，为阴脉之海，与全身所有阴经相连，凡精血、津液均为任脉所司，而建里穴与气海穴在任脉的作用尤其突出，所以津沽脏腑推拿的提拿法常施用于建里、气海穴，用此手法来疏通腹内的气机。操作时左手拿捏住建里穴位置，右手拿捏住气海穴位置，双手一起使力同时将两个穴位提起，因建里是脾之居，所以提拿此处可加速胃囊的摩擦，使浊气迅速下降，清气上升，畅通中焦；而气海为生气之源，提拿此处可使浊气下降之际与下焦气机联通，使上下通畅，沟通、摄纳脾肾之气，补充元气，而且手法作用在肌腠，还可以激发卫阳，从而调和气血阴阳。

带脉，是提拿法的另一个重要施术经脉。施术于带脉时提拿手法力度要加强，发生变式，也就是前面操作中所介绍的捏提。捏提带脉这个手法是从小儿推拿中的拿肚角演变而来。人体与自然相通，亦有生、长、化、收、藏5个阶段，我们认为人成年之后，肚角穴则演变为带脉穴，手法作用其上亦可产生效果，但是刺激量必须加强，因为成人不同于儿童稚阴稚阳之体，体内已有很多杂质，所以需要更大的力度去刺激才能起到解痉止痛的作用。捏提带脉也是我们在治疗胃痛、痛经等以疼痛为主证的疾病时必须施用的手法。

需要强调的是，运用提拿法一定要与其他手法配伍，这样才符合中医理法方药的君臣佐使理论，达到手到病除的效果。

九、迎法

【定义】

以拇指桡侧偏峰着力，附着于特定部位，余四肢向下，拇指斜向下在主穴部位做抵压动作以截聚气血，达到防止气机逆乱的作用，称为迎法。

【基本操作】

受术者仰卧位，施术者位于受术者右侧，左手拇指自然伸直，其余四指伸直向下并拢置于一旁以助力，拇指桡侧偏峰着力于特定部位或穴位上，斜向下抵压受术部位，以截聚气血，待推拿治疗主穴气通后结束此手法。见图7-13。

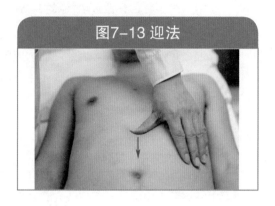

图7-13 迎法

【操作要点】

此法类似于针刺的押手配合捺法使用，意在迎接并截聚气血，辅助推拿治疗主穴气通，其施力方向为拇指指腹面向受术部位以下并与所在平面呈45°，具体操作时可适当调整角度。

【津沽特色】

迎法是津沽脏腑推拿的手法之一，《说文解字》中说："迎，逢也。"其实就是相遇的意思。此法常常和捺法一起使用，而捺穴时因力度强于按法，常常会截住气的运动，出现短暂的气滞。对于像胃这样的脏腑，以降为主，当捺穴时胃气壅滞，就会表现为上逆，这时就需要迎法，把上逆的气截住，这时捺穴使气机通畅，方可起手。

在临证中多有应用这种手法，主要应用穴位多取自胸腹部任脉及胃经之上，以巨阙、左梁门、右石关等居于胃部水谷出入之处（胃上口与胃下口）的穴位为多。比如"畅中"操作中就有迎住巨阙穴，防止胃气上冲，这样捺建里、阑门就会很顺畅，不会有中焦浊气阻碍其气机；"渗下"中的迎左梁门、右石关防止胃气浊气瘀滞，前者是为食管中浊气开通道，使浊气向下焦走，而后者呢？它是为中焦脾胃关

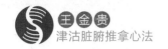

上后门，防止浊气跑到中焦去；都是因势利导，让浊气从正确的地方排出。而津沽脏腑推拿认为打开中焦之门是津沽脏腑推拿的重要一步，气分错乱于胃肠之间，行腹部推按等导降之法时，浊气极易上逆反冲胃部甚至胸与喉咙，故按于食道之处以迎之，使浊气不得上逆，即可理顺手法导其下降。

在巨阙上操作时，有开胃纳气之功，辅助主穴气通之时，截聚气血，防止食道气分错乱上逆；在左梁门、右石关上操作，可调理胃气，降胃浊之气于小肠，迎之待主穴气通之时，胃浊则降，因此迎法的应用比较广泛，凡是需要调理气机的多会使用迎法，并且捺阑门穴是临床上治疗疾病的重要操作步骤，因此在后面会多见迎法，大家应认真体会，方便熟练操作。

十、掌分（合）法

【定义】

双手掌放置于中线特定部位或穴位左右两侧，双掌掌根及桡侧面并靠贴于皮肤表面，上臂施力，相对反向用力，向受术部位两侧远向推运，达到和气血，益脏腑的作用，这种手法称为掌分法。

【基本操作】

掌分法：分法以双手掌分置于身体中线两侧的特定位置，双掌掌根及桡侧面并靠并贴付于皮肤表层略有压按，上臂施力，反向向受术部位两侧远端方向，双掌分别向两侧胁肋部或侧腹部均匀而持续的推运，最终同时到达两侧腋中线，频率每分钟10～20次。见图7-14。

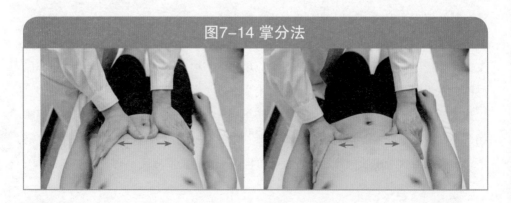

图7-14 掌分法

掌合法：以双手掌面相对放置于特定部位两侧，上臂施力，同时向受术部位均匀而持续地推运，最终合归聚拢，与掌分法操作反向，频率每分钟10~20次。见图7-15。

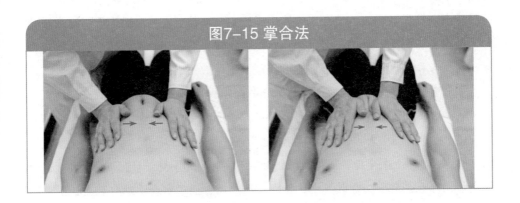

图7-15 掌合法

【操作要点】

操作掌分法时以上臂发力，带动上肢做外展动作，双手对称用力，起手时较慢，双掌至胁肋部时速度较快。施术者在运用分法之时，应着力想象双掌如同两把扫帚，通过向外推的动作可将灰尘掸扫向外，因此收尾时应做到去势而不泄劲，手指力道应保持到最后才收。

操作掌合法时同样以上臂施力，带动上肢做内收动作，双手对称着力，开始操作时用力一般较轻，推运合拢受术部位时力量最大。施术者在运用掌合法时需从容和缓，施用此法类似于挤捏饺子，务求拿捏得当、厚薄适宜，切忌使用蛮力。

【津沽特色】

掌分法是津沽脏腑推拿独特的手法之一，与小儿的分推腹阴阳同源。自小儿生长发育至成人后，仍然保留了对分推腹阴阳部位的穴位敏感性。陈宇清老人认为分法是一种远心式的疏散法，津沽脏腑推拿应用分法以分散凝聚的血气，专门针对气滞血瘀，这里的气滞并非是全身的气滞，而是专指中焦的胃肠气滞，而血瘀是指胃部血液的瘀滞不畅。掌分法偏重于宣散卫气，展开来说，小儿推拿应用此法是治疗腹胀、腹痛、消化不良等胃肠气机紊乱证。在这里是针对成人肠腑气机紊乱、血气

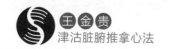

凝滞的状态，例如胃痛症，是以阳虚气滞、气虚血瘀而致痛，应用掌分法可宣散瘀血、通行阳气，达到宣散气血的作用。

掌合法是津沽脏腑推拿中的补益类手法，适用于身体虚弱的受术者，尤其是脾胃虚弱、真阳不足之人，能充实腹力，平衡阴阳，引气归元，充益脾肾，主要适用于脾胃虚弱等虚性病证。掌合法的作用部位主要在神阙穴，在操作上与提拿法相似，但掌合法刺激量要小，而且接触面积大，较为柔和，受术者接受起来比较容易，从而与术者神气相合，病邪随之而解。

掌分法常与掌合法配合使用，共奏分中有合、泻中有补之效。脾胃虚弱之人，风、寒、湿邪最易由脐入侵，致使气血不和，脏腑受病。掌合法作用于神阙，能充实腹力，促进虚弱病人腹部肌肉功能恢复，同时促进小肠蠕动，增强其泌别清浊能力，使水谷之精上荣全身，糟粕下行，对于疾病后期的恢复，起到了帮助和促进的作用。治疗上在掌分法宣散气血，导邪而出之后，通过掌合法理气和血，引气归元，使得泻中有补，促进身体恢复。在腹部施以推法、提拿法、拨按法后，再施以合法，泻中有补，开中有合，促进脾胃运化，补益脾肾。

总的来说，掌分法与掌合法力度相同，姿势相近，仅在手法的方向上有所区别。同样是调理气血，临床医师在应用此法时需注意受术者的真实状态，是气血虚弱还是气血凝滞，是腹部胀满还是腹凹如舟，这里只有辨证施术方能获得明确疗效。同时掌分法在应用的时候应注意与捋法相区别。与掌分法相比，捋法操作频率更高，施术部位更加集中，且主要作用于肝脏投影区域，捋法类似柳条拨动，针对气机的疏散作用较好，而掌分法操作频率缓慢，施术部位在全腹部，掌分法操作类似推门而入，是取开门通行血气的意境。

第八章
津沽脏腑推拿施术充要条件

第一节　标本相得

　　"标本相得"的理论源于中医的经典《黄帝内经》。这里的"标"和"本"指的是医患双方。主要强调的是医患沟通配合在治疗疾病中的重要性。而津沽脏腑推拿将其含义进行了延伸，因为津沽脏腑推拿在施术过程中也强调医患之间的"沟通"，但是这个"沟通"不仅仅是局限于语言沟通，更多侧重的是医患之间"气"的配合。这个配合讲的就是"正气伐邪气"。其中"伐"字其实有两层含义：第一个就是施术者要利用自身的正气，通过手法施于受术者的特定部位，激发受术者体内正气，由弱变强，而后恢复其正常脏腑功能，以平阴阳，调气血；第二个作用就是"伐"字的表面含义了，就是施术者引导着患者的正气，慢慢与邪气"搏斗"，将邪气逐渐驱之于体外，但在这个过程中施术者的正气无耗损。因此，这就对施术者自身所修炼的"气"，以及医患之间的配合程度都提出了更高的要求。

　　首先，施术者本身的"气"要充足。因为施术者在进行治疗的时候就如同源头活水一般，要有源源不断之力，这就要求推拿医师必须练内功，那么，正气应该如何锻炼？如何在治疗疾病的过程中发挥"攻伐"的作用呢？

　　津沽脏腑推拿经过五代的传承与发展，已经形成了一套完整的锻炼方法——运周内功法。

　　运周内功法，是一种意念导引类的锻炼方法，亦是静功的一种。虽然施术者练习时的形体从外表看似处于静态，但是体内的内息却在相互转换、往复周身地运动。这对提升施术者的正气以及对于手的控制力有着很好的锻炼效果。下面具体讲练习的步骤和要点。

　　首先练习环境需要选择安静、光度适宜的房间，最好在书房或者卧室练习，当

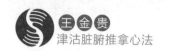

然，也不用刻意去营造，只要没有嘈杂的声音就可以了。服装穿着应宽松舒适以使经脉畅通不受阻碍即可。练习时可以选择最为常用的坐姿，姿势端正地坐在椅子上，双足自然下垂着地，双手平放置腿上，舌抵上腭，两肩平开。或者也可以选择盘腿坐，这个根据个人的习惯与身体情况而定，一般没有特殊要求。然后双手掌心向上，平放在膝或腿上，也可以重叠合抱，置于脐下。

在施术者静下来坐定之后，放松形与神即"形与神俱"，形体与精神是不可分割的。当代社会环境变化多样，外界给予人的诱惑太多，常会使人心不静，气不平，而此功法要求习练者"入定"，所以精神放松时会遇到很多干扰，练习起来相对困难。所以从形体的放松过渡到精神的放松是最好快速入定的方法。首先我们先做形体上的放松，闭目凝神，大脑去命令从自己的头顶皮肤开始放松，然后逐步使整个头部放松，接下来命令你的颈项部也放松，然后依次放松肩部、胸部、肘部、手腕部、腰部、髋部、膝部、踝部、足趾部，最后放松全身。其实这是一种集中意念来调身的方法，运用意识引导身体自上而下逐步放松。实际上这也使你的精神活动集中起来，也为接下来的精神放松打下基础。

无论是形体还是精神的放松，都没有绝对的时间限制，需要练习者自己不断去摸索。施术者初练时不必强求一步到位的放松，要慢慢体会，慢慢来，要谨记最舒服的速度与方式便是最适合自己的。形体放松后就要开始精神的放松。我们将这个精神放松的过程概括为八个字，便是"恬淡虚无，精神内守"，只有将自身放空才可使周身的经络通透，气血运行才能顺畅。刚开始时可能自己的头脑会有些乱，这个没关系，通过一段时间的练习就会逐步适应。首先可以选择播放一些舒缓的音乐，比如森林或流水的声音，闭上眼睛，想象自己坐在森林中央，意识集中在某个区域，然后逐步缩小你的视野，最后集中在某个树枝或者树叶，摒除杂念。当然做到这一点很难，如果有什么杂念进入大脑，可以用自己的意识将杂念抛出去，或把意识收回来不再顺着杂念而想象。施术者经过长期练习，就能学会默然澄心，逐步控制自己的思维进入潜意识状态，从而可以通过意识控制自身"气"的运行。

接下来要说一个关键点，它是贯穿练习始终的要素——呼吸。呼吸是我们人体内部元气运行的动力，也是吸入大自然清气和排出体内浊气的主要方法。同时，气的生理功能又推动血液的正常运行，因而呼吸锻炼可以促使体内元气运行顺畅，进而促进周身血流的畅通。因此，呼吸的调整练习至关重要。总的原则就是，呼吸练习，追求的是安静自然、循序渐进，万万不可刻意追求客观化的频率，因为每个人都是独特的个体，否则会适得其反。要注意在呼吸吐纳的时候，彻底放松，不要去在意你此刻是在吸气还是呼气，"气"只需要跟着意念自然就行。所以还是那句老话，"适合自己才是最好的"。

古人云"一呼一吸为之息"，这里的息不仅是指呼与吸的过程，还特指呼吸之间的停顿。有的人练习是为了提速而忽略了的呼吸之间的停顿。这个停顿其实很重要，我们每次呼吸间应停顿一段时间，因为这样既有利于体内气体交换，又能缓解肺脏和呼吸肌的疲劳，提高人体呼吸机能。从道家练内丹来讲，呼吸中带有停顿，有一大部分原因是为了"存气"，通过排出浊气的过程将自然界的精华之气纳入体内，以便于修炼内功。

呼吸所保留的"气"其实不仅仅指单纯保存在体内，还要将气融入脏腑、经络，让气在经络中流动。比如说足少阴肾经，它起于小趾下，上行尾骨端经过督脉的长强穴，那么我们在呼吸的过程中就可以配合提肛的运动，吸气时提肛，呼气时松肛，可以有助于加强对足少阴肾经的刺激，从而激发肾气，促进元气的运动。同时，我们也可以加强腹式呼吸的练习，简单地说，胸式呼吸是吸气时胸廓外展，而腹式呼吸是吸气时膈肌下降。腹式呼吸可以加大膈肌运动的幅度，实际上也是增强了脾胃、肝胆等腹腔内脏的蠕动，其实这也是对内脏的"按摩"。这样不仅有助于提升消化功能，更能促使吸入的大自然清气与脾胃运化生成的水谷之精气间充分融合，更好地补益宗气。对于腹式呼吸和胸式呼吸可以在我们练习时交替进行，频次适宜即可。

舒适安静的环境、放松的身体、默然澄心的思想、均匀的呼吸，这些已经万事俱备了，其实这都是在为最后一步做准备，那就是用意念控制气的运行。其实也是借鉴了道家小周天的方法和理论基础。经过前期练习的铺垫，意念已经进入潜意识的状态。吸入的大自然清气与身体的水谷精气也在不断地进行交融，为我们的正气提供充分的营养。然后我们就要集中意念，在潜意识中将气贴附于脊柱。为什么要贴附于脊柱？有两个原因。第一个原因就源于传统武术中"力由脊发"的说法——通过意念导引"气"的运动。运动则需要力的支持，那么脊柱就是蓄力的部位。脊

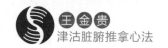

柱是人体的中轴骨，就好比一个弹簧，无论是按压、拉伸，还是旋拧，力点都会集中于弹簧的中部，并通过中部的形变而产生蓄能和释放力的效应，所以要力从脊练。另一种说法，就是施术者的正气最终是需要通过手体现功效，协助受术者"正气伐邪气"，那么整个过程就需要力来带动气来输送到手掌手指。比如，我们用手打拳，那么出拳前，脊柱和周围肌肉自然就会绷劲，后背和脊柱就有了力的感觉，那么当手向前发力时，背部后争，腿向后蹬，身向前拥，前进中的整体争合之力就反应在了脊柱上。这就是为什么要将气贴附于脊柱的目的。第二个原因，就是津沽脏腑推拿施术的主要靶点其实是伏冲之脉，而伏冲之脉又行于脊内，是整体调节人体经脉气血运行的启动元素，故将交融之气贴附于脊柱也有助于施术者自身气血的运行。

当气贴附于脊柱的时候，需要做的就是集中意念使交融之气沿着督脉的循行方向缓缓上升，经过项部的风府穴，入脑至颠顶百会穴，过人中，到达龈交穴。然后继续按照任脉的循行路线缓缓下行至会阴，待会阴发热后注入丹田，即《丹经》中"凝神入气穴"之谓，激发丹田蓄积真气的功能，这个过程就相当于"小周天"。这是以后天呼吸接先天气穴（丹田），沿任督二脉的经脉循行经络周而复始运行的"调气"功法。故李时珍说："人能通此二脉，则百脉皆通。"同时在气下沉过程中，微微提肛，两肩收于脊柱，以意念默运丹田之气，并将蓄积在丹田之气引出会阴，循长强注于腰间，同时激发带脉功能，以整体调控阴阳诸经。接下来，调整呼吸，缓缓吸气时，利用意念将吸入的自然之气带动体内的正气沿着手足三阴经之气继续归于丹田。呼气时，则将已经蓄积于丹田之气沿着足三阴经下沉与足底，再沿着足三阳经上升，沿着手三阳经扩散至手指末端，以将内气"力贯四梢"。整个过程做到内气的"阴收阳发"。需要注意的是，在利用意念控制正气往复周身的过程中，不要过分集经络的通畅与否，而是要尊重气的自然和谐的活动。

运周内功法是一套讲究"心、气、力、意"结合相随的方式，"心、气、力、意"贯穿我们从自身锻炼到诊治疾病的始终，说通俗点就是我们首先要全神贯注、呼吸自然、保持精神内心的宁静，方能意念专一而引导正气，增强自身功力，使"气力"结合于手掌，作用于相应经络、穴位或部位上，诊治激发受术者的正气而伐邪气，达到扶正祛邪、调和阴阳气血的效果。更能做到"一旦临证，机触于外，巧生于内，手随心转，法从手出"的目的。初学者可能体会不到，运周内功法练习的关键一点就是"用意不用力"。经过长期的锻炼，最终不仅仅可以提升施术者自身的正气，而且对于意念控制力的把控程度也有质的提升。当然，这个还需长期练习中不断去摸索。

施术者经过一段时间的锻炼，最终还是要应用到受术者身上。那么医患双方如何配合？对于受术者，我们并不能要求他们和施术者一样每天进行练习，但是最基本的在施术前，受术者的形体和精神放松是必须的。这个放松方法和前文提及的运周内功法练习一致。受术者之前半小时要禁食禁水，施术者自然站好，两足与肩同宽，膝关节微曲，重心在腰骶部，调匀呼吸，舌抵上腭口含津，气力结合发于脊背而上至肩、贯于手。嘱咐受术者平躺放松，手心向上，眼微闭使阳入阴，眼观鼻、鼻观口，呼吸均匀，意守受力部位。同时要告诉受术者可能出现的状况，避免因此而发生不适，诊治过程也要动态观察受术者表情是否痛苦，比如皱眉、心悸等，应根据情况随时调整手法或停止操作。当受术者形神充分放松后，施术者就要用均匀的手法和言语来引导受术者的意识，这时受术者必须听从施术者的指引，目的是使医患双方的意识同步，达到"两神相合"。施行手法时，施术者和受术者因病因不同或者体质差异会出现不同的得气感，感觉酸者为病于心，或湿寒在筋，按者手下有发泡滑走之象；感觉凉者为阴亏之象或感受风寒，按者手下觉有下坠之象；感觉麻者为肝旺气滞或气不引血，按者手下有数之象；感觉湿者为脾内有湿或骨蒸痰饮，按者手下与感觉酸者同，但无发泡感觉；感觉热者为肺胃火盛，上焦虚热，按者手下觉有涨热跳动之象；感觉疼痛者，是为血实或者其他实证。受术者的现形感觉皆表现在手臂、肩背、腰腹、胯腿、脚心、头项等部位，如病在头部或肺部，则多于手上现行；若病在腰腹腿等，则现形多在两腿两胯两脚心；脚心涌泉穴可有皮肤刺痒、出疹等现形现象。

做到以上诸点，通过一系列的操作，激发双方正气，以正伐邪，促进全身脏腑三焦气化功能，调整阴阳，补虚泻实，真正达到"标本相得"的效果。

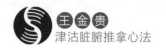

第二节 施术要领

古法腹部按摩过去曾是为上流社会人士和富人而设。理由很简单，就是它对施术的环境要求极为苛刻，又极大的耗散着施术者的精、气、神。施术者的正气如何修炼，前文已经讲过。另外需要强调的是，如果术前准备不充分，医患双方不能很好地入静，脏腑推拿也很难发挥疗效。因此，良好的术前准备，在施术过程中，也占有关键的地位。

治疗环境应该避光、避音。保持环境的安静和柔光照射，是为了帮助病人更好的入静，也就是《灵枢·终始》里讲的："专意一神，精气之分，毋闻人声，以收其精，必一其神，令志在针。"这里我们"令志在手"，让病人心无外驰，将注意力放到施术者手下。

施术者应消毒洗手，修指甲，以免对受术者造成痛苦或感染。同时，不要佩戴戒指等饰物，一是阻碍推拿动作的流畅连贯，二是可能划伤受术者皮肤。施术者态度和蔼严肃，介绍脏腑推拿的作用及治疗过程和治疗过程后的反应。多数受术者并未接触过脏腑推拿，对于初次治疗来说，存在对未知疗法的不安，这势必影响受术者"神"的专一。通过解释排除受术者疑虑，加强对此项治疗的信心。

受术者一般应在餐后0.5~1小时施术，术前排空二便，不饥不饱。测一下血压心率是否异常。脏腑推拿会对内脏造成一定程度的挤按，若六腑充盈，挤按时，受术者会产生痛苦，同时肌肉会保护性收缩，掩盖病情、影响疗效。

受术者仰卧于床上，全身放松，解开衣扣及腰带，保持受术部位的平坦，以利于手法操作。休息3~5分钟后再施术，也是为了让受术者平复情绪。施术者根据施术手法不同，选择立于受术者左侧或右侧进行施术。嘱咐受术者均匀呼吸，不要憋气，这一点很关键，因为施行按法时，要随着受术者呼吸徐徐升降，若受术者憋气，则不易掌握抬按的速度，且容易引起受术者的不适感。

将右手小鱼际横平放置于受术者上脘穴，以探查动脉搏动情况。腹诊和脏腑推拿如影随形，难分你我。本书虽然没有单列章节介绍腹诊，但其贯穿于腹部操作的整个流程中。施术前，先诊察受术者体质之强弱，有无呼吸困难，咳喘气结，腹部有无胀满及压痛，腹腔有无肿块，腹主动脉跳动强弱，肝脾是否肿大等情况。对于身体虚弱，腹主动脉搏动力弱或怀孕、老年及婴儿、半身不遂等患处失去知觉的受术者不可重按；青壮年易患实证，可取重手法。

施术者将注意力集中到手部，舌尖抵上颚，用鼻均匀呼吸，使气贯于双手，操作过程中，要求手法深透、有力、柔和、均匀、持久，再依据病情用力。应轻重适宜，轻而不浮，重而不滞，刚柔相济，呼吸相合，重按轻抬，手随心转，法从手出。同时，密切观察受术者表情，以确定手法是否适宜，以便及时调整。同时仔细体会手下脉搏搏动，每操作一个动作不超过10分钟，稍做休息，还可进行第二次穴位或辅穴之推拿。推拿时，不持久按压同一处，松弛结合，不仅防止受术者产生不适，且一松一弛反而有利于疗效的提高，颇合太极之理。

初次接受治疗的受术者，操作时间不可过长，以10分钟为宜；慢性病受术者，确定推拿穴位后，应施术三五日以观察疗效，不可过于性急，随意更改穴位，忽上忽下，忽强忽弱的乱用。尤其在慢性病的治疗过程中，可能会存在疗效短暂的消失，《易经·睽卦》曰："丧马，勿逐自复。"对于疗效感的丧失，施术者及受术者不必懊恼，只有辨证思维，坚持治疗，疗效感会自己回来。

施术结束后，可让受术者休息片刻，以免其起身过猛而导致不适。脏腑推拿一般每日一次，成人每次15～30分钟，小儿10分钟左右。

第三节 施术禁忌

津沽脏腑推拿对于常规疗法无效的内科疾病虽然疗效神奇，效如桴鼓，但也并非"包治百病，百无禁忌"。老子曰："天下皆知美之为美，斯恶已。"只有知道津沽脏腑推拿的禁忌证，才能在治疗时游刃有余，趋利避害，同时更加坚定津沽脏腑推拿对适应证的神奇疗效，借用《论语·雍也》"先难而后获，可谓仁矣"之语，学习津沽脏腑推拿"先难而后获，可谓得道矣"。

各种急性传染病，如肝炎、肺结核、肺炎等禁止治疗；某些严重疾病，如心脏病、肝病、恶性肿瘤、脓毒血症等禁止治疗；传染病在急性期以及严重性的疾病，应该尽快对症治疗，以免延误病情，慢性期、缓解期可予津沽脏腑推拿进行辅助治

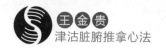

疗，但应注意防护感染。

急腹症，如急性腹膜炎，急性胰腺炎，胃、十二指肠穿孔等禁止治疗；各种感染性疾病，如骨髓炎、化脓性关节炎、脑脓肿等禁止治疗；某些急性损伤，如脑或中枢神经的急性损伤、内脏的挫裂伤、截瘫初期禁止治疗；开放性皮肤损伤，烧伤烫伤及溃疡性皮炎的局部等禁止治疗；这类疾病存在感染，应采取控制感染的治法，不应采用脏腑推拿激惹，以防感染加重。

有出血性疾病的受术者，如外伤出血、便血、尿血，以及动静脉炎症，栓塞等症者禁止治疗。脏腑推拿会增加血管压力，导致出血量增多，损伤正气。应当及时止血，待血止后，方可施术。

不能安静的精神疾病、饥饿、疲劳、醉酒者不宜马上进行治疗，此类受术者难以"专意一神"，勉强治疗，不仅达不到治疗目的，反而会产生种种不适。对年老体弱、久病体虚者治疗时应小心翼翼，手如握虎，因其身体娇弱，一旦施术不当，恐产生不良后果。

妊娠受术者的腹部及腰骶部禁止治疗，因妊妇的腹部和腰骶部属于"敏感区"，不可冒险治疗。

以上津沽脏腑推拿禁忌证，初学者不可不知，待手法熟练后，在保证安全的前提下，可以适当放宽，不必拘泥。若遇到有未列出的其他不适宜津沽脏腑推拿的情况，施术者可灵活处变，慎之又慎。

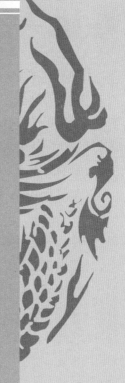

【下 篇】

津沽脏腑推
拿特色术式
与临床应用

第九章
温阳调冲式

第一节 基本术式

【基本概念】

津沽脏腑推拿中的温阳调冲式，是针对"阳虚内寒"引起的病证所施的一类术式，运用特色手法与核心穴位相配合，以达到温阳散寒、调和气血的治疗目的。其主要适用于阳气虚衰的虚寒证，多用于脾阳不足、肾阳虚衰等所致病证等。

【病机分析】

阳气具有温煦、推动、兴奋等生理作用，阳气虚衰则不能制阴祛寒，以致阴气偏盛而阴寒内生。正如《难经·二十二难》所云："气主煦之。"人体阳气不足，温煦失职，气化功能就会减退，导致虚寒内生，寒从中生即为"内寒"。

阳虚内寒主要责之于脾肾，脾为气血生化之源，脾阳能达于肌肉四肢，肾阳为一身阳气之根，能温煦全身脏腑形体。脾肾阳气虚衰，则温煦失职，尤以肾阳虚衰为主，正如《素问·至真要大论》所云："诸寒收引，皆属于肾。"脾肾阳虚多表现为面色㿠白，畏寒喜暖，肢末不温，舌淡胖，苔白滑，脉沉迟弱等虚寒之象。同时阳气虚衰不能温煦血脉，内寒导致气血凝滞时，人体会出现疼痛等症，而阳气虚也会使蒸化水液的功能减退，水液代谢出现障碍，不能正常输布而出现泄泻、水肿等病证。

【术式组方】

层按法之提法——伏冲之脉、关元穴；

旋揉法——神阙穴为中心；

迎法——巨阙穴，捺补法——建里穴；

捺扫法——背俞穴、督脉。

【术式操作】

1. 层按法之提法——伏冲之脉、关元穴。徐徐下按1~2分钟至2层接近第3层，得气后留置此层1~2分钟，徐徐上升1~2分钟至1~2层，留置1~2分钟，缓缓上提1~2分钟离开受术部位，受术者可感到腹部及下肢微热。

2. 旋揉法——神阙穴为中心。频率15~30次/分钟，操作1~3分钟，受术者神阙穴局部有热感，并且施术者手下有气攻冲感，其补益元阳效果更佳。

3. 迎住巨阙穴，捺补建里穴。频率20~30次/分钟，操作0.5~1分钟。

4. 捺扫背俞穴、督脉。拇指着力点沿膀胱经移动，选取相应节段背俞穴，频率40~60次/分钟，操作2~3次，力度适中，以受术者局部皮肤透热为度。

【术式解析】

层按提法是津沽脏腑推拿最为核心的补益类手法，在阳虚、气虚的应用上效力最强，所以我们在温阳调冲式当中首选层按提法。层按提法作用层次至伏冲之脉，《类经》言："所谓伏冲者，以其最深也。故凡十二经之气血，此皆受之以荣养周身，所以为五脏六腑之海也。"伏冲之脉是冲脉行于脊内的分支，有调节十二经气血的作用，阳气由此可布散于十二经脉，进而温养全身，使得补而不滞。选穴上，关元穴为下丹田，是一身元阴元阳交汇之处，宜补不宜泻，尤其是应用在元阳亏虚病证方面最为捷效，从根本上直接解决"阳虚则寒"的问题。层按提法施于此穴功效类似于右归丸，右归丸是以地黄丸之三补配合血肉有情之品共制而成，浑补而无泄，可用于肾阳不足引起的精神不振、畏寒怯冷、阳痿遗精、大便溏薄、小便清长等临床证候。在本证中，层按法可温补元阳，旺一身之火，火旺则寒自除，而且关元是任脉穴，任脉为阴脉之海，位于腹部正中，能够总领全身阴经，施治于关元穴还有寓阳于阴的含义在里面，可于经内散除阴寒之气，达到壮元阳的功效。此术式将温补手法与具有温补穴性的穴位相结合，从先天之阳入手，不仅能将温补的作用完全发挥出来，而且从根本上解决了"阳虚内寒"的问题，所以层按提法施于伏冲之脉、关元穴在温阳调冲式中为"君"。

津沽脏腑推拿以层按法为代表，在腹部施以手法，将任脉与冲脉联合应用。首先，从经络层次上来说。任脉的位置在人体的前正中线，而任脉的具体位置则位于腹部的脏腑层。任主胞胎，那么任脉必然要与下腹部的脏器相联络。冲脉在腹部潜伏于脊柱旁，同样位于正中矢状面上，它并行于腹主动脉。因此从解剖位置上说，脏腑推拿手法可以同时作用于两条经脉。其次，从补泻手法上来看，由于伏冲之脉的位置较深，通常是以按法"按而留之"以增强并保持得气感，而按的力度决定伏冲之脉的受术强度。但同时还要兼顾在它之上的任脉相关脏器、肠腑的气机运转，还要使上焦肺气宣畅，以迎合呼吸节律等等。因此手法就存在诸多变化，而手法的变化之中又寓于补泻，中医之道在于"明补泻"，这一点也是我们初入临床中所亟待解决的难题。最后，从临床治疗应用来看，冲任二脉是调节妇科疾病的首选经脉。"三焦通四海"是津沽脏腑推拿独特的理论，其临床作用机理同样离不开冲脉。我们知道"髓海""气海""血海""水谷之海"称为四海，于任脉所主的应该是"气海"与"水谷之海"，而冲脉则更为擅长于掌控"血海"与"髓海"，这是各自经脉的主治作用决定的。

为了进一步达到温补元阳，使阳气布散周身的目的，我们采用旋揉神阙法为"臣"，手法的作用特点主要是温通理气。神阙穴位于腹之中部，是上腹与下腹的分界点，也是中、下焦的枢纽，同时神阙穴为生之门、元神之门户，旋揉此穴，能够温通下元，加强层按关元穴的温煦效果，而且能够疏理气机，补而不滞，进一步培补阳气，祛除阴寒。

"君""臣"之法皆为温补先天之法，而"佐"就是要从后天脾阳入手。捺穴疗法认为建里为脾之居，是温补脾阳的要穴，在捺穴疗法中应用十分广泛，施捺补法可以温补脾阳，斡旋中焦，调理气机。但是在调理中焦气机的时候，有可能会出现胃气逆乱的情况，所以调治建里的同时要迎住巨阙穴。巨阙穴作为气机的枢纽，施迎法于此穴可防止气机逆乱和下焦之气逸出。此式式的应用是在温补先天的基础上增强对后天的温养，进而调畅气机，使阳气渐复，阴寒消散。

最后施以捺扫背俞穴和督脉来调控督脉的阳气和五脏六腑输注背部的经气，激发五脏六腑的功能，最大程度调动脾肾阳气，兴奋元阳，畅通一身之阳，使寒无以生。诸法合用，不仅达到了温阳散寒的功效，更使得"君臣佐使"的理论在临床推拿中充分体现。

【适应证】

阳气虚衰所致的疾病，如胃痛、泄泻、水肿、阳痿、消渴、虚劳、痛经等。

第二节 临床应用

一、胃痛

【证型】

脾胃虚寒证。

【症状】

胃痛隐隐，绵绵不休，喜温喜按，空腹痛甚，得食则缓，泛吐清水，神疲纳呆，四肢倦怠，手足不温，大便溏薄，舌淡苔白，脉虚弱或迟缓。

【治法】

温阳调冲式以温阳健脾，配法术式以理气止痛。

【基本术式】

1. 层按法之提法——关元穴。徐徐下按1分钟至2层接近第3层，得气后停1分钟，徐徐上升1分钟至2层停1分钟，缓缓上提1分钟离开受术部位，受术者可感觉双下肢热、胀感。

2. 旋揉法——神阙穴为中心。频率20次/分钟，操作1分钟，以受术者腹部出现热气如汤沃，气通肠动为佳。

3. 迎住巨阙穴，捺补建里穴。频率20次/分钟，操作0.5分钟，以受术者胃脘部有气通感为宜。

4. 捺扫两侧脾俞至大肠俞、督脉。频率40次/分钟，每侧各操作3遍，力度适中，以受术者局部皮肤透热为度。

【配伍术式】

1. 层按法之带法泻中带补法——中脘穴。徐徐下按1.5分钟至2层接近第3层，得气后留置此层1分钟，随后徐徐上升1分钟至第1层，停留1分钟，再徐徐下按1分钟至第4层，得气后停留1分钟，缓缓上抬1分钟离开受术部位，受术者可感觉气通肠动。

2. 迎住巨阙穴，捺调阑门穴。频率30次/分钟，操作0.5分钟，以受术者胃脘部有气通感为宜。

3. 揉滚两侧胃经在腹部循行区域。沿胃经由不容穴揉滚至天枢穴一线，频率80

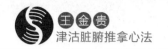

次/分钟，每侧各操作2次，力度适中，以受术者局部皮肤透热为度。

4.捏提带脉。深层次提拿7次。

5.捏脊法。两手沿着脊柱一侧膀胱经，四指在前，拇指在后，相对用力，将皮捏起，同时向上捻动，两手交替，由下而上连续地挟提肌肤，边捏边向前推进，自尾骶部开始，沿膀胱经背部两侧线，一直捏到肩颈部为止，再以双手操作另一侧，各操作2次，力度较重，以受术者局部有较强痛感为度。

【术义分析】

中焦脾胃的主要功能是纳运水谷。中焦阳气不足，温煦功能减退，容易恣生内寒。又胃为阳土，其气以和降为顺，不宜郁滞。而寒性凝滞收引，容易导致脾胃气机升降失常，则发生虚寒胃痛。所以治疗时应当以温阳散寒为基础，同时配合调畅中焦气机术式，以理气止痛。

此证因中焦阳气不足所致，阳气温煦功能减退，阴寒内生，寒性收引凝滞，中焦气机受阻，所以出现胃痛隐隐，绵绵不休，喜温喜按等虚寒之证。舌淡苔白，脉虚弱或迟缓也是虚寒之象的舌脉特点。寒当温煦，虚当补益，因此治疗内生之虚寒，要温补结合，率先解决阳气不足的问题，所以施用层按之提法于关元穴以及以神阙穴为中心旋揉腹部，可达到温阳祛寒的作用。

无论是外来寒邪还是人体内生之寒，都具有寒的特点，寒性收引凝滞，凝滞在哪，哪里的气机就会出问题，就会产生疼痛，但外寒与内寒产生的疼痛特点是不一样的，虚寒所致疼痛不像寒邪直中那么拘急，而是隐隐作痛，正如《素问·举痛论》所说的"不通则痛"，胃气本是以和降为顺，但寒邪阻滞了中焦气机，脾胃不能正常运化水谷，所以才会出现胃痛。因此临证还需要调畅气机之术式，我们选用胃之募穴、腑之所会——中脘穴，在中脘穴施以层按带法以泻中带补，能够有效地调畅中焦气机，和降胃气；同时为了更好地达到和胃的目的，揉滚两侧胃经不容至天枢一段，以和胃降逆。这里既有中医经络理论作为指导，亦能用现代胃肠道解剖来阐释。如果疼痛比较顽固，还可以以痛治痛，小儿推拿中有一个专门用来止腹痛的手法叫作拿肚角，从解剖位置来看肚角和成人的带脉穴很接近，因此捏提带脉正是由此衍化而来，用来治疗痛证效果显著。同时《肘后备急方·治卒腹痛方》在治疗腹痛时提到"拈取其脊骨皮，深取痛引之"，这一方法同样值得我们借鉴，所以可用重手法沿背部两侧膀胱经施以捏脊，通过转移疼痛的方法，以局部有较强痛感为度，可起疏理肠腑气机而止痛的效果。督脉总统一身阳气，通过捏脊同时刺激督脉与两侧脾俞、胃俞、肾俞穴及膀胱经分支意舍、胃仓、志室等穴，可起到激发脾胃肾三脏进而布散阳气的作用。

脾胃虚寒，纳运水谷的功能减退，可见神疲纳呆；脾胃气机升降失常，清气不升反降，在下则出现飧泻之证，所以脾虚的病人常见的就是大便溏薄；脾主四肢，主肌肉，由于阳气的温化、温煦功能不足，四肢肌肉无所禀受，常见四肢倦怠，容易疲劳；本证中的空腹痛甚，得食则缓，指的是要饮入热食，中医强调"虚邪贼风避之有时"，平时就需要注意防护，况且胃痛之病"三分治七分养"，这应该不难理解，既是虚寒之证，总不能还用凉的饮食刺激它吧。综上兼证，治疗时要选择健脾益气之法，迎巨阙捺补建里配合捺扫两侧脾俞至大肠俞，以恢复脾胃运化受纳之功。脾为气血生化之源，主运化，由于脾阳不足，失于温化，津液容易凝聚，不能正常输布代谢，证见泛吐清水，治宜温中降逆止呕，迎巨阙时捺调阑门可降胃气。脾主四肢肌肉，脾阳虚日久，阳气不能温煦周身四末，证见手足不温，特点是冷不过肘、膝，治疗以层按之提法施于伏冲之脉以通达四末阳气。但对于积寒日久患者，施用层按法需循序渐进，如同以双手间温热之气化去腹部层层积雪，非可一蹴而就，日久方能见效。

本术式温通结合，温以治本，通以治标，共达温阳散寒，健脾理气，和胃止痛之功。

二、泄泻

【证型】

肾阳虚衰证。

【症状】

黎明前脐腹作痛，肠鸣即泻，完谷不化，腹部喜暖，泻后则安，形寒肢冷，腰膝酸软，舌淡苔白，脉沉细。

【治法】

温阳调冲式以温肾健脾，配法术式以理气化湿、固脱止泻。

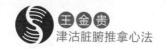

【基本术式】

1. 层按法之提法——关元穴。徐徐下按2分钟至2层接近第3层，得气后停留2分钟，徐徐上升1.5分钟至第2层停1分钟，缓缓上提2分钟离开受术部位，受术者可感觉双下肢及足心热感。

2. 旋揉法——神阙穴为中心。频率15次/分钟，操作1分钟，以受术者腹部出现温热感为佳。

3. 迎住巨阙穴，捺补建里穴。频率20次/分钟，操作0.5分钟，以受术者胃脘部有气通感或振水声为宜。

4. 捺扫两侧脾俞至大肠俞、督脉。频率50次/分钟，每侧各操作3遍，力度适中，以受术者施术部位皮肤透热为度。

【配伍术式】

1. 层按法之提法——中脘穴。徐徐下按2分钟至2层接近第3层，得气后留置此层1分钟，徐徐上升1.5分钟至第1层留置1分钟，缓缓上提2分钟离开受术部位。

2. 逆时针迭揉全腹。频率15次/分钟，操作1分钟。

3. 捺补气海、天枢穴。频率20次/分钟，各操作1分钟，以受术者腹内有气动为宜。

【术义分析】

泄泻的病因虽然十分复杂，中医内科学也将其分了许多种类型，但究其根本，造成泄泻的病因无外乎脾虚与湿盛两种。让我们追本溯源，古人《医宗必读》有"无湿不成泻"之说，脾胃运化失司，大小肠泌浊、传导的基本功能失职，在人体中肠道内有多余的水液没有被分流，则可导致泄泻，就犹如负责管理水库和大坝的人员玩忽职守，错将闸门打开放水，从而水淹漫野。久泻的病人，日久都会使其自身脾阳受损，也就是功能失常。中焦就像活动全身的齿轮一般，转不动了，气机的升降就无序了，该升不升，该降不降；后天之本不牢固，则不可能再行使温煦运化的职能，阳气没有了补充的来源，便只能依靠先天元阳来温煦充养，消耗过度则会损伤了先天肾阳。而水谷精微的运化变少，化生阴液的机会就少了，肾阴也就不足了，阴阳不能互根互用，因此造成了人体的命门火衰。五更正好为卯时，古人对于时辰是有研究的，一天之中卯时与酉时正如一年之中春分与秋分一般，是阴阳之气最为平衡的时段，如果有阳虚或者阴虚的患者在此时症状就会表现出来，所以肾阳虚损、命门火衰的人在此刻腹中阴寒最盛，这也是许多老年人晨起腹泻的原因，归根结底就是命门的那一把火烧不起来了。针对五更肾泻，我们要注意的是久泻不可再利小便，手法以温补元阳为主，又因其日久肠道肌肉失约，固涩无力，小肠的泌别清浊能力减弱，而导致水湿泛滥，故在治疗时应在温阳调冲式基础上，配以理气和升提固脱术式以化湿止泻。

中焦的阳气由于各种原因受阻，首先是气机不利，进而会累及阳气；另一面，中焦犹如煮东西的锅一样，没有火去烧它，也是热不起来，而且不会有蒸汽，我们将这里的蒸汽形容为清气，清气不升，则湿浊不降不化，浊与寒相合，一步步再侵蚀中焦阳气。中焦脾阳损耗日久，就会累及到元阳，二者互相影响以致二者同衰。黎明时分，寅卯之交，正如前文所说阳气仍未来复，仍未到达阴阳平衡的时候，此时脾肾阳气最为虚弱，故见黎明前脐腹作痛，肠鸣即泻，舌淡苔白，脉沉细等症。因此针对这个病，治疗过程以温补阳气为重点并适当增加层按下按上提时间以加强温补作用，同时补充先后天之阳气，使二者互相影响，不断生长。

神阙穴为人体成胎的时候，先天精华注入的地方，是先天之门户，同时也是较为薄弱的地方，对于肾阳虚衰的患者，此处更容易受施术者正气的激发。另外，运转神阙在道家来讲是"修内丹"的作用，更可以强身健体。且又因为此穴的穴性是温热的，旋揉神阙配合层按之提法于关元穴、中脘穴可以温煦先天之肾阳与后天之脾阳，以助寅卯之交阳气快速来复，来抵御阴阳初生时所带来的不适感受。

脾胃阳虚，失于温煦，中焦斡旋失司，水之中源运化失职，囤积过多的水液，水湿难消，且浊液常常恋寒邪，则虚寒证也会明显，证见腹部喜暖，泻后则安。故配法选以层按法之提法作用于中脘穴，可大力温补中焦的阳气，健脾阳使中焦气机调畅，水谷之海就可以被精微注满，清自升浊自降，水湿得以运化。另外，又因伏冲之脉行于脊内，并行于督脉，层按法作用于伏冲之脉，可调动督脉之阳重新布散至全身经络，通过经络走至全身脏器，以激发功能。湿浊为阴邪，正如《金匮要略》云："病痰饮者，当以温药和之。"故此法可蒸化内生之湿邪，使精微与浊液得以分离，从二便分消。

气海穴位于任脉，寄附于伏冲之脉上，且人身之气，发源于气海，故此穴为补气要穴。天枢穴属足阳明胃经，为大肠之募穴。《素问·五脏别论》记载："水谷入口，则胃实而肠虚，食下，则肠实而胃虚。"在基础术式上配以捺补法施于天枢、气海可补益肾气，使一身之火旺，正所谓"指下丹田暖全身"，激发脏腑精气，使阳气得以升提，以达温阳固脱的效果。肾阳虚衰以致完谷不化，阳无以达四末则形寒肢冷、腰膝酸软。配以逆时针选揉全腹，使大肠的传导速度不那么亢进，大肠传导有序，肠气调和促使气血输布周身，进而温养脉络，补充下元，固脱止泻。

本术式温补元阳以治本，理气固脱以治标，标本兼顾，共达温肾健脾，化湿止泻之功。

三、水肿

【证型】

脾阳虚衰证。

【症状】

身肿日久，腰以下为甚，按之凹陷不易恢复，脘腹胀闷，纳减便溏，面色不华，神疲乏力，四肢倦怠，小便短少，舌质淡，苔白腻或白滑，脉沉缓或沉弱。

【治法】

温阳调冲式以温补脾阳，配法术式以行气利水消肿。

【基本术式】

1. 层按法之提法——关元穴。徐徐下按1.5分钟至2层接近第3层，得气后停1分钟，徐徐上升1分钟至第2层停1分钟，缓缓上提1.5分钟离开受术部位，受术者可感觉双下肢热、胀感。

2. 迎住巨阙穴，捺补建里穴。频率20次/分钟，操作0.5分钟，以受术者胃脘部有气通感为宜。

3. 捺扫两侧脾俞至小肠俞、督脉。频率40次/分钟，每侧各操作3遍，力度适中，以受术者局部皮肤透热为度。

【配伍术式】

1. 层按法之提法——中脘穴。徐徐下按1.5分钟至2层接近第3层，得气后留置此层1分钟，徐徐上升1分钟至第1层，留置1分钟，缓缓上提1.5分钟离开受术部位。

2. 迎住巨阙穴，捺泻阑门穴。频率30次/分钟，操作0.5分钟，以受术者局部穴位有酸胀感为佳。

3. 迎住左梁门、右石关，捺泻章门、太乙、天枢、石门、水分、中极穴。施术者站于受术者右侧，左手拇指桡侧偏峰于左侧梁门穴、食指或中指于右侧石关穴，行迎法。于章门、天枢、太乙、水分、中极、石门穴处，行捺泻法，频率30次/分钟，各操作0.5分钟。

4. 扣按或中拨阴陵泉。受术者取仰卧位，施术者位于受术者右侧。用左手的拇指与中指，扣住两侧或中穴，同时右手的食指与中指由巨阙推至阑门穴3次，然后，右手自或中穴下方沿肝经逐步捋至腹部肋边的尽头，再下推至阴陵泉（此阴陵泉穴源自《脏腑图点穴法》，位于膝上内侧二寸），并用右手拇指拨按两侧阴陵泉，操作2～3次。

【术义分析】

水肿病的病机比较复杂，不同部位的水肿蕴含着不同的病理过程，中医辨证将水肿分为阴水、阳水两类，《济生方·水肿门》中言："阴水为病，脉来沉迟，色多青白，不烦不渴，小便涩少而清，大腹多泄……阳水为病，脉来沉数，色多黄赤，或烦或渴，小便赤涩，大便多闭。"阴水就是阳气不足的寒湿引起的，阳气不足，水不化气造成水湿内停，泛滥体表造成的水肿。阴水又可因脾阳虚和肾阳虚引起，我们这节所讲的术式主要针对的是脾阳虚衰所致的水肿，主要表现为腰以下水肿明显，按之凹陷不易恢复，舌质淡，苔白腻或白滑，脉沉缓或沉弱，均为脾虚湿困的虚弱征象。脾阳虚衰，脾不升清，清气在下则生飧泄，所以还会出现便溏的情况，而脾虚湿盛，困遏脾气则面色不华，神疲乏力，四肢倦怠。这些症状主要责之于脾阳不健，运化水湿失司，湿停于下且湿性黏滞。针对这个病我们选取温阳调冲式为主法，治疗时温阳健脾以治本，并配合行气利水消肿的手法。层按提法施于关元穴并延长层按下按上提时间可以温补元阳，捺扫脾俞至小肠俞、督脉时，重点作用于脾俞、胃俞和督脉来温阳健脾，并在配法中加入了层按提法于中脘穴的操作，正是为了增强温补脾阳的功效，助阳化气，从而帮助通利水湿，温阳以利水。

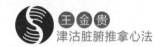

除了水肿的症状，此病还有小便短少的症状，由于水蓄膀胱，不得出路，往往还会造成小腹、少腹有满胀的感觉。《金匮要略·水气病脉证并治》曰："诸有水者，腰以下肿，当利小便。"这段古文明确指出了治疗的要点所在：当务之急是要利水以治其标，给水找个出路，水肿自然可以减轻。《景岳全书·水肿》云："肿胀之病，原有内外之分……病在气分，则当以治气为主；病在水分，则当以治水为主。然水气本为同类，故治水者，当兼理气，以水行气亦行也。此中玄妙，难以尽言。"我们知道气和水的关系就好像气和血的关系一样，气能行血，同样可以行水，所以使体内的气机调畅，水液输布运行才会恢复，水液不再蓄积于某个部位了，自然就形成了一个良性的循环，水肿也就随之消散，所以我们配合了调畅气机的手法来行气化湿，利水消肿。

津沽脏腑推拿在治疗任何疾病时，都十分重视调畅人体气机，尤其是中焦气机，而且其手法优势恰恰在于调气，气动则湿动，捺补建里可以帮助健运脾气，配合捺泻阑门、石门、章门穴畅通中焦气机，其中石门穴为三焦募穴，章门穴为脾经募穴，而且章门穴作为脏会具有调节五脏气机的功能。此外，天枢穴处于上下腹的分界处，捺调此穴可以帮助调节气机升降。太乙穴为足阳明胃经穴，它的穴名有"胃经气血在此形成强盛风气"的内涵，所以运用此穴除湿，就好比在自然界中风将地上的积水吹干一样，有取类比象的意义。从穴名上也不难看出水分穴有分水闸门的意思，顾名思义，就好像是泄洪大坝，洪水泛滥了，就要开闸放水，所以水分是分利水湿的关键点。在临床中我们如果遇到水湿为患的疾病，需要进行利水渗湿时，以捺泻法作用于此穴往往效果很好。中极穴是膀胱募穴，为生脉之原，脏腑之气汇聚的地方，通过畅通腹气街可以帮助膀胱气化，从而化气利水，通利小便。津沽脏腑推拿运用以上诸穴可以开下焦之门，渗利水湿，下出于小便。配合扣按或中拨阴陵泉疏通上下气分，进一步调畅一身气机，气顺则胀消，气行则水行，帮助通利三焦，祛除湿邪。

这一式式温补脾阳以治本，行气利水以治标，标本兼顾，共同达到温阳健脾，行气利水以消水肿的作用。

四、阳痿

【证型】

命门火衰证。

【症状】

阳事不举，或举而不坚，精薄清冷，神疲倦怠，畏寒肢冷，面色㿠白，头晕耳鸣，腰膝酸软，夜尿清长，舌淡胖，苔薄白，脉沉细。

【治法】

温阳调冲式以温肾壮阳，配法术式以助阳化气、濡养宗筋。

【基本式式】

1. 层按法之提法——关元穴。徐徐下按2分钟至2层接近第3层，得气后停2分钟，徐徐上升2分钟至第2层停2分钟，缓缓上提2分钟离开受术部位，受术者可感觉双下肢热、胀感。

2. 旋揉法——神阙穴为中心。频率15次/分钟，操作2分钟，受术者腹部出现热气如汤沃，气通肠动为佳。

3. 迎住巨阙穴，捺补建里穴。频率20次/分钟，操作0.5分钟，以受术者胃脘部有气通感为宜。

4. 捺扫两侧脾俞至大肠俞、督脉。频率40次/分钟，每侧各操作3遍，力度适中，以受术者局部皮肤透热为度。

【配伍术式】

1. 揉滚命门穴。频率80次/分钟，操作1分钟。

2. 迎住巨阙穴，捺补气海穴。频率20次/分钟，操作1分钟，受术者下腹部有气温热感为宜。

3. 掌运带脉穴至神阙穴一线。频率15次/分钟，操作1分钟。

4. 指按气冲穴。以双手拇指重手法按压两侧气冲穴，力度由轻到重逐渐加力，待手下搏动感消失后，持续按压1分钟后缓缓上抬，结束手法，抬手后以受术者双下肢有温热感为宜。

【术义分析】

阳痿又称"阴痿"，《素问·痿论》称其为"宗筋弛纵"。在这里我们不能将

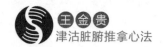

"性无能"简单地看作是阳痿。它的基本病机是肾阳亏虚、命门火衰。《诸病源候论》中说道："劳伤于肾，肾虚不能荣于阴器，故痿弱也。"也就是说生产劳作过度疲劳、房事过度等都可能伤及肾，而中医认为肾脏是人体储存底力、潜力的地方，我们在日常生活中很少用到，只有在需要"作强"的时候，才会调动肾脏的精气。而房事实为五劳七伤之首，最容易消耗人体的精血。行房的时候在屋内活动，汗孔容易开泄，气便随津液流失。当交合时分，身体筋骨为之猛力支持，必然需要足量血气供给。然而此时阴器恰似以囊装酒，流经此处的血液均有入无出，所需血液甚多，冲脉之血气为之填补不及，此时最易伤及肝肾二脏。房事之后，气耗容易开泄汗孔，阴器之中败血始生，肾中精华骤然丧失。所以只要肾脏的元气不够充沛，流向阴部气血供应自然就不足了，阴茎就会出现软弱或坚硬不长久的情况。《重订济生方》云："五劳七伤，真阳衰惫……阳事不举。"肾作为先天元气的贮存之所，在过劳或损伤之后，肾脏的精气出现相对的不足，所以我们在治疗阳痿命门火衰证时，应在延长层按下按上提时间而温补肾阳的基础上配以助阳化气、濡养宗筋之法。

《素问·五常政大论》言："气大衰而不起不用。"肾脏功能虚弱、精气亏少，肾脏的先天真阳不足，则宗筋无以作强，阴茎痿而不举，或举而不坚，伴随着舌淡胖，苔薄白，脉沉细等表现。津沽脏腑推拿选以温阳调冲式为治疗主法，治疗时以温肾壮阳为主，因此延长层按之提法于关元穴以及旋揉神阙穴的操作时间，以增强温阳益肾、补气培元的治疗效果，这是治疗命门火衰证的主法。同时配合捺补建里穴是考虑到通过温补脾阳可以帮助脾脏与肾脏阳气互补，防止脾阳再次伤及肾阳。捺扫脾俞至大肠俞是辅助方法，目的是为激发脾肾脏腑之气，同时可以进一步增强脏腑间气机的联系。以上诸法可以照顾到脾肾两脏，激发其脏腑之气，然而补益脏腑还需使得气血疏通，所以配合指按气冲穴的方法，将足阳明经血气导向冲脉，以利于血气的流转运输。

命门火衰，肾脏的气化功能减退，这并非是原料不足，而是"工厂"消极怠工的结果，最终肾阳无以化生肾精，从而出现精薄清冷等一系列症状。肾阳就如同炉底的灶火，通常发挥协助脾胃腐熟食物的作用。那么肾阳不助脾阳，中焦阳气就相对不充足，阳气无法达到四末，则会出现畏寒肢冷症状。肾为腰之府，肾阳亏虚则缺乏对腰部筋肉的濡养，会出现腰膝酸软的症状。肾气衰惫，膀胱的气化功能自然不足，则会表现为夜尿清长。此证主因命门火衰，所以出现精薄清冷，畏寒肢冷，腰膝酸软，夜尿清长等阳虚征象便很好理解了。所以配法选择温补命门之术式，以命门穴为重点，施以揉滚法。《脏腑图点穴法》指出："肾脏经命门火以温暖。""命门为太阳之火，脏腑皆赖以温暖之。"这里命门穴直接对应肾脏之间的真阳相火，治疗肾阳亏虚、肾精虚冷之症最为合适。同时从手法的作用特点来看，揉滚法可以激发命门穴的温热之性，动则生热、热则温阳的作用不言而喻，用以温补命门相火最为适宜。而且，揉滚法更注重对浅层络脉的刺激，这其中还蕴含了久病入络的诊疗思路。

肾脏的元气亏虚，气化无力从而产生肾精虚冷，进而导致精血津液物质化生和运行输布不畅，精血不达于头面，可见神疲倦怠、头晕耳鸣、面色㿠白等症。故配法选捺补气海穴。气海穴为"生气之海"，与任、冲二脉同起胞宫，且与督脉、足少阴之脉同行。《脏腑图点穴法》指出："脏腑运化之机能，与血液之循环，皆以气推动之，其运转循环方能正常。人身内部之气……发源于气海。"命门穴在后，而气海穴在前，两穴从位置上来说，都十分靠近肾脏有形脏腑的投影位置。因此在气海穴附近施以捺补法，可引导冲脉的气血向肾脏供养，肾脏得血气以补充先天精华，从而起到调补元气、补肾填精的效果。

古法腹部按摩认为，带脉具有约束纵行诸经的作用。经气衰惫的状态会导致带脉松弛不收，而带脉失约则会引起宗筋不引。我们知道阴茎自古以来就有宗筋之称，如《素问·痿论》云："入房太甚，宗筋弛纵，发为筋痿，及为白淫。"这里不仅提及了阳痿，还提到了遗精，前面章节我们讲到了对带脉穴的调控有助于收束宗筋松弛痿软之证，同时还可涩精止遗。所以用掌运法施于带脉、大横、天枢、肓俞、神阙穴一线，可减轻带脉的约束功能，使全身气的升降出入有序，枢机滑利。操作时以轻力推送，重力回带，频率缓而不急，力度、深度以轻浅为主，也就是浅浅拨动盆中之水的道理。

本术式温补肾阳，辅以助阳化气、调节带脉，诸法合用共达温固元阳，润养宗筋之功。

五、消渴

【证型】

阴阳两虚证。

【症状】

小便频数，甚至饮一溲一，混浊如膏脂，面容憔悴，腰膝酸软，四肢欠温，畏寒肢冷，阳痿或月经不调，舌淡苔白而干，脉沉细无力。

【治法】

温阳调冲式以温补肾阳，配法术式以益气摄精。

【基本术式】

1. 层按法之提法——关元穴。徐徐下按1.5分钟至2层接近第3层，得气后停1分钟，徐徐上升1分钟至第1层停1分钟，缓缓上提1.5分钟离开受术部位，受术者可感觉双下肢热、胀感。

2. 旋揉法——神阙穴为中心。频率15次/分钟，操作1分钟，受术者腹部出现热气如汤沃，气通肠动为佳。

3. 迎住巨阙穴，捺补建里穴。频率20次/分钟，操作0.5分钟，受术者胃脘部有气通感为宜。

4. 捺扫两侧肺俞至大肠俞、督脉。频率40次/分钟，每侧各操作3遍，力度适中，以受术者局部皮肤透热为度。

【配伍术式】

1. 层按法之提法——下脘穴。徐徐下按1.5分钟至2层接近第3层，得气后留置此层1分钟，徐徐上升1分钟至第1层留置1分钟，缓缓上提1.5分钟离开受术部位。

2. 选揉法——气海、关元穴为中心。频率20次/分钟，共操作1分钟。

3. 捺调中府、膻中、京门、血海、三阴交穴。频率30次/分钟，各操作0.5分钟，以局部出现酸胀感为度。

4. 指按气冲穴。按压1分钟后缓缓上抬，抬手后以受术者双下肢有温热感为宜。

【术义分析】

消渴一病，在古代就有研究，现代我们都把糖尿病和消渴对应，其实不是完全一致的，现在的糖尿病有些不是典型的"三多一少"，常常并发症比较明显，糖尿病眼病，古代称作翳；糖尿病足，古代称作疽等等。最开始是仲景用肾气丸治疗这个病，肾气丸又叫八味肾气丸，是六味地黄丸加上桂附，但是大家可知道六味地黄丸出自《小儿药证直诀》，是源自宋代，而仲景的肾气丸是汉代的，早于六味地黄丸，这里不能想当然的认为八味是在六味的基础上加桂附，而是八味减桂附得到六味地黄丸。我们都知道消渴的基本病机是阴虚燥热，阴虚为本，燥热为标，那有人可能会问都燥热了，还要温阳，那会不会加重它的燥热呢？其实要明确的一点就是我们治疗的是阴阳两虚型的消渴，它属于消渴的后期，阴虚已久，损及肾阳，这就是阴阳互根关系的体现。阴虚阳痿，阴阳同寄于肾中，阴虚日久就会阴损及阳，而后肾阳亏虚，虚寒内生，肾的蒸化失职，导致津液代谢失常，正所谓"无阴则阳无以化，无阳则阴无以生"，阴阳彼此互根。宋代医家许叔微曾形象的比喻："如釜中有水，以火暖之，其釜若以板复之，则暖气上腾，故板能润也，若无火力，水气则不能上，此板则终不得润也。"就是使用温阳之法从阳入手，急则治阳而使津液输布正常，因此治疗时常在温阳基础上，配上补气摄津、固肾益精的方法。

这个证型的消渴是肾阴不足，日久累及到肾阳，使肾阳亏虚，蒸化失司，就出现了小便频数，饮一溲一，什么叫饮一溲一？就是怎么喝进去怎么尿出来，没有经过肾的蒸腾作用，就是西医所说的没有原尿形成的过程，而舌淡苔白而干，脉沉细无力这都是阴阳两虚的舌苔脉象，苔淡为阳虚，舌干为阴虚，脉沉无力为阳虚，脉细为阴虚。脏腑推拿长于温阳不擅滋阴，需要滋阴的话可以结合滋阴药物的使用，如山萸肉、枸杞、熟地等，这个我们是不能回避的，每种治疗手段都有它擅长的，也有它的局限。基于阴阳互根互用的关系，对于主证所见的阳虚症状，津沽脏腑推拿把温阳调冲式作为主法，通过层按提法施于关元穴以及旋揉神阙穴来起到温阳作用。

消渴与肺、胃、肾关系密切，如王肯堂所说："渴而多饮为上消，消谷善饥为中消，渴而便数有膏为下消。"其分别对应肺胃肾之脏，根据我们的"三脘定三焦"理论，层按下脘穴对应的是下焦的肾。《医学心悟》中有这么一段记载："治下消者，宜滋其肾，兼补其肺。"可以看出对消渴的治疗是彼此兼顾的，下消应该从肺肾入手，金水相生，因此层按提法在下脘穴配合捺调中府、膻中两穴，以分别

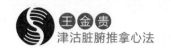
恢复上下水源，下元旺盛则蒸腾津液上浮，肺主治节，肺的宣发肃降使津液布散全身。层按下脘穴可补肾气，使蒸化有常，水津并行，中府、膻中可补充气海，来帮助肺的治节功能，通利水道，使膀胱功能恢复正常。两法配合温补肺肾，通利小便，达到提壶揭盖的作用。

肾主蒸发气化，当肾阳亏虚，命门火衰时肾的蒸化无常，约束无度，可以见到小便频数、阳痿或月经不调等；而肾气不足常常表现为腰膝酸软，腰为肾之外府，膝为筋府，筋为肝体，乙癸同源，所以出现腰膝酸软就很好解释了，说明肝肾不足。肾阳无力温煦脾土可以出现四肢发凉，畏寒肢冷，所以治疗上需要温补肾阳，运用选揉气海、关元穴，以助阳化气，我们知道气海穴与人的元气相通，是元阳之本、真气生发的地方，更是人体生命动力的源泉，选揉这个穴位可以温阳益气，气旺则水谷精微输布有度，使清浊分消，精微不易流失，小便也就清了，不会出现含有水谷精微的脂膏样尿液。配合捺扫肺俞至大肠俞，重点还是在调理肺、胃、肾脏气，振奋督阳，帮助气化。

三阴交是肝脾肾三阴经的交汇穴，所以它叫三阴交，三阴交与血海都在阴气汇聚的脾经上，这两个穴是阴血充盈的地方。气冲穴隶属阳明，连于冲脉，是气血运行的要塞。捺调血海、三阴交、气冲这些穴位，可以达到益气滋阴的作用，使面容不再憔悴，充满光泽。京门穴是足少阴肾经的募穴，捺调此处可以温阳益肾，健脾通淋，尤其是和三阴交配合使用可以治疗肾疾，以上说的是阴阳两虚型的消渴，已经发展到阳虚了，无阳则阴无以生，所以我们脏腑推拿从阳气入手治疗这个病，正是其优势所在。

总的来说这个术式温补结合，温阳以治本，补气则治标，标本兼顾，共同达到温补肾阳，益气摄精的作用。

六、虚劳

【证型】

阳虚证。

【症状】

面色苍白或晦暗，畏寒肢冷，手足不温，出冷汗，精神疲倦，气息微弱，或有

194

浮肿，下肢为甚，舌质胖嫩，边有齿痕，苔淡白而润，脉细微、沉迟或虚大。

【治法】

温阳调冲式以温补肾阳，健脾益气，配法术式以纳气补虚。

【基本术式】

1. 层按法之提法——关元穴。徐徐下按2分钟至2层接近第3层，得气后停1分钟，徐徐上升2分钟至第1层，停留1分钟，缓缓上提2分钟离开受术部位，受术者可感觉双下肢热、胀感。

2. 旋揉法——神阙穴为中心。频率15次/分钟，操作2分钟，受术者腹部出现热气如汤沃，气通肠动为佳。

3. 迎住巨阙穴，捺补建里穴。频率20次/分钟，操作0.5分钟，受术者胃脘部有气通感为宜。

4. 捺扫两侧脾俞至大肠俞、督脉。频率40次/分钟，每侧各操作3遍，力度适中，以受术者局部皮肤透热为度。

【配伍术式】

1. 层按法之带法补中带泻法——下脘穴。徐徐下按1分钟至2层接近第3层，得气后停1分钟，继续向下按压至第4层，停留1分钟，随即徐徐上升1分钟至2层接近第3层，缓缓上提1分钟离开受术部位。

2. 提拿建里、气海穴。双手分别放于建里、气海穴之上，掌心直对穴位，拇指与其余四指相对，从腹部两侧缓缓向中心靠拢，左手捏住建里部位，右手捏住气海部位，同时提起，施术一次即止，病人可感到呼吸舒畅。

3. 掌合法——神阙穴为中心。频率15次/分钟，操作0.5分钟。

4. 捺调肩井、膏肓、百劳穴。受术者俯卧位，施术者双手同时捺调双侧肩井、膏肓，后捺调百劳穴，频率25次/分钟，各操作0.5分钟。

【术义分析】

虚劳病是以五脏虚损为基本证候特点，而阳虚之证首当责之脾肾。《医宗必读》中云："但于脾肾分主气血，约而该，确而可守也。"脾作为后天之本，肾作为先天之本，在整体上统领了五脏气血生化的源头与根本，从整体论治的角度来看，虚证首先重在补，而脏腑推拿手法是以补充脏腑阳气、激发肠腑气机为优势，

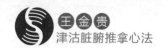

因此要抓住补阳作为治疗的重点。临证治疗上重点在于温补脾肾，适当增加层按法下按及上提时间并且在温补脾肾之阳的基础上配合益气补虚之法。

此证因长期阳气亏损，导致阳气虚少不得温养肌腠，又因脾脏阳气亏少，不能充达四肢，所以可见到畏寒肢冷，手足不温，脉细微、沉迟或虚大等症状；中焦的清阳不升，气血不荣于头面，则表现出面色苍白或晦暗；肌肤表面的卫阳不能固护，那么可能出现冷汗频出的现象。脾脏的阳气衰少，会导致肠腑气机生成减少，进而出现水谷精微物质生成与输送的能力下降，进一步导致精亏血少，此时可见到精神萎靡、疲倦劳累的症状。

阳气亏虚，那么卫阳的温煦作用会相对减弱，身体的产热能力会有所下降，而出现自觉寒冷；气血无以通达四肢，则表现为四肢冰冷；卫阳不固再加上体内有虚寒之气，那么就会出现类似寒冷之气向外排出的症状，即冷汗频出。《素问》云："阳虚则外寒。"所以临证治疗时选择温阳调冲式为主法，以温阳补肾，健脾益气为主。以层按之提法施于关元穴，可起到温阳散寒、补气培元的作用，这个方法是补益一身先天元阳的根本之法。我们强调治疗虚证时，手法凡涉及腹部任脉上各穴位，应该选择重调，轻泻，轻补之法。因为阳虚之证必然兼有气虚，又因为捺穴疗法中提到"因气虚，重补即塞，不补益亏，不泄则塞，重泄易脱"。故先用调和的手法施术于病患，轻度施以压法、泻法，是取"以通为补"的意思。因此适当减少层按法得气停留时间，是为了预防气脱之证出现。同时增加旋揉神阙的操作时间，以增强温阳补气的作用。

肾阳为诸阳之本，肾阳衰惫则膀胱气化不利，水湿潴留体内。湿邪为之凝聚，同时湿性具有趋下的特点，故见下肢浮肿。另外，肾阳蒸化功能不足，不能温煦中焦脾胃，脾无升清胃无降浊，则水湿停聚中焦，浊气上泛可见舌胖嫩、边有齿痕。以上诸证虽然症状各异，但它的病理机制是相同的，所以都可以通过温补肾阳、通脉化气利水的办法异病同治。需要注意的是，我们在施术中要考虑"久病必瘀"的可能性，专门进行温补就会有助邪之虞。同时虚劳属于痼疾，短期内很难见到成效，所以应该做好长期治疗的打算，作为推拿从业人员，此时需要应用心理学方法与病患进行充分的沟通。同时兼顾一些杂症，也要考虑如何预防以免伤及正气。这时候可以采用层按之带法补中带泻的手法，施于下脘穴既可以温补肾阳，又兼以清肾中浊气。这种补中带泻的方法不同于参附汤的峻补，而是采取金匮肾气丸微微生火，恰似其中的肉桂附子，都是为了调动真阳相火，用来鼓舞肾气，以带动五脏气机运转，升腾脾胃水谷精微，即是取"少火生气"之意。

脾阳主要促进脾胃气机的运化，其意义在于运化水谷精微物质，那么脾阳亏损，则精气生化无权，气血不荣头面就会出现精神萎靡不振的情况，不荣肺脉则宗气化生无源，因而出现气息微弱的症状。而捺补建里穴是为了激发中焦脾胃之气，配合旋揉神阙穴、层按下脘穴，目的是间接调畅中焦气机，从而导邪外出，恢复脾阳运化水谷的功能。这里固护胃气的观点是中医的诊疗优势，胃气受损，元气已然虚惫，临证应该轻药缓图，固护胃气为重，宁可再剂，不可重剂。推拿与针药同理，捺穴疗法同样认为治虚证手法应取"悬提"之意，"其用法须肘悬，气贯指端，旋转不需用力，其气自然达到内层"。因而我们选择用提拿建里、气海，将腹部肌腠提起并悬空，这种手法增加了腹部气机运转的空间，放宽了肠腑运动施展的幅度，加大了腹部的中焦与下腹的下焦之间的通道，进而可起到沟通、摄纳脾肾之气，通利三焦，使脾胃速生水谷精微之气，并得以下行填补肾精，肾脏之阳气得以上升，从而起到温煦中焦的效果。并且手法作用于肌腠，还可以激发卫阳，有调和营卫之意。搭配捺扫脾俞至大肠俞，可激发脏腑精气，进一步促进气机的交流沟通。同时捺扫法可调和背部营卫之气，与施于腹部的悬提手法相呼应。此术式是腹部推拿的收式，具有沟通气机、引气归元之意，搭配双掌合神阙穴，共同发挥燮理阴阳，调气和血，充益脾肾之功。

此外，我们捺调肩井、百劳、膏肓穴，需要注意的一点是，我们这里的用"百劳穴"是源自《脏腑图点穴法》，书中指出："百劳即大椎，在脊椎骨第一节上陷中，两肩的平行线上。"这三个穴为捺穴疗法中有关虚损之证的必选之穴，是劳损的常犯之处，瘀血往往在此处聚集，经脉在此处有所阻滞，所以也是打通诸虚劳损的关键所在，兼以开通上焦壅塞气机。肩井穴主治劳伤虚损，可震慑各脏腑丛生的内生风邪，可使得脏腑安定；百劳穴（即大椎）能使诸气下顺，并促进水谷精微输布全身，使气沉丹田，浊气下降、清气上升；膏肓穴主治虚损，其穴正当心胸之居，能开胸顺气，可治疗脏腑气机错乱之症。以上三穴是补五痨七伤的主穴，可定风、顺气、消瘀、除痰、行血、纳气。无论何种虚证均可用之。

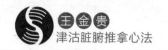

本术式补中带泻，温阳兼以纳气，散寒兼以祛瘀，重调轻泻，手法宜实而轻。共达温肾健脾，纳气补虚之功。

七、痛经

【证型】

阳虚内寒证。

【症状】

经期或经后小腹冷痛，喜暖拒按，得热则舒，经量少，经色暗淡，或经下膜块，腰腿酸软，小便清长，舌淡胖、苔白润，脉沉。

【治法】

温阳调冲式以温阳散寒，配法术式以理气散瘀止痛。

【基本术式】

1. 层按法之提法——关元穴。徐徐下按1.5分钟至2层接近第3层，得气后停2分钟，徐徐上升1分钟至第2层停2分钟，缓缓上提1.5分钟离开受术部位，以受术者感觉双下肢热、胀感为宜。

2. 旋揉法——神阙穴为中心。频率15次/分钟，操作2分钟，受术者腹部有温热感为佳。

3. 迎住巨阙穴，捺补建里穴。频率20次/分钟，操作0.5分钟，受术者胃脘部有气通感为宜。

【配伍术式】

1. 捺调梁门、石关、气海、章门、期门、三阴交穴。频率30次/分钟，各操作0.5分钟，以受术者胸腔部有气通感为宜。

2. 捏提带脉。操作7次，以受术者局部胀痛为度。

3. 直擦肾俞至八髎穴。受术者俯卧位，施术者站于右侧，以右手手掌沿患者一侧膀胱经自肾俞至腰骶部八髎穴施以擦法，两侧各操作20次，以受术者局部皮肤透热微红为度。

4. 捏脊法。两侧各操作3次，以受术者局部皮肤微红为度。

【术义分析】

阳虚内寒型痛经，属虚证，患有此证的患者往往是禀赋不足，素体阳虚，导致冲任虚寒，"冲为血海，任主胞胎"，冲任虚寒以后，阳虚是虚寒的本质，阳气失去了它的温通作用，则会产生寒凝气滞，气滞又可伴有血瘀，不通则痛，从而发作小腹冷痛，喜暖拒按，得热则舒，经量少等症状。所以这样的患者平时十分怕冷，每每遇冷痛经就会发作的更为剧烈。此外，本证的冲任虚寒，实际上是由肾阳不足引起，所以才会伴有腰膝酸软、小便清长等肾阳虚、阳不化气的症状。因此，我们在治疗时主要针对虚寒这个重要的病理因素，选取温阳调冲术式作为主法，并且针对继发性形成的气滞血瘀等病理变化，配合施以理气散瘀止痛类的术式。

主法当中，针对肾阳虚衰这一根本，我们除了调补一身阳气的捺扫手法，并更具针对性地以层按提法温补关元穴和旋揉神阙穴为"君、臣"手法，分别增加了其操作时间，以增强温补肾阳的作用；同时关元穴为任脉穴位，而于此穴施以层按法又可以作用于腹部深处的伏冲之脉，冲任二脉同时调节，从而可以畅达十二经脉气血，温养胞宫。此外，在温补先天之阳的基础上，我们津沽脏腑推拿还常常强调"以后天滋先天"，所以又配合使用了迎巨阙、捺补建立的手法以温补中焦，从而间接地通过温后天之阳达到补先天之阳的目的。

本节所讲的痛经这个小腹疼痛的症状，除了与虚寒凝滞这一病因相关外，还不要忘了气滞这一因素，正所谓"通则不痛"，我们在临床中有一个经验，在对女性患者进行治疗时，无论是用药还是做推拿手法，经常要配上一些疏肝理气类的方药或手法术式，往往都能取得意想不到的疗效，这主要还是和女性的情绪性格特点有关。所以在治疗痛经时也不例外，我们在配法中配合使用了捺调三阴交、章门、期门穴等手法，以调理气机。章门穴为脾之募穴，是脾之精气结聚之处，擅长于疏理脏腑气机，可健脾和胃、理气散结；三阴交又有散瘀疏滞之力，能促浊气下降，通过调理肠腑气机，引导腹气街冗余之气向胫气街传输宣散，以调气而止痛；期门穴作为疏泄之穴，可祛邪而不伤正，最适宜疏肝行气，助通瘀滞。此外，捺调梁门、石关、章门三穴又源于《脏腑图点穴法》中关于血崩和痛经的相关治法，原文中选用这些穴位同样是用于调气，并强调了在治疗痛经时调气的重要性，即"气分调顺，痛经病除"。诸多理气通瘀类术式再配合捺调妇科病的要穴气海穴，即可共同

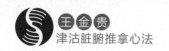
达到理气化瘀止痛，缓解疼痛症状的目的。

　　带脉为奇经八脉中唯一横向的经脉，它就好像一条"腰带"，将诸多纵行经脉围绕束缚起来，所以带脉主要可以起到一种约束固摄的作用。在本证中，以虚寒为主，寒性收引可致使带脉紧束，从而会更加加剧痛经的腹痛症状，所以津沽脏腑推拿以捏提带脉这一手法用于患者腹部，操作时患者会感到局部疼痛比较剧烈，这个疼痛其实是为了达到泻带脉的目的，促使带脉松弛，从而可以缓解腹痛的症状。此外，再佐以直擦肾俞至八髎穴，这个治法的作用意义在于以近治之法速生热感，进而催动阳气的蒸腾作用。八髎穴又为胞宫之孔径，所以于此穴施以该手法，又可引摄督脉之阳气入于胞中，从而温化虚寒之气。最后以重手法捏脊作为结束手法，主要还是参考了《肘后方·治卒腹痛方》中的记载"拈取其脊骨皮，深取痛引之"，而且我们在临床中应用这一治法在治疗各种腹部疼痛症状时，往往能取得非常好的止痛效果，现代的相关研究也证实了，人体脊背部具有相关的神经传导通路与大脑的痛觉中枢相关联，并对人体的痛觉具有调节作用，这也就解释了捏脊止痛其中的缘由。

　　最后总结一下这个术式的特点，温散结合，温补肾阳以治本，理气散瘀止痛以治标，标本兼顾，可以共同起到温阳散寒，行气散瘀，通经止痛的功效。

第十章
补气养脏式

第一节 基本术式

【基本概念】

津沽脏腑推拿中的补气养脏式，主要是针对"气虚"引起的病证所施的一类术式，运用特色手法与核心穴位相配合，以达到补益气虚、益气养血的治疗目的。其主要适用于气虚证，多用于肺气虚、脾气不升、心脾两虚、肾气不足等所致病证。

【病机分析】

气为人体一身活动的源泉，古人对此描述："气原出中焦，总统于肺，外卫于表，内行于里，周流一身，出入升降，昼夜有常。"气虚多由先天禀赋不足，或后天失养，或肺、脾、肾等脏腑功能减退，使气的生化不足所致；也可因劳伤过度或久病不复，使气消耗过多而致。

气是人体最基本的物质，具有推动、气化、固摄等作用，由肺吸入的自然清气、脾生化的水谷精气和禀赋于先天的肾中精气所构成。气虚则无力推动血行，症见面色㿠白或萎黄，舌淡，脉象常表现为虚弱无力或微细；气虚还可导致脏腑功能减退，从而表现出一系列脏腑虚弱征象，常见倦怠乏力，少气懒言，眩晕，自汗等症。

心主血脉，肺主宣发肃降，脾为气血生化之源，肾为封藏之本。《景岳全书·传忠录》云："心气虚则神有不明，肺气虚则治节不行，脾气虚则食饮不能健……肾气虚则阳道衰而精少志屈。"肺气虚，则气不达表，以致卫外不固，容易感冒，宣降失司则伴咳嗽、咯痰、无力。脾气虚，不能运化水谷精微，气血生化乏源，症见倦怠乏力，又因脾胃转输之水谷精微可奉心化赤，脾胃气虚则不能化生气血而致心气虚，甚或心脾两虚，证见心悸失眠，肾气虚，元气不足，肾气蒸化和

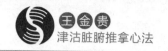

固摄作用失常，肾司二便方面就会出问题，导致小便异常。

【术式组方】

层按法之提法——伏冲之脉、三脘穴（上脘或中脘或下脘）；

选揉法——气海、关元穴为中心；

迎法——巨阙穴，捺补法——建里穴；

捺调法——膻中、中府穴；

捺扫法——背俞穴。

【术式操作】

1. 层按法之提法——伏冲之脉、三脘穴（上脘或中脘或下脘）。徐徐下按1～2分钟至2层接近第3层，得气后留置此层1～2分钟，徐徐上升1～2分钟至第1～2层，留置1～2分钟，缓缓上提1～2分钟离开受术部位；

2. 选揉法——气海、关元穴为中心。频率15～30次/分钟，操作1～3分钟；

3. 迎住巨阙穴，捺补建里穴。频率20～30次/分钟，操作0.5～1分钟；

4. 捺调膻中、中府穴。频率25～35次/分钟，各操作0.5～1分钟；

5. 捺扫背俞穴。频率40～60次/分钟，两侧各操作2～3次，以受术者局部皮肤透热为度。

【术式解析】

补气养脏式是一个补益的术式，主要用于治疗气虚所导致的病证，根据病变位置的不同，施术者可选取伏冲之脉及三脘穴施以层按提法来起到补气的作用。我们知道享有"血海"之称的冲脉可以促进气的化生。伏冲之脉的作用前文已论述，这里不再展开讲，提法施用在伏冲之脉上可以起到补益气血的作用，在补气功能上，三脘穴同样重要。津沽脏腑推拿理论认为上脘通心、肺脏之气，中脘通脾脏之气，下脘通肾脏之气。肺为气之主，肾为气之根，脾胃为气血生化之源，"气为血之帅，血为气之母"，提法作用在上脘穴，可补益心气，助心行血，使中焦取汁，奉心化赤；补肺理气，促进肺脏吸清排浊，使自然之清气纳于胸中；作用在中脘穴，可使脾胃健运，水谷之气生化有源，脾气升提，将水谷之气向上转输于肺，在胸中与清气合为宗气；作用在下脘穴，可培补肾气以激发先天之气，固充生气之根，并与宗气合二为一，形成一身之气。

同时，根据我们的"三脘定三焦，三焦通四海"理论知道上脘穴对应上焦，可以充养髓海、气海；中脘穴对应中焦，可以补益水谷之海；而下脘穴对应下焦，能够补充血海。四海是人体气血精髓等精微物质汇聚之所，张介宾在《景岳全书》指出："四海者，百川之宗。"十二经脉就像通向四海的河流一样，海纳百川则四海充盈；四海又像十二经脉溢蓄的源泉，水道通利则波澜不惊。所以提法作用在伏冲之脉及三脘穴上，可以充盈四海，继而充养十二经脉，补养全身脏腑之气，这是本术式里面最重要的一步。

讲完伏冲之脉及三脘穴后，我们来谈选揉关元、气海穴的作用。关元穴属下丹田，是治疗虚性疾病主要穴位，为一身元阴元阳交汇之处。气海穴位于任脉，寄附于伏冲之脉上，我们知道一身之气发源于气海，可见这个穴位是补气要穴，上气海为膻中，这里不是指膻中穴而是一个部位，下气海指的就是这个气海穴了，说到补气自然离不开它们。选揉法作用在关元、气海穴可以补益肾之元气，达到"指下丹田暖全身"的效果。辅助层按提法来激发脏腑精气，振奋一身之气，这两步操作共同起到补气的作用。

我们知道临床上在用补药时，都会注意到气机的调节，否则越补越壅滞，脏腑推拿也不例外。巨阙穴正好处在上中焦交界之处，施迎法在这个穴的目的是防止补气过程出现气机逆乱。在建里穴施以捺补法，可以辅助补益脾气，化生水谷精微，以助脾的升举之力如常。而膻中穴为气会，中府为肺之募穴，捺调这两个穴可以帮助调畅肺气，宣发肃降正常，呼吸调匀则保证了一身之气的正常运行。

捺扫背俞穴具有引气到相应脏腑的作用，针对不同系统的疾病选择相应俞穴，比如肺系疾病的感冒我们会选肺俞穴到肾俞穴；心系疾病如心悸、失眠选择心俞到肾俞穴；要是肾系疾病之癃闭的话，则可以选肺俞到膀胱俞。通过刺激背俞穴，激荡肺脾肾脏腑之气，进而通过经络表里上下的联系，使五脏六腑之气输布于全身，于上可补肺理气，于中可调畅脾胃气机，促进精微的输布，益气生血；于下可充补肾气，固封元气，从而达到补一身之气的功效。

【适应证】

气虚所致的疾病，如感冒、心悸、不寐、癃闭等。

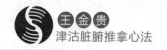

第二节 临床应用

一、感冒

【证型】

气虚感冒。

【症状】

恶寒较甚，发热，无汗，头痛身楚，咳嗽，痰白，咯痰无力，平素神疲体弱，气短懒言，反复易感，舌淡苔白，脉浮而无力。

【治法】

补气养脏式以益肺健脾，配法术式以解表散寒。

【基本术式】

1. 层按法之提法——上脘穴。徐徐下按1.5分钟至2层接近第3层，得气后留置此层1分钟，徐徐上升1分钟至第1层留置1分钟，缓缓上提1.5分钟离开受术部位。

2. 迭揉法——气海、关元穴为中心。频率15次/分钟，共操作1分钟，受术者腹部出现热气如汤沃，气通肠动为佳。

3. 迎住巨阙穴，捺补建里穴。频率20次/分钟，操作0.5分钟，受术者胃脘部有气通感为宜。

4. 捺调膻中、中府穴。频率30次/分钟，各操作0.5分钟。

5. 捺扫两侧肺俞至肾俞。频率40次/分钟，每侧各操作3次，力度适中，受术者局部皮肤透热为度。

【配伍术式】

1. 捺调天突、列缺穴。频率30次/分钟，各操作0.5分钟，受术者局部穴位有酸胀感为度。

2. 直擦足太阳膀胱经，大椎至尾闾。受术者俯卧位，施术者站于右侧，以右手手掌沿患者一侧膀胱经自大杼穴至腰骶部施以擦法，两侧各操作5~7次，后以同样操作自大椎至尾闾，以受术者局部皮肤透热微红为度。

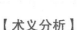

【术义分析】

在日常生活中经常感觉累，爱出汗的人容易得感冒，其实这类人就是卫阳不固，不能固摄津液，玄府张开，易受风寒邪气，风寒外邪困遏卫阳，就会出现恶寒发热等症状，这就是气虚感冒。《灵枢·百病始生》中记载："风雨寒热不得虚，邪不能独伤人。"意思是说同样是感受病邪，你要是不虚的话，它是不会侵袭你的。正所谓"正气存内，邪不可干"，气虚感冒大多是因为患者素体气虚，表虚卫弱，风寒乘袭，气虚无力达邪从而引起感冒，所以治疗时要在补气的基础上，配合解表散寒之法。

气虚感冒是因为气虚卫外功能减弱，外邪乘袭卫表所导致，所以可以见到咯痰无力，平素神疲体弱，气短懒言，反复易感，舌淡苔白，脉浮而无力等一派肺脾气虚之象。治疗应以益肺气，健脾气为主，所以津沽脏腑推拿选择补气养脏式作为主法，上焦肺系为病选择上脘穴，层按之提法施于上脘，目的是增强补益肺气的功效，配合选揉气海、关元穴可以增强补益脾气的作用，而迎巨阙、捺补建里则可以辅助健脾益气，这是主法的操作目的。

当风寒外束，卫阳被郁，腠理闭塞时，会产生恶寒发热，无汗，头痛身楚等症状，头痛是因为太阳经表邪未解，身楚是因全身卫气抗御外邪而致。所以配法需要选用解表散寒的术式来治其标，我们以背部膀胱经为手法操作重点，直擦足太阳膀胱经及督脉大椎至尾闾来通阳散寒，发汗解表，膀胱经通利了，症状自然就消除了。对于无汗之症的理解，应考虑以正气虚弱为主，外邪侵袭为辅，卫气得脾以升，赖肺以宣，只有当卫阳得复，才可见汗液。在《素问·太阴阳明论》篇中有记载说："伤于风者，上先受之。"肺处在胸中，位于上焦，主呼吸，所以外邪侵袭，肺卫首先受之，温病奠基人叶天士在《温热论》中提出："温邪上受，首先犯肺。"这也是说外感之邪易伤华盖。感受风寒外邪，邪郁于肺，肺气失宣，就出现咳嗽等肺气上逆的病证。选用捺调法作用在宗气聚会之处膻中穴，肺之募穴中府穴，并配合天突、列缺二穴可以共同达到宣肺止咳的作用。

感冒的证型会根据症状改变而随时发生变化，今天是寒证，可能明天就化热了，痰白是一个很重要的界定标准，痰是肺泡到气管的分泌物，也就是代谢产物，从痰是白是黄直接可以看出表邪是否入里化热，而痰热之症是一定需要药物介入干预的。气虚感冒发病时间较长，治疗也不如风寒、风热快，毕竟它是正气不足，无力抗邪，需要缓而图之，因此我们临床医生一定要注意"谨守病机"，认识到推拿手法作用的局限性，在恰当的时间用适当的治疗方法，充分发挥出脏腑推拿的优势来，归根结底还是时相性辨证的灵活运用问题。气虚感冒的反复易感问题恰恰是脏腑推拿所擅长的一面，对于久病的人其气必然虚弱，而通常大部分迁延反复的原因就在于正气虚弱，脏腑推拿手法主要是以恢复胃气见长，胃气恢复自然会使得生成正气的源头充足，这也就是治本之法。

本术式补散结合，补气以治本，解表以治标，标本兼顾，共达健脾益肺，解表散寒之功。

二、心悸

【证型】

心虚胆怯证。

【症状】

心悸不宁，善惊易恐，坐卧不安，不寐多梦而易惊醒，恶闻声响，食少纳呆，苔薄白，脉细略数或细弦。

【治法】

补气养脏式以益气养心，配法术式以镇惊安神。

【基本术式】

1. 层按法之提法——上脘穴。徐徐下按1.5分钟至2层接近第3层，得气后留置此层1分钟，徐徐上升1分钟至第2层留置1分钟，缓缓上提1.5分钟离开受术部位。

2. 迭揉法——气海、关元、神阙穴为中心。频率15次/分钟，共操作2分钟，受术者腹部出现热气如汤沃，气通肠动为佳。

3. 迎住巨阙穴，捺补建里穴。频率20次/分钟，操作1分钟，受术者胃脘部有气通感为宜。

4. 捺扫两侧心俞至肾俞。频率40次/分钟，每侧各操作3遍，力度适中，受术者局部皮肤透热为度。

【配伍术式】

1. 捺调百会、四神聪、内关、膻中、巨阙、神门、日月穴。频率30次/分钟，各操作0.5分钟。

2. 捺扫两侧手少阴心经。受术者仰卧，施术者分别沿两侧手少阴经，由上至下，行捺扫法，频率40次/分钟，两侧各操作3遍，局部经脉沿线皮肤微红为度。

3. 拨按带脉。两侧各操作15次，受术者耐受为度。

【术义分析】

关于心悸，《伤寒明理论》言："其气虚者，由阳气虚弱，心下空虚，内动而为悸也。"脾胃是后天之本，脾胃虚弱，气血的生化就会失去源头，心失所养则引发心慌，主要表现为心悸不宁，苔薄白，脉细略数或细弦。所以治疗时在益气养心的基础上，需要配合镇惊安神之法，津沽脏腑推拿选择补气养脏式为主法，究其根本还是从脾胃入手，捺补建里以健运脾胃，气血生化有源则心有所养。根据三脘定三焦理论，上焦心系疾病应选用上脘穴，施以层按提法于上脘同时作用于伏冲之脉，通过补气来生血，充养心体，配合选揉气海、关元、神阙穴可以进一步增强补气的效果。捺扫两侧肺俞至肾俞穴，可以帮助调和营卫，大力促进气血化生。

在标则主要表现为善惊易恐，坐卧不安，不寐多梦而易惊醒，恶闻声响等症状，这是典型的心虚胆怯的表现，这类患者一旦遭遇惊吓，就会触犯心神，心神动摇而不能自主，从而引发心悸。《素问·举痛论》云："惊则心无所依，神无所归，虑无所定，故气乱也矣。"所以在配法上我们要选择帮助养心镇惊安神的术式，于百会、四神聪、膻中、巨阙、内关、日月、神门穴分别施以捺调法，这几个穴位在治疗心悸方面确有疗效，其中百会穴与四神聪穴组成穴区，这个区域位于人体最高的颠顶之上，对于升提阳气具有十分明显的效果，对于心虚胆怯的病人有较好的定神作用，捺调的时候要注意动作轻柔，以安神为主。膻中穴为气会，是宗气汇聚的场所，捺调膻中穴可以宽胸理气、促进宗气化生运行，推动气血滋养心神，同时膻中穴又是厥阴心包之募穴，而巨阙穴是心的募穴，可以调节心脏的气血供应，激发心的脏腑功能，刺激这两个穴自然会有宁心安神的效果。内关穴同样是厥阴心包经的常用穴位，早在《针灸甲乙经》就有记载："心澹澹而善惊恐，心悲，内关主之。"说明内关穴主治心虚胆怯的心悸证。日月穴是胆经募穴，擅长于治疗

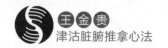

情志疾病，可以帮助改善惊恐的症状。配合捺调神门穴可以进一步达到镇惊安神的功效，我们知道神门穴是少阴心经的原穴，《黄帝内经灵枢·九针十二原》中云："五脏有疾，当取之十二原。"心主血脉、主神明，所以在治疗心神疾患方面神门为必选之穴。在临证中，治疗心悸时我们通常还会从手少阴心经起始穴位捺扫至止点，捺扫这个手法绵柔刚劲，最适合循经施用，可以畅通心经的脉络，使经气通利，濡养心脏，从而达到养心镇惊安神的作用。

需要注意的是，长期心虚胆怯的病人，会有一定程度的气郁，这是由于胆属乙木，它的气也是需要升发的，胆气不利，就会使人的决断能力减弱，心神也变得不安宁，久而久之，胆气壅滞成为胆郁。那么针对这种情况，津沽脏腑推拿在以上术式的基础上加入了拨按带脉，尤其要着力刺激带脉穴，这是因为带脉穴为带脉与胆经的交会，拨按这里不仅可以使胆经通利，而且也能调节带脉对于其他九条经的束缚，使气机得以升降如常，胆气也可正常升发，使人变得有"胆识"，从而使心神安定。

本术式益气安神结合，益气以治本，安神以治标，标本兼顾，共达益气养心，镇惊安神之功。

三、不寐

【证型】

心脾两虚证。

【症状】

多梦易醒，不易入睡，心悸健忘，倦怠乏力，头晕目眩，脘闷纳少，腹胀便溏，面色少华，舌淡苔白，脉细无力。

【治法】

补气养脏式以补气生血，健脾养心，配法术式以安神助眠。

【基本术式】

1. 层按法之提法——中脘穴。徐徐下按2分钟至2层接近第3层，得气后停1分钟，徐徐上升2分钟至第1层停2分钟，缓缓上提2分钟离开受术部位，受术者可感觉双下肢热、胀感。

2. 迎住巨阙穴，捺补建里穴。频率20次/分钟，操作1分钟，受术者胃脘部有气通感为宜。

3. 捺扫两侧心俞至脾俞穴。频率50次/分钟，每侧各操作3次，力度适中，受术者局部皮肤透热为度。

【配伍术式】

1. 捺扫神庭至百会穴一线、四神聪。频率40次/分钟，各操作0.5分钟，受术者局部有胀感、舒适感为度。

2. 捺调内关、期门、章门、血海、三阴交、太溪穴。频率30次/分钟，各操作0.5分钟，受术部位酸胀为度。

3. 指按气冲穴。按压1分钟后缓缓上抬，抬手后受术者双下肢有温热感为宜。

4. 揉滚承满至天枢穴一线。频率80次/分钟，每侧各操作3次。

5. 掌合法——神阙穴为中心。频率15次/分钟，操作1分钟，受术者腹部出现温热感为度。

【术义分析】

脾为气血生化之源，被称为"中央之土"，所以这片"土地"就要肥沃，不能让它失于健运。若脾失健运，气血化生的总量匮乏，自然就没有养分去供给心神，以致心神失养，发生不寐。正如《类证治裁·不寐》所言："思虑伤脾，脾血亏损，经年不寐。"所以在治疗此证上要以补气养脏式为基础，延长层按下按及上提时间而从补脾气入手，益气生血，健脾养心，再配和调神的手法，来安神助眠。

本证主要责之于思虑过度，日久伤脾。脾失健运了，化生的营血就会不足，难以充养心神，而致心神不宁，可以看到多梦易醒，不易入睡，舌淡苔白，脉细无力等气血不足，无以充养心神的征象。所以治疗时应把重点放在病证根源，也就是脾虚的问题上，我们在中脘穴应用层按提法，助脾健运，层按中脘穴的同时可作用在伏冲之脉上，加大了气血的生化输布的力度。心与脾有着密切的联系，《灵枢·决气》云："中焦受气取汁，变化而赤，是谓血。"通过健脾益气，从源头上补充亏空，从而充养心气，助心行血。《景岳全书·不寐》云："盖寐本乎阴，神其主也，神安则寐，神不安则不寐。"所以我们选取捺调肝脾肾三经交会之处三阴交、肾经的太溪穴来帮助滋阴养神，同时与捺调期门、章门、血海、气冲、内关穴相

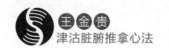

合，助气血运行，充养心神。再结合捺扫心俞至脾俞，且重点捺扫心脾两俞，激发心与脾的脏腑之气，使二脏各司其职，心脾两脏健康则思虑减少，心神得养，从而达到宁心安神的目的。

脾气虚则生化乏源，不能濡养四肢，容易感到倦怠乏力；脾失运化，中焦气机不畅，脾不升清，胃浊难降，会伴随出现脘闷纳少，腹胀便溏的情况。治疗宜健脾益气，所以选择捺补建里穴以健脾畅中，复脾之生化功能。脾虚生化不足，心血乏源，不荣心体则心悸，不养心神则健忘；心主血，其华在面，血虚不能上荣于面，可见面色少华；气血虚弱，不能上奉于脑，清阳不升则出现头晕目眩的症状。治疗宜补益脾气、生血养心，所以在中脘层按提法的基础上，配合揉滚承满至天枢穴一线，手法要使其有得气感，这样可以刺激多气多血的足阳明胃经，使气血的生化更旺，进一步帮助层按法调和中焦气机枢纽，使脾胃的气血迅速复生。同时施以捺扫神庭至百会穴一线，并自百会穴拓展到四神聪区域，因脑为神明之府，人体百脉皆直接或间接到达头部，刺激头部督脉腧穴，使阳气上达脑窍，百脉气血皆通，可以使神明得养、神志得安。

手法配合起来，看似气血都在一起补充，其实重点是在补中气，畅中焦。最后施用合法于神阙穴，掌合法最适合脾胃虚弱腹部柔软者，作用于神阙，简单来讲是起到了画龙点睛的作用，那就是醒脾，唤醒脾气后才能使之前补的气不至于壅滞，具体到手法层面来讲就是使整个手法补而不滞，柔中带刚，此法可充实腹力，同时促进小肠蠕动，增强其泌别清浊能力，使水谷之精上荣身，对于气血的化生起到了帮助和促进的作用。

以上各式相合，健脾气而养心血，益气与调神兼顾，调补相合，补而不滞，使气血生成充足而运行通畅，可上养心神，宁神助眠。

四、癃闭

【证型】

脾气不升证。

【症状】

小腹坠胀，时欲小便而不得出，或尿量少而不畅，神疲乏力，气短声微，食欲不振，舌淡苔薄，脉细或细弱。

【治法】

补气养脏式以益气健脾升清，配法术式以温肾化气利水。

【基本术式】

1. 层按法之提法——中脘穴。徐徐下按1.5分钟至2层接近第3层，得气后停1分钟，徐徐上升1分钟至第2层停留1分钟，缓缓上提1.5分钟离开受术部位，受术者可感觉双下肢热、胀感。

2. 选揉法——气海、关元穴为中心。频率15次/分钟，共操作1分钟，受术者腹部出现气通肠动为宜。

3. 迎住巨阙穴，捺补建里穴。频率20次/分钟，操作0.5分钟，受术者胃脘部有气通感为宜。

4. 捺扫两侧肺俞至膀胱俞。频率50次/分钟，每侧各操作3遍，力度适中，受术者局部皮肤透热为度。

【配伍术式】

1. 层按法之带法补中带泻法——关元穴。徐徐下按1分钟至2层接近第3层，得气后停1分钟，稍重按至第4层，停留1分钟，后缓缓上提1分钟至2层接近第3层，停留1分钟后缓缓上提1分钟离开受术部位，受术者可感觉腹部至双下肢热、胀感。

2. 迎住巨阙穴，捺泻阑门、梁门、太乙、水分、石门、天枢、京门穴。频率40次/分钟，各操作20秒，受术者胃脘部有气通感为宜。

3. 团摩神阙至中极穴。频率15圈/分，操作2分钟，受术者可感觉略有尿意。

【术义分析】

我们知道脾主运化、主升清，脾气以升为健，如果脾虚运化无力，气机升降无度，就会出现清阳不升，浊阴不降的情况，导致膀胱气化无权，小便不利，发生脾气不升的癃闭，而我们体内的水液分布排泄都离不开肾的气化，癃闭的病位主要还是在膀胱和肾，二者共司小便。所以治疗此证时要在补益脾气的基础上，配合温肾化气利水的方法，帮助膀胱气化以利小便。

本证主要责之于脾气虚弱，一方面脾气运化无力，直接导致水谷精微和津液吸收转输障碍，另一方面脾气的升降布散失常，水液代谢的枢纽出现问题导致了水谷精微不能正常输布。《素问·经脉别论》对水谷精微的形成和布散早就有了描述："饮入于胃，游溢精气，上输于脾，脾气散精，上归于肺，通调水道，下输膀胱，水精四布，五经并行。"只有胃、脾、肺、膀胱等脏腑功能正常，才能使得水谷精微正常输布全身，任何一个环节出了问题都不行。比如《灵枢·口问》中提到："中气不足，溲便为之变。"脾气的上升是促进水液代谢的重要基础，《素问·阴阳应象大论》有"清气在下则生飧泄"之说，所以当脾气不足时，不能载清气上行，就会出现便溏的症状。脾气主升，除了载清阳之气上行外，还有升提内脏的作用，临床中常见的胃下垂，就是因为中气不足，甚至下陷所致，脾气虚少已经不足以托举胃腑。所以本证中焦脾气虚弱，升提无力，加之浊气不降，"浊气在上则生膜胀"，就会出现小腹坠胀。清气不升，浊气不降，水液不得布散，不能"下输膀胱"，所以表现为时欲小便而不得出，或尿量少而不畅。食欲不振，舌质淡，脉细弱也都是脾气虚弱，运化无力的表现。同时还会伴随着一些其他症状，脾主升清，主肌肉四肢，脾气不足则升不达于头面，散不达于四末，会出现神疲乏力；中气不足，气机失调，清气无力上输胸中，则可见气短语低。不难看出上述症状与补中益气汤的主治病证十分相似，都是中气不足的表现，所以我们在治疗时选取补气养脏式为主法以补益脾气、升清降浊，在操作时延长层按中脘穴的操作时间，同时迎住巨阙穴，捺补建里穴，助脾升阳，配合双掌迭揉气海、关元穴以振奋一身之气，助阳化气。

针对小便不利这一问题，在治疗上我们要配合温肾化气利水之法，水液代谢离不开肾气的蒸化与调控作用，层按补中带泻法施于关元穴，通过温养肾阳来帮助下焦水液气化。捺法是有补泻的，在这里主要选择阑门穴、肾之募穴京门、胃经的太乙、梁门、天枢穴和腹前任脉穴位水分、石门，施以捺泻手法，这里泻的目的就是导浊气下行，分清泌浊，使浊液下输于膀胱。神阙穴是中下焦的枢纽，关元、气海为元气所在，中极穴为膀胱之募穴，是脏腑之气汇聚之所，团摩神阙至中极穴，能温肾化气，促进膀胱气化，使水湿得化，通利小便。同时配合捺扫背部肺俞至膀胱俞，俞募穴搭配，进一步畅通腹气街，化气利小便。

因此，诸术式合用可以益气健脾升清，温肾化气利水。脾气充足，则升清降浊有度，膀胱气化得行，小便自然也就通利了。

第十一章
理气行滞式

第一节　基本术式

【基本概念】

津沽脏腑推拿中的理气行滞式，是针对"气机失调"引起的病证所施的一类术式，运用特色手法与核心穴位相配合，以达疏理气机，行气导滞的治疗目的。其主要适用于气滞证，多用于肝郁气滞、肝气犯胃等所致病证。

【病机分析】

气机升降出入失常，主要责之于情志抑郁，或痰、湿、食积、热郁、瘀血等影响到气的运行；或因脏腑功能失调，形成局部或全身气机的流通不畅或郁滞不通，从而导致某些脏腑、经络的功能障碍，属于气机失调的范畴。当某一经络或局部发生气滞时，可出现相应部位的胀满、疼痛。由于肝升肺降、脾升胃降在调整全身气机中起着极其重要的作用，所以脏腑气滞多见于肺、肝及脾胃。

肝主疏泄，疏泄不及而致肝气郁结，以情绪抑郁，胸胁满闷，胁肋或少腹胀痛等为主要表现；若肝气横逆犯胃，胃气郁滞则表现为胃脘胀满疼痛；脾胃气滞，脾气不升，胃失和降，则常表现出饮食停滞，大便秘结等症状。

【术式组方】

层按法之散法或攻法——上脘或中脘穴；

捋法——双侧肝经、脾经或胃经腹部循行区域；

迎法——巨阙穴，捺补法——建里穴，捺泻法——阑门穴；

扣按或中拨阴陵泉。

【术式操作】

1. 层按法之散法——上脘或中脘穴。徐徐下按1分钟至第3~4层，得气后留置

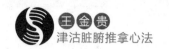

此层1~3分钟，缓缓上提1分钟离开受术部位；攻法。着力重按，徐徐下降0.5分钟至第4~5层间，得气停2~3分钟，缓缓上提0.5分钟离开受术部位。

2. 捋法——双侧肝经、脾经或胃经腹部循行区域。用手掌面贴于侧腹部及肋下足厥阴肝经与足太阴脾经或足阳明胃经周围区域皮肤，于肝经、脾经或胃经两条侧线范围内作快速的由上至下顺抹回拉，频率80~100次/分钟，两侧各操作1~2分钟；

3. 迎住巨阙穴，捺补建里，捺泻阑门穴。捺补法，频率20~30次/分钟，各操作0.5~1分钟；捺泻法，频率30~40次/分钟，各操作0.5~1分钟；

4. 扣按或中拨阴陵泉。操作2~3次。

【术式解析】

理气行滞式，顾名思义它主要是针对一些气机运行不畅的疾病所施用的术式。我们先来说它的核心操作步骤——在上脘穴或中脘穴做层按散法或攻法。上脘穴通于肺肝，中脘穴通于脾胃，其深部为伏冲之脉，层按散法或攻法作用在上或中脘穴时，可通调肝肺脾胃气机。而上脘穴对于肺肝之气有调理作用，使肝气疏泄有度，肝升肺降，形成龙虎回环，畅达胸中气机；中脘穴对于脾胃之气有升降调节作用，可斡旋气机，升清降浊，气机得顺，好比我们打桩遇到坚硬的地方就得螺旋式下压才行。层按散法或攻法作用在上脘或中脘穴，来疏理气机，行气导滞，这个是总体调节的作用。

简单来说，层按法通过上脘来调肝肺，通过中脘来调脾胃，而肝、脾胃都是中焦部位所在，也就是中气所停留的地方。《彭子益医书合集》中指出："中气如轴，四维如轮，轴运轮行，轮运轴灵。"这是从五脏整体的角度看待气机转输，中气就好比是车轮中心的轴承，这个比喻很恰当地揭示了中焦脾胃之气的内涵。正如《道德经》所言："万物负阴而抱阳，冲气以为和。"这里的"和"是调和的意思，世间万物都可以分为阴阳两种，而调和阴阳则需要"冲气"来维护，这里的冲气正是指中焦之气。而且还要清楚地认识到车轴与车轮存在着相互影响的关系，"轮运轴灵"就是指要充分考虑五脏的整体性，在局部出现问题的情况下，我们可以根据五行生克制化的理论灵活施治，实现肝升肺降、脾升胃降的调理气机的作用。比如"车轴"脾胃出现问题的时候，就可以泻肝以实脾，通过疏泄肝气，推动"车轮"来活动松解"车轴"的问题，畅达气机。反过来说，松动车轴同样可促进车轮运转。我们讲人身是个小宇宙，《圆运动的古中医学》有云："太阳射到地面的热，经秋金收降于土下的水中。经水气的封藏，阳热与水化合，升出地面而成木气。木气再升而成火气，是为四象……土气在四象之中也。"这是一个五行的圆运动，人的生理气机转化、脏腑精血蓄积、经络气血流注等功能都依赖这气机的转输，它们是相互影响的。

那么为什么要在腹部捋肝、脾经或胃经呢。肝脏气机在五脏中尤为关键，肝气以条达为顺，以疏泄为用，又因为肝气主升主动，它疏泄太过就会造成肝气上逆。在《程门雪未刊医论选集》中就说过："五脏之病，肝症最多。以肝为五脏之首，风木之脏，其体阴而用阳，性刚而主虑。万病不离于郁，诸郁皆属于肝。"《临证指南医案·肝风》中又讲到："故肝为风木之脏，因有相火内寄，体阴用阳，其性刚，主动主升，全赖肾水以涵之，血液以濡之，肺金清肃下降之令以平之，中宫敦阜之土气以培之，则刚劲之质得为柔和之体，遂其条达畅茂之性，何病之有？"都说明肝脏在五脏疾病产生中所起到重要角色，仲景在《金匮要略》中首先就提到了肝脾，很可能就是因为肝脾经对于调节肝脏的气机有着重要的作用。捋法作用在肝、脾或胃经在腹部循行的区域上，施术在胁肋和少腹部，可以调节肝的疏泄功能，抑制条达的肝气，使它不至于升发太过，从而保障脾主升清的功能，发挥气机枢纽的作用，配合层按散法或攻法于上、中脘穴，共达行气顺气之功。

在捺法施治的这一步，我们把重点放在了病位上。巨阙穴位于上焦和中焦交汇处，施迎法在这个穴上是为了防止施用手法的过程中出现气机上逆，相当于在这把上逆的气给它截住。阑门穴位于大小肠交会的地方，是一个交界，属于水谷运化暂住的场所，捺泻阑门穴配合捺补建里穴，可以健运脾气，调畅中焦。中焦是沟通上下气机的关键，施治必先开中焦之门，中焦气通，上下之气必动，上逆之气就会通降，进而使脏腑气机恢复到正常，巨阙和阑门、巨阙和建里是个固定搭配，旨在使气下行，都是帮助调气，此操作可使中焦郁滞之气条达通畅，脏腑气机恢复正常。

最后一步是一个调节的步骤，或中穴位于胸部，《针灸甲乙经》是这样记载的："肺为文郁之府，穴居胸部与肺相关，故名之。"我们这里取或中穴有两层意思：一方面它可使胸部之气开达通散，从而通调气津，畅达气机之通路；另一方面是通过肃降肺气来疏泄肝气，防止其升发过度，有佐金平木的含义在里面。同时，

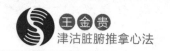
阴陵泉可引导气分上下通畅，一扣一拨，两穴齐放亦可调达周身气机，二穴配合起来使用，共同达到调畅气机，解郁行滞之功，以上是对理气行滞式的介绍。

【适应证】

气机失常所致的疾病，如胃痛、便秘、郁证、月经后期等。

第二节 临床应用

一、胃痛

【证型】

肝气犯胃证。

【症状】

胃脘胀痛，痛连两胁，恼怒或情志不遂时发作或加重，嗳气、矢气则痛减，胸闷，善太息，大便不畅，舌苔多薄白，脉弦。

【治法】

理气行滞式以行气疏肝解郁，配法术式以顺气和胃止痛。

【基本术式】

1. 层按法之散法——中脘穴。徐徐下按1分钟至第3层，得气后停留1分钟，缓缓上提1分钟离开受术部位，受术者可有腹部微凉感。

2. 迎住巨阙穴，捺补建里，捺泻阑门穴。捺补法，频率20次/分钟；捺调法，频率30次/分钟，各操作0.5分钟，受术者胃脘部有气通感为宜。

3. 捋肝经、胃经在腹部的循行区域。频率80次/分钟，两侧各操作1分钟。

4. 扣按或中拨阴陵泉。操作2次，力度适中，受术者感觉胸部轻松为度。

【配伍术式】

1. 捺泻中府、梁门、太乙穴。频率40次/分钟，各操作0.5分钟。

2. 捏提带脉。两侧操作7次，力度稍重，受术者耐受为度。

3. 掌分法——中脘穴为中心。操作15次。

4. 捏脊法。两侧各操作3次，受术者局部有较强痛感为度。

【术义分析】

胃痛，俗语说胃疼，术语称胃脘痛。它是比较常见的病，原因很多，如吃不对，着凉生气，还有成年女性可能都有过痛经的经历，有时也会伴发胃疼，就是肌肉痉挛。一般老百姓都说"胃口不好受"，土方法就是用小苏打冲水喝，其实是用它中和胃酸。在这里我们说说肝气横逆犯胃，生气也能导致胃痛，生气时间久了，肝气不只在肝上，还横着走窜，这时肝气犯胃便可导致胃痛。胃痛常常受情志影响，生气后胃疼，还爱打嗝。《素问·六元正纪大论篇》里面讲："木郁之发……民病胃脘当心而痛，上支两胁，膈咽不痛，食饮不下。"《素问·至真要大论篇》也说："厥阴司天，风淫所胜，民病胃脘当心而痛。"这都说明胃痛与木气偏胜、肝胃失和有关。肝为刚脏，主气机升发。《素问·举痛论》云："怒则气上。"恼怒伤肝，肝气郁结很易横克阳土。肝属木，胃属土，肝木宜温升，胃土宜凉降，肝木不升，而木克土太过就会导致木旺乘土，气机升降失司，胃部气机受到阻滞。我们知道胃气以和降为顺，如果胃腑气机不通就会产生胃痛，即不通则痛。所以治疗时在理气行滞式基础上，施用配法来顺气和胃，气顺则通，通则不痛。

先说一下这一型胃痛的主要症状和治法，肝气横逆犯胃，中焦气机阻滞，胃失和降，不通则痛，可以见到胃脘胀痛，苔薄白，脉弦，苔薄白说明没有化热。脉弦有两层意思：一是肝气不舒，横逆犯胃；二是胃痛毕竟是个痛证，中医诊断里讲到痛证多见弦脉或紧脉，这两者只是脉的紧张度不同罢了。肝容易被郁怒情志所伤，所以恼怒或情志不遂时胃痛发作或加重。针对主证，津沽脏腑推拿选取理气行滞式为主法，治疗时以行气疏肝解郁为主。层按散法于中脘穴以调理脾胃中焦和疏解肝脉之气，因以痛为症不宜按压过深。捺泻阑门，捺补建里来加强它的疏泄作用，因"先阑门，后建里"与肠腑气机相合，阑门是开通中焦，顺通气机的关键，津沽脏腑推拿认为建里穴可以健运脾胃之气，使气机升降如常，从而帮助导泻阑门穴下降之气，两穴相合、顺次施法能泻其腹中余邪，调整气机。肝失疏泄导致肝气横逆犯胃，佐以中脘穴为中心施以掌分法可以帮助宣散气血，疏肝理气。配合重手法沿背部两侧膀胱经施以捏脊法，以局部有较强痛感为度，捏脊疗法刺激督脉及膀胱经可以调节阳气的运行，布散阳气，气行则痛止，捏脊可以起到理气止痛的效果，它侧重对痛的治疗，这与中药治疗疼痛多会配伍理气的药物是一个道理。捏提带脉算是

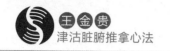

一个加强止痛的步骤，重手法捏提带脉，深取痛引，是我们常用的止痛方法。

刚才说了主证，下面说说肝气不舒的其他症状表现。由于肝经循行通过胁肋部，所以肝气不舒可以见到痛引两胁。肝气郁结，疏泄不及就会出现胸闷，善太息，这类病人长出一口气就会觉得很舒服，这算是主动的使气机运动。我们选择捋肝经和胃经在腹部的循行区域，来帮助疏理宣畅腹部的阻滞之气。配合扣按两或中以调和胃肠气分，导浊气下行，拨按阴陵泉，来引导气分上下通行，都是调气的，主要解决肝气不舒的一些表现。肠腑联结贯通而分口尾两端，它的气机以降为顺，壅塞之气想要出路，胃气上逆就会嗳气，气顺向下排出可以感到矢气后疼痛减轻。因为中焦气机郁滞，脾气无力推送，肠腑气机滞涩，则会现大便不畅的症状。所以配合捺泻梁门、太乙，加强和胃的作用，促进胃的受纳腐熟功能，使食物转化为食糜，以助脾之运化，使气机升降如常，肝升胃降，促进胃的降浊。中府是肺经的穴位，肺主气，司呼吸，肝主疏泄，中医里有个治法是佐金平木，它是由于肝木旺，反克肺金，我们要通过清肃肺气来抑制肝气四处扰动，使肝气回到它原本的位置，这算是一个点睛之笔，以上是对治疗肝气犯胃导致胃痛的分析。

这个术式以行气疏肝解郁为主，兼顾顺气和胃止痛，宣散肝脏郁滞之气，调和胃腑胀满之结，使中土健运，气机通畅胃也就不痛了。

二、便秘

【证型】

气秘证。

【症状】

大便干结，或不甚干结，欲便不得出，或便而不爽，肠鸣矢气，腹中胀痛，嗳气频作，纳食减少，胸胁满闷，舌苔薄腻，脉弦。

【治法】

理气行滞式以行气调肝理脾，配法术式以顺气通便导滞。

【基本术式】

1. 层按法之散法——中脘穴。徐徐下按1分钟至第4层，得气后停1分钟，缓缓上提1分钟至离开受术部位，受术者可感觉腹部坠、凉感。

2. 捋肝经、脾经在腹部的循行区域。频率80次/分钟，两侧各操作1分钟。

3. 扣按或中拨阴陵泉。操作2次，力度适中，受术者胸腹部气通快然为度。

【配伍术式】

1. 迎住巨阙穴，捺泻左梁门、右石关、阑门、天枢穴。频率40次/分钟，各操作0.5分钟，以受术者感觉气通肠动为佳。

2. 顺时针迭揉全腹。频率25次/分钟，操作1分钟。

3. 掌运带脉穴至神阙穴一线。频率15次/分钟，操作1分钟。

【术义分析】

便秘是个常见病，有时仅作为一个症状去谈它，即每周排便不超过三次，甚至更少，但古文献对此记载并不是完全一样的，我们临床也见过一周就排便一次的。一般它在生活节奏快的上班族或老年人中比较多发，上班族常因作息不规律，因而排便习惯也不规律，老年人活动较少，加上年迈体衰，肝肾亏虚，水亏舟停。在日常生活中我总能看到周围的一些人吃黑豆茸等泻药，但是现代研究表明，长时间使用泻药会使肠黏膜上静脉曲张，大肠表面由粉色变成黑色，还是有一定危险性的，只是平常百姓不知道，但是作为医生来讲，便有义务去指导患者适当服药，哪些药是适合的，哪些药是不适合的。使用开塞露的人也不在少数，这都是治标不治本的方法，相比较而言脏腑推拿显得更绿色。《圣济总录》中讲："大便秘涩，盖非一证，皆营卫不调，阴阳之气相持也。"脏腑推拿擅长的是调理气机，所以我们来说说气秘，这是一种气机不畅导致的便秘，主要是由于忧愁思虑过度，或久坐少动，气运动的慢了甚至停滞了，不能宣达，于是通降失常，大肠传导失职，糟粕内停，不得下行，而致大便秘结。所以治疗时应在行气基础上，配合顺气通便之法。

此证常因情志不畅或久坐少动而致气机郁滞，大肠传导失职，所以会表现出大便干结，排便不畅，胸胁满闷，舌苔薄腻，脉弦等肝郁气滞、腑气不通之象。大便不甚干结，欲便不得出，或者便而不爽，肠鸣矢气这些都是排便不畅的表现。对于因气机郁滞不通所致的长期便秘，应当责之肝脾，肝脾均居中焦，而且脾胃为全身气机的枢纽，胃气本以降为健，若胃气郁滞不通，不能助糟粕下行，很容易出现腹胀症状，胃气郁滞久了，就容易逆而向上，加之肝气郁结横逆犯脾胃，纳食减少、嗳气吞酸也是常见症状。所以津沽脏腑推拿选择行气为主法，治疗时以行气导滞，

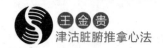
调肝理脾为主。我们采用层按中脘穴以散法轻泻中焦的郁滞之气，打破气滞的状态，让气运动起来，这样才能促使大肠的传导，有利于糟粕的排除，并且按压较深，对大肠刺激压力更大。

第一步层按散法打破了气机郁滞的状态，我们要进一步去疏理气机，使得气机升降出入有条不紊，而此处捋法的应用恰恰是对层按散法操作的最好衔接。捋法是津沽脏腑推拿中疏理气机的常用手法，对于气秘一证再适合不过。肝居中焦，喜条达而恶抑郁，其疏泄功能可疏通、畅达全身气机，为人体气机枢机关要。脾脏同居中焦，喜燥恶湿，主生血统血，二者生理联系主要表现为疏泄与运化相互为用，正如张锡纯所说的"肝脾者，相助为理之脏也"。肝疏泄气机调畅，协调脾胃升降，并疏利胆汁，输于肠道，促进脾胃对饮食物的运化；脾气健旺，气血生化有源，则肝体得养，气机冲和条达。捋法作用于肝、脾两条经，可以通利肝脾经气，一方面增强了肝的疏泄功能，另一方面改善了脾胃的运化功能，使得气机通畅，运化有常。

捋法的作用以疏理为主，行气的目的达到了，但是考虑到气滞型的便秘积滞问题较重，恐怕单靠捋法力度不够。而捺穴疗法中扣按彧中拨阴陵泉这个手法通畅气机的作用很强，其中包含了一连串的动作，按彧中不仅能开胸顺气，让受术者感觉气儿很顺畅，而且能够调和胃肠气分，直推腹部能够直接有效地降胃肠浊气，拨按阴陵泉进一步通畅上下气分，使下焦气通，更利浊气下行。

肝气郁滞，腑气不通，本证应以调畅气机为本，运肠行滞为要，我们选择迎巨阙，捺补建里以健运脾气，调畅中焦，沟通上下气机。加用捺泻左梁门、右石关、阑门穴、天枢穴，可通腑气，开脏结，加强行气导滞的作用。阑门穴是津沽脏腑推拿中的要穴，居于大小肠交接处，可放通大小肠之气，激发小肠泌别清浊的功能以及大肠传导功能。诸穴合用，升清降浊，理顺中焦气分错乱，从而畅通三焦。同时配合掌运带脉穴至神阙穴一线，使全身气的升降出入有序，另外刺激神阙穴，还可使阴阳分消，上下气机通调。顺时针迭揉全腹是我们治疗便秘时必须施用的步骤，可以直接刺激有形脏腑，激荡肠气，逆时针操作为补，顺时针为泻，这里当然要选用泻法，顺着大肠运行的方向去迭揉可以增强大肠传导功能，使大便易于排出。

本术式疏理气机，调肝理脾以治本，通便导滞以治标，标本兼顾，共达行气通便之功。

三、月经不调（月经后期）

【证型】

气滞证。

【症状】

月经周期延后，量少或正常，色黯红，或有血块，小腹胀痛，或精神抑郁，胸胁胀满，舌质正常或红，苔薄白或微黄，脉弦或弦数。

【治法】

理气行滞式以行气疏肝，配法术式以活血调经。

【基本术式】

1. 层按法之散法——中脘穴。徐徐下按1分钟至第4层，得气后停2分钟，缓缓上提1分钟离开受术部位，受术者腹部微胀凉为佳。

2. 捋肝经、脾经在腹部的循行区域。频率80次/分钟，两侧各操作1分钟，受术者两胁气通为佳。

3. 迎住巨阙穴，捺补建里，捺泻阑门穴。频率30次/分钟，各操作0.5分钟，受术者胃脘部有气下行感为宜。

4. 扣按彧中拨阴陵泉。操作2次，力度适中，受术者胸腹部气通快然为度。

【配伍术式】

1. 指按气冲穴。按压1分钟后缓缓上抬，受术者双下肢有温热感为宜。

2. 捺调天枢、石关、气海、中极、三阴交穴。频率30次/分钟，各操作0.5分钟，受术者局部穴位有酸胀感为宜。

3. 拨按带脉。各操作20次，受术者耐受为度。

4. 掌分法——气海穴为中心。操作15次。

5. 捺扫两侧肺俞至胃俞。频率50次/分钟，每侧各操作3次，力度适中，以受术者局部皮肤透热为度。

【术义分析】

气机运行于全身贵在有流通舒畅之势，情志不遂，或感受外邪，或饮食失调，都会使气机运行障碍、停滞不通而导致气滞。气为血帅，血为气母，气的运行郁滞不畅会导致血液运行障碍，出现血瘀，所以气滞导致的月经不调常伴有血瘀的表

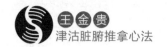
现。肝主疏泄而藏血，气滞血瘀与肝失疏泄密切相关，津沽脏腑推拿在治疗此证时从疾病的根本入手，遵从"治血先治气"的原则，以理气行滞式行气疏肝，并在此基础上，配合活血调经之法。

此证因体内气行障碍，气运不畅引起血行不畅，冲任受阻，血海不能如期满盈，所以出现月经周期延后，量少或正常，小腹胀痛，舌质正常或红，苔薄白或微黄，脉弦或弦数等气滞之象。津沽推拿选取理气行滞式为主法，治疗时以行气解郁，调畅气机为主，选择层按散法于中脘以及扣按或中拨阴陵泉来增强行气的力度，而且层按程度较深，也因其胞中位置所在。迎巨阙穴，捺补建里穴，捺泻阑门穴的手法，可健运脾胃之气，促进气机的升降出入，通降胃肠壅塞之气，疏其无形气滞，进一步起到畅中的目的，是层按法的"得力助手"。

针对女子的月经不调，有一个脏器不能不提，那就是"肝"。肝血是女子经血之本，它的功能正常与否关系着月事来的顺不顺畅，时间是否准确，所以我们选择捋法作为基本术式之一，施术于肝脾经，强调行气疏肝在治疗上的重要性。肝经循行通过胁肋部，肝郁气滞常会造成胸胁胀满，捋肝经可以疏理宣畅肝经循行局部阻滞之气，而且快速而轻柔的手法会使患者精神放松，达到更好的治疗效果。配合拨按带脉，可以调松束于纵向经脉的紧缚之力，使气机流通更为顺畅。

《血证论》曰："气结则血凝。"气滞、血瘀常互为因果，气滞可导致血瘀，血瘀又可加重气滞，这类病人会表现出经色黯红，或有血块的血瘀之象，所以我们在调畅气机的基础上，配法选以行气活血化瘀的术式。气冲穴位于足阳明胃经，并且是十二经之海冲脉的起始部，我们以重手法指按双侧气冲穴可引足阳明胃经之气血注入冲脉，进而促使周身气血运行，同时指按气冲穴可让气机下行，毕竟"气以下行为顺"。再配合捺调三阴交穴，可调和肝脾肾三条经脉的气血，从根本上调理月经后期。《针灸大成》记载天枢穴主月事不时，所以捺调此穴可活运气血，而捺调气海、石关、中极三穴意在激发先天元气，三穴都在少腹部，少腹内有胞宫，刺激这三穴可间接刺激胞宫，来激活"排通"的作用，给经血以出路，诸穴合用活血而不伤正。运用捺扫法沿着肺俞至胃俞一条线作用下来，疏通足太阳膀胱经的经气，振奋阳气可以帮助提高活血的效果，最后以气海穴为中心施以掌分法帮助宣散气血，也为术式中不可缺少的一环。

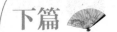

本术式行气疏肝与活血调经相结合，行气以治本，活血以治标，共达行气活血调经之功。肝气的疏泄恢复了，气机舒畅了，气行则血行，从而令月事以时下。

四、郁证

【证型】

气郁化火证。

【症状】

性情急躁易怒，胸胁胀满，口苦而干，或头痛，目赤，耳鸣，或嘈杂吞酸，大便秘结，舌质红，苔黄，弦数。

【治法】

理气行滞式以行气疏肝解郁，配法术式以通腑泄胃降火。

【基本术式】

1. 层按法之攻法——上脘穴。着力重按，徐徐下降0.5分钟至第4~5层间，得气停3分钟，缓缓上提0.5分钟离开受术部位，受术者可感觉腹部双下肢凉、胀感。

2. 捋肝经、脾经在腹部的循行区域。频率80次/分钟，每侧各操作2分钟，受术者两胁有气通感为宜。

3. 迎住巨阙穴，捺补建里，捺泻阑门穴。捺补法，频率20次/分钟；捺泻法，频率40次/分钟，各操作0.5分钟，受术者胃脘部有气通感为宜。

4. 扣按彧中拨阴陵泉。操作2次，受术者小腿有酸胀感为度。

【配伍术式】

1. 掌运带脉穴至神阙穴一线。要求明显带动肠腑运动，频率15次/分钟，操作1分钟。

2. 捺泻太乙、足三里、下巨虚、太冲、行间穴。频率40次/分钟，各操作0.5分钟，局部穴位有酸胀感为宜。

3. 捺调头维、率谷、鱼腰、攒足、听宫、听会、完骨穴。频率30次/分钟，各操作0.5分钟，力度适中，以受术者局部有酸胀感为度。

【术义分析】

郁证病因总属情志所伤，脏腑阴阳失调，发病与肝的关系最为密切。《灵枢·本病论》言："人或恚怒，气逆上而不下，即伤肝也。"肝失疏泄，气机运行受阻，郁久就会出现化热的现象。《素问·六元正纪大论》言："郁之甚者，治之奈何……火郁发之。"所以治疗时在行气导滞，疏肝解郁基础上，配以通腑泄热之法，以顺应腑气的正常枢转。

此证因肝气郁结，不得舒展，日久化火所致。我们说肝脏为刚脏，五脏之中就数它的脾气最大。肝主动、主升，它能促进血液的输布、脾胃运化水谷、胆囊分泌胆汁，更能调畅情志。从循环、消化系统的生理规律上看，这些生发运动的功能犹如一辆汽车上的车轮，他们是同步工作的。反过来，情志不畅也能影响肝脏的疏泄，就会造成气的疏泄不及时，运行不畅的气堆积在脏器内，郁而化热，就好像潮湿的谷物未经晾晒堆积在谷仓之中，往往因谷子的呼吸作用旺盛而产生高热。

此证的主要症状为肝气郁结，母病及子造成气郁化火扰心，而心主神明，扰乱心神则会出现性情急躁易怒。肝经布散胁肋，经气滞涩，则容易发生胸胁胀满的症状。如果肝火上炎，煎灼营阴，则会感到口苦口干。舌质红，苔黄，弦数等都可认为是肝气郁热，郁而化火的征象。这些症状根源于肝气郁结，因此治疗时首先要疏泄肝中郁滞之气。津沽脏腑推拿选以理气行滞式为主法，治疗时以疏肝解郁为主，并且特别将基本术式改为层按攻法，来增强行气疏肝的作用，且实证化火，按压程度要深，力度宜大方可起效，同时增加捋肝经、脾经的操作时间也是为了更好地疏泄肝气，气机条达不郁滞了，火热才能得以消散。

肝气郁而化热，就像前面讲的谷仓中堆谷子容易产热，怎么解决这个问题呢？通常是把谷子打散，拿到户外晒干，这样可将水分降低到安全线以下，谷子的代谢率自然就会降低，从而进入了休眠期，从中医的角度来说处在休眠期的种子正是一种阴平阳秘的状态。而中医理法取自天地自然规律，腹部推拿手法也不例外。例如我们房间内部温度太高，通常会开窗通风，这就好比行气手法，是取开泄的意思，是给气以最大的出路；但当窗户周围有过多家具，阻挡了风的出入时，虽然门窗大开，温度还是降不下来，这时候就需要花大力气调整家具的位置才能使空气流通，而攻法就好比收拾家具，需要用重手法疏理脏腑深层的瘀滞，这里的"疏"是疏通的意思。我们知道层按法共有攻、散、提、带四式，适用于轻重虚实诸般证候。需要注意的是攻法通泄劲道最强，按压力度也最重，手法停留时间较长，术式层次最为深入，按压速度也快于其他三式。施术之人必须具备丰富临床经验，此法草率施展，易害人脏腑，伤其血气，折损天寿，初入门者不可孟浪为之。与服用药物相比较，手法的适应性有着明显的优势，然而对于攻法，受术者则必须是体质尚佳，可耐受手法攻伐的人，禁用于虚劳诸证。同时还需要考虑到受术者临证之时的情绪、饮食，施术时务必求得万全方可施展攻法。

七情内伤，损伤肝脏，会导致肝的疏泄功能失调。肝火横逆犯胃，胃肠积热，热灼营阴，会出现嘈杂吞酸，大便秘结等症。《医碥·杂症》言："五脏郁证，止举肝脾。"临证时应当留意，因为木郁克土之证常常伤及胃腑，所以治疗上宜通降腑气以泄胃火，基本术式以迎巨阙、捺补建里、捺泻阑门穴为主，健运脾气，通降胃肠壅塞之气，通行肠道积滞，泄其有形实邪，疏其无形气滞。手法讲究攻散相合，所以配法选择顺气通腑的术式，掌运带脉穴至神阙穴一线，直接施术于胃、脾、大小肠等有形脏腑，拨散肝脏郁热之气，疏散郁滞的气血，同时可促进其气机升降出入，降其腑气，以治疗腹胀、便秘等实证。配合捺泻足三里至下巨虚及太冲、行间、太乙穴，胃的下合穴是足三里、上下巨虚穴分别是大小肠的下合穴，以调和脾胃、促进排便之功。太冲、行间合用可疏泄肝胃二经火热之邪。太乙穴位于腹部中央，可治疗胀满不消之证。此外，火性炎上，肝郁化火容易在头面部发作，会出现头痛、目赤的症状。火热生风袭扰清窍时则会感到耳鸣。我们选择捺调头维、率谷、完骨、鱼腰、攒足、听宫、听会穴，头维穴是胆经的交会穴，临床上也用它们治疗精神类疾病。率谷穴所在足少阳胆经，可疏散风邪、活络止痛。完骨穴具有祛风清热、止痛明目的作用。鱼腰、攒竹、听宫、听会等穴以活动耳、眼局部气机，疏通滞涩之气为主，可以起到通窍祛风降火的作用。同时与扣按或中拨阴陵泉相配合，可以帮助疏通人体头、胫部纵行气街，宣畅胸腹气街瘀滞之气。

以上各式相合，以行气解郁，通腑降火为主，通过疏泄刚脏郁结，同时通降腑气，来帮助化散瘀滞之气和火热之邪，使气血阴阳运行有常，则郁证可解。

第十二章
行气化湿式

第一节 基本术式

【基本概念】

津沽脏腑推拿中的行气化湿式，是针对"湿浊困阻"引起的病证所施的一类术式，运用特色手法与核心穴位相配合，以达调畅气机，化湿利浊的治疗目的。其主要适用于湿浊困阻证，多见于痰湿中阻等所致病证。

【病机分析】

湿浊困阻，多因过食肥甘，恣食生冷，内伤脾胃，或因喜静少动，情志抑郁，致使气机不利，津液输布障碍，在体内环流迟缓或在体内某一局部发生滞留，聚而成湿。津液在体内的输布主要依赖于脾气的运化、肺气的宣降、肾气的蒸化和三焦的通利。《素问·经脉别论》云："饮入于胃，游溢精气，上输于脾，脾气散精，上归于肺，通调水道，下输膀胱，水精四布，五经并行。"

湿性重浊黏滞，多阻遏气机，若湿犯上焦，则常表现为眩晕、咳嗽、胸闷等症；若湿阻中焦，则见脘腹胀满、食欲不振、口中甜腻、舌苔厚腻等表现；若湿滞下焦，则会出现腹胀便溏、小便不利的情况。湿浊虽可阻滞上焦、中焦、下焦三焦的任何部位，但仍以湿阻中焦脾胃多见，正如《素问》所言："诸湿肿满，皆属于脾。"所以治疗湿浊为患的疾病时，解决中焦脾胃问题尤为关键。

【术式组方】

层按法之带法泻中带补法——中脘穴；

迎法——巨阙穴，捺泻法——阑门穴，捺补法——建里穴；

提拿建里、气海穴；

迎法——左梁门、右石关穴，捺泻法——水分、太乙、中极穴；

捺调法——膻中、中府穴；

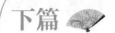

扣按或中拨阴陵泉；

捺扫法——背俞穴。

【术式操作】

1. 层按法之带法泻中带补法——中脘穴。徐徐下按1~1.5分钟至2层接近第3层，得气后留置此层1~2分钟，徐徐上升1~1.5分钟至1~2层，停留1~2分钟，后再按至3~4层，停留1~2分钟，缓缓上提1~1.5分钟离开受术部位。

2. 迎住巨阙穴，捺泻阑门穴，捺补建里穴。频率20~40次/分钟，各操作0.5~1分钟。

3. 提拿建里、气海穴。施术一次即止，病人即感到呼吸顺畅。

4. 迎住左梁门、右石关穴，捺泻水分、太乙、中极穴。频率30~40次/分钟，各操作0.5~1分钟。

5. 捺调膻中、中府穴。频率25~35次/分钟，各操作0.5~1分钟，局部穴位有酸胀感为宜。

6. 扣按或中拨阴陵泉。操作2~5次。

7. 捺扫背俞穴。频率40~60次/分钟，由上至下每侧各操作2~3次，受术者局部皮肤透热为度。

【术式解析】

针对湿浊困阻，治疗思路比较容易明确，正所谓"治湿不治脾，非其治也"。脾位于中焦，主运化水液，为水液升降输布的枢纽，脾气健运，则能够化湿利浊。同时，湿邪也最容易困脾，阻碍人体正常的气机，气机不利便不能化湿。所以在治疗上主要解决的就是如何健脾和理气的问题，在这个术式中，选穴至关重要，中脘穴居任脉，为胃之募穴，又为八会穴之腑会，恰恰是能够同时达到健脾和理气作用的穴位。但是，单纯刺激中脘穴就能发挥这些功效吗？当然不能，手法的选择是至关重要的，这样才能有效地调动中脘穴发挥的不同作用。那么，针对湿浊困阻，湿是阴邪，寒而黏滞，所以湿浊之气导致的气机不畅，单纯调畅气机是不够的。津沽脏腑推拿则是选用了层按带法的泻中带补法。一是为了轻散中焦湿浊之气来调畅气机，气动则湿动，只有先驱散了湿浊，后面的问题就好解决了。二是因为湿邪停留体内常先困脾气，使脾运化失职，水湿停聚，所以要健脾，同时也是为了避免在排湿的过程中损伤正气。层按法可以说是这个术式里的重中之重，层按法本身可以同

227

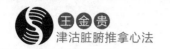
步调节任脉与伏冲之脉，调动十二经的气血输布全身，提升人体的正气，使疾病更易痊愈。这种泻中有补的方法不仅可以调理气机、化利湿浊，还可以健运脾气，气行则湿浊易去，相得益彰，可奏健脾化湿之效。

理气是化湿的关键，而这恰恰是津沽脏腑推拿手法的优势。津沽脏腑推拿采用层按法的同时，重点施用捺穴疗法来调畅气机，将其分为宣上、畅中、渗下三法，可以说是"兵分三路"来分消走泄。湿邪这个敌人比较特殊，它善于隐藏，在身体里留存的时间较长且不易祛除，而且它的排出也必须经过特殊通道，也就是通行水液的三焦。"上焦如雾，中焦如沤，下焦如渎。"这句话是古人对三焦的概括性总结。在这里我们不妨把三焦想象成在天空中叠层排列的三组云层。这三层云中含有不同量的水汽，各个层次因吸收阳光照射差异，温度也有所不同。"上焦"云层接触太阳最近，云层稀薄但热量充沛，脏腑推拿手法则选用捺调法作用于膻中、中府穴以宣发上焦气机，即所谓"宣上"，使气行则湿化。其中膻中穴为气会，善于调理上焦气机。中府穴为肺经募穴，可炼化痰液，行气祛湿。"中焦"云层处在中心，较上焦温度稍微下降，而新生水汽往往在此层聚集，生热则生水汽至上焦，生寒则水汽降至下焦，水气往来始终保持动态平衡，正如《内经》所说："传化物而不藏。"中焦是水谷精微的集散地，而脏腑推拿则选用捺泻阑门穴、捺补建里穴来畅通中焦气机，也就是前面说的"畅中"。阑门穴是捺穴疗法独有的穴位，它是连接大小肠的一个关卡，也是糟粕和精微物质的分界线。在这里它起到了承上启下的作用，通过捺泻阑门穴能够畅通上下焦之气，同时畅中而化湿浊。"先阑门，后建里"，是为了符合腑气通降的客观规律，捺补建里前面介绍了，是为了健运脾气，而配合提拿建里气海穴可以沟通中上二焦气机，增强宣上、畅中的作用。"下焦"云层是中焦冷降之气所汇集成的，在这层往往能看到乌云密布，基本见不到阳光，因此冷气最盛，水汽遇冷则凝聚成水滴，势必要化为雨水降下去。这时候只需将下焦打通，使下焦水液顺利排出，津沽脏腑推拿选择迎住左梁门、右石关穴，捺泻水分、太乙、中极穴来渗利水湿之邪，给邪以出路，即"渗下"。以上三步手法在祛除湿邪的过程中起到了宣上、畅中、渗下的作用，但需要注意的是，这三法有着严格的施治顺序，在第七章常用手法中进行过具体论述，特别强调了开中焦是第一要义，继而开下焦之门给邪出路，最后宣通上焦，概括地讲就是需要按照"畅中"

"渗下""宣上"的操作顺序进行施治。总的来说，畅通三焦是从根源上化湿，三焦通利则湿浊可除。而扣按彧中、拨阴陵泉是对整体气机的调节，彧中穴位于胸部可帮助宣上，而阴陵泉可引导气分通畅，施术于此二穴时用力虽不大，但可达到疏通上下气分的作用。一旦疏通则气行水散，水湿自除。

捺扫脾俞至小肠俞，这是津沽脏腑推拿俞募配穴的一大体现。临床上有一种说法，就是腑病多选募穴，脏病多选背俞穴。湿邪困脾，这里的脾其实是指脾胃两者，而不是单单指脾了，而脾胃的脏腑之气都可以通过俞、募穴的配合运用，佐以前法健脾益气，运化湿浊。捺扫法沿着脾俞至小肠俞一条线作用下来，不仅可以最大限度地调动脾气，还能通过疏通足太阳膀胱经的经气，来畅达一身之气，从而促进水液代谢，与前法配合，共同达到行气化湿的目的。

【适应证】

行气化湿式的适应证多是湿浊困阻所致的疾病，如痞满、眩晕、肥胖等。

第二节 临床应用

一、痞满

【证型】

痰湿中阻证。

【症状】

脘腹痞塞不舒，胸膈满闷，身重困倦，呕恶纳呆，口淡不渴，小便不利，舌苔厚腻，脉沉滑。

【治法】

行气化湿式以运脾畅中化湿，配法术式以理气和胃消痞。

【基本术式】

1. 层按法之带法泻中带补法——中脘穴。徐徐下按1分钟至2层接近第3层，得气后停留1分钟，徐徐上升1分钟至第1层停留1分钟，后再按至第4层停留1分钟，缓缓上提1分钟离开受术部位，受术者感到腹部微凉感。

2. 迎住巨阙穴，捺泻阑门穴，捺补建里穴。捺泻法，频率30次/分钟；捺补法，频率20次/分钟，各操作0.5分钟，受术者胃脘部有气通感为宜。

3. 提拿建里、气海穴。操作1次，受术者胸中气畅为佳。

4. 迎住左梁门、右石关穴，捺泻水分、太乙、中极穴。频率40次/分钟，各操作0.5分钟。

5. 捺调膻中、中府穴。频率25次/分钟，各操作0.5分钟。

6. 扣按彧中拨阴陵泉。操作2次，受术者胸中气畅为度。

7. 捺扫两侧脾俞至小肠俞。频率50次/分钟，每侧各操作3遍，力度适中，受术者局部皮肤透热为度。

【配伍术式】

1. 掌运带脉穴至神阙穴一线。频率15次/分钟，操作1分钟。

2. 捺调承满、梁门、梁丘、足三里、丰隆穴。频率25次/分钟，各操作0.5分钟。

【术义分析】

痞满是一种以自我感觉为主的病证，通常病人描述自觉胸部或心下憋闷，但无法清楚地描述怎么不舒服。对于痞满，明代医家张景岳在《景岳全书·痞满》中指出："凡有邪有滞而痞者，实痞也，无物无滞而痞者，虚痞也。有胀有痛而满者，实满也；无胀无痛而满者，虚满也。"这段话明确给了痞满一个划分。痞满可以由外邪、饮食不节、情志不遂等因素导致，但归其根本还是因为中焦气机不利，脾胃升降失职引起了它的一系列的症状。脾气主升清，可以运化水湿，如果升清功能出现问题必然会影响到水液代谢，我们知道肺、脾、肾在水液代谢上至关重要，而脾是一个中间环节，所以它的重要性不言而喻。另外脾是喜燥恶湿的，脾体干燥是脾气升运的重要条件之一，外来湿浊侵袭中焦，导致脾气被困遏，脾气不升，脾阳不振，中焦气机不和，湿浊阻滞中焦而发为痞满。《景岳全书·痞满》云："痞者，痞塞不开之谓；满者，胀满不行之谓。"所以治疗时应当畅通中焦气机，行气运脾而化湿，配合理气和胃消痞之法，使痰湿之邪，从下焦排出，促进气机升降有序，帮助中焦化湿降浊。

《丹溪心法》云："脾气不和，中央痞塞，皆土邪之所谓也。"当湿浊困阻中焦，脾的运化功能失职，中焦气机不畅时可以见到脘腹痞塞不舒，舌苔厚腻，脉沉滑，其中舌苔、脉象都提示体内存在痰湿。望诊时若发现舌苔位于舌体中间且比较厚，则提示病位在中焦。所以，津沽脏腑推拿在治疗此证时选用行气化湿式作为主法，层按泻中带补法作用在中脘穴以健运脾胃，畅通中焦气机。脾胃同居中焦，脾主升清，胃主降浊，升清降浊功能正常则气机自然就调畅了。同时选用捺补建里穴，配合提拿建里、气海穴来健脾理气，调畅中焦，建里为脾之居，刺激建里穴可以调节脾的功能。而在带脉穴至神阙穴一线用掌运法可以调顺诸经气机，体现了津沽脏腑推拿直接刺激"有形之脏"的特色，这也是推拿有别于针灸的一大优势。针刺不可能直接刺激脏腑或者一些较为危险薄弱的部位，例如肺、胃等，但是推拿手法可以。推拿可以通过掌运法直接刺激有形脏腑，促进小肠泌别清浊，同时激荡大肠气血，以排湿邪。而且在掌运神阙与带脉穴这一线的过程中，手掌也间接推摩了循行于腹部的其他经络，所以在掌运的操作过程中，我们可以重点刺激一下脾经、肝经、胃经的循行部位，调节诸经气血。此手法可大力辅佐层按带法，以助其效，使精微物质运行有度，不致壅滞成湿。

三焦是水液运行的通道，也是元气的运行通道，当湿浊到了三焦这个通道里，如果三焦气化失常，这个湿浊就不会随着人的二便排出去，会堵在通道里，而且越积越多，最能明显体现这个问题的就是舌部中间，那里的苔会越来越厚。而津沽脏腑推拿的优势正是调气，气机理顺了，三焦通利了，痰湿下行继而排出体外，过程是很缓和的，符合化湿的速度。痰湿之邪是很黏腻的，我们用中药方子去化湿燥湿，多选用温燥类的药物。如果遇到一个阴虚的病人，燥湿伤阴液，滋阴又碍湿，这个时候结合我们的脏腑推拿治疗效果是很好的，手法可以促使三焦气化，湿邪不会继续蓄积，当它慢慢减少时也不会影响阴液的布散。而体内有痰湿的病人，有时会感到咽干，它是津不上承的表现，由于痰湿的阻滞，影响了津液的布散。《证治汇补·痞满》中有这样一段话："既痞同湿治，惟宜上下分消其气，如果有内实之证，庶可疏导。"津沽脏腑推拿将阑门穴作为重点施治部位道理正在于此，这个穴位是大小肠交会处，水谷运化暂住之所，作用在阑门穴可以通畅人体上下之气，太乙穴可帮助调理脾胃，而水分穴又是利水湿的要穴，水分其实是分水的地方，人体代谢后的糟粕分成了二便，小便去膀胱，大便去大肠，水分这里相当于一个分水岭，所以捺泻阑门、太乙、水分穴可以共同帮助运化痰湿。

以上是针对主证我们选用的主法，对于痰湿所引起的兼证，我们也配合了相应的手法。脾主身之肌肉，主四肢，脾胃运化失常，水谷精微和津液生成输布出现障碍，肌肉得不到濡养，四肢得不到充养，临床上可以见到口淡不渴，身重困倦；当浊气不能正常下降，就会发生腹胀，而出现胸膈满闷，呕恶纳呆。脾胃之气一升一降，配合捺调胃经的承满、梁门穴可以斡旋人体气机，疏理中焦紊乱之气，如果气动起来那么痰湿之邪也会动起来，从而达到化利湿浊的作用。梁丘穴是足阳明胃经的郄穴，郄穴多治疗急症，但它在足阳明胃经上，自然也有和胃的作用，足三里穴是足阳明胃经的下合穴，丰隆穴是治痰要穴，古代称这个穴位"云师"，云师能布云，在人体里它就是像布散云彩一样，调达水气，所以捺调这三个穴位可以帮助调畅中焦脾胃来恢复脾升清，胃通降的功能，使气机有序的运行，从而达到和胃降浊，利湿化痰的目的。

脾主运化水液，是水液升降出入的枢纽，当脾气被困，浊液不归肾和膀胱，就会出现小便不利的症状。所以配合捺泻中极穴可以促进下焦气化，肾的气化正常了，清浊升降回到正常轨道，浊者下输膀胱，膀胱之气通降顺畅，那么小便就通利了。捺调膻中、中府穴宣通上焦，同时配合扣按彧中穴、拨阴陵泉穴，彧中穴能开上焦之门，并调理肠胃气分；直推腹部，可以导浊气下降，利湿泄浊；拨按阴陵泉，可以疏利三焦气机，使气分上下通畅，这样湿可化，浊可泄，算是一个整体调节。

以上诸法共用，脾运得健，三焦气机通畅，湿浊得化，共奏运脾畅中化湿，理气和胃消痞之功。

二、眩晕

【证型】

痰湿中阻证。

【症状】

眩晕，头重昏蒙，或伴视物旋转，胸闷恶心，呕吐痰涎，食少多寐，舌苔白腻，脉濡滑。

【治法】

行气化湿式以行气健脾化湿，配法术式以理气化痰，息风止眩。

【基本术式】

1. 层按法之带法泻中带补法——中脘穴。徐徐下按1.5分钟至2层接近第3层，得气后停留1分钟，徐徐上升1分钟至第1层停留1分钟，后再按至第4层停留1分钟，缓缓上提1.5分钟离开受术部位。

2. 迎住巨阙穴，捻泻阑门穴，捻补建里穴。捻泻法，频率40次/分钟；捻补法，频率20次/分钟，各操作0.5分钟，受术者胃脘部有气通感为宜。

3. 提拿建里、气海穴。操作1次，受术者胸中气通为佳。

4. 迎住左梁门、右石关穴，捻泻水分、太乙、中极穴。频率40次/分钟，各操作0.5分钟。

5. 捻调膻中、中府穴。频率25次/分钟，各操作0.5分钟。

6. 扣按彧中、拨阴陵泉。操作2次，受术者胸中气畅为度。

7. 捻扫两侧脾俞至小肠俞。频率40次/分钟，每侧各操作3遍，力度适中，受术者局部皮肤透热为度。

【配伍术式】

1. 捻调百会、四神聪、太阳、风池、完骨、承满、天枢、足三里、丰隆穴。频率30次/分钟，各操作20秒，力度适中，受术者穴位局部有明显酸胀感为度。

2. 捻扫两侧足少阳胆经头部循行区域。受术者坐位，施术者面向受术者，以拇指由前向后行捻扫法，频率40次/分钟，左右各操作3遍，力度适中，受术者头痛缓解为佳。

【术义分析】

眩晕的病因不外乎风、火、痰、瘀、虚，其中痰是眩晕的重要致病因素之一。《丹溪心法·头眩》中也强调"无痰不作眩"，可见化痰是治疗眩晕的关键。从症状表现可以看出，本病的始作俑者是"湿邪困脾"，导致脾胃运化无力，湿聚成痰。痰湿蕴于中焦，脾胃运化失司，中焦气机受阻，则脾气虚弱。肝为刚脏，主升，根据五行生克制化理论，脾土虚则肝木乘之，肝风内生，发为内风，木亢风动，风痰相搏则表现为眩晕、头重昏愦，或伴视物旋转等症。本证的头晕头重往往是因为痰湿上扰清阳，头部气血逆乱导致的，它的出现一般是一过性的。朱丹溪认为"脾胃受湿，沉困无力，怠惰嗜卧"，这恰好解释了痰湿中阻的眩晕为什么会有多寐、胸闷、恶心的表现。这里讲的痰湿是指体内代谢废物的堆积，比如平日里常吃"肥甘厚腻"，就会困住脾胃，使湿排不出去，聚而成痰。尤其是针对于此证表现出的舌脉，对我们在选择手法配伍上也有很大的指导意义，脉滑、苔白腻则说明有痰湿，而脉中还有濡象，濡其实为浮与弱的结合，弱脉代表此病的根源仍在脾胃，浮脉代表其痰湿在阳部，也就是在人体上部。

湿聚生痰，这个湿正是由脾失健运造成的，健脾无疑是化湿的一个好办法，因为只有脾气健旺，才能运化痰湿，重新调配津液的输布，为后续的治疗打下基础。推拿手法相对于方剂来说有它的局限性，对于痰湿为患来讲，方剂中有化湿药、祛痰药，针对性比较强。但对于脏腑推拿来讲，手法擅长于调理气机，这恰恰抓住了化湿祛痰的主要矛盾。本证兼有中、上二焦的问题，主法联合畅中、渗下、宣上术式调畅气机来帮助化湿祛痰，使痰湿之浊顺利排出，正所谓"气化则湿化""气行痰自消"。所以津沽脏腑推拿在治疗此证时选择行气化湿式为主法，健运脾气而化湿浊，具体方法和解析在这里不再重复，主要阐述配伍化痰息风止眩的相关术式。

此病中有一个最关键的标证，便是"内风"。风痰上逆，痰虽是湿邪，然而痰中带有风气，容易上逆，上扰清空，造成眩晕。所以在推拿处方中必须要增加有息风止眩作用的手法，选择捺调百会、四神聪、太阳、风池、完骨等穴，是开诸头窍以祛风。百会、四神聪穴位于颠顶，《太平圣惠方》认为它可"理头风目眩，狂乱疯痫"。太阳穴可调整脑内气血流动，对头痛诸症疗效显著。风池、完骨两穴善于祛风通络以止眩，配合捺扫足少阳胆经头部循行区域来清利头目。承满为津沽推拿重要穴位，捺调此穴可降胃气，通畅中焦气机；天枢为大小肠交汇之处，胃经之募穴，捺调此穴可降胃浊，给痰湿以出路；足三里、丰隆均为胃经腧穴，捺调两穴有助于健脾胃化痰湿。诸手法配合犹如军队打仗一样，各司其职。脾土健运，肝木便不会升发过度了，内风则可以停下来，头脑自然会感到清亮。所以说我们不可以单纯地只使用行气健脾化湿的术式，必须要配合祛风通络的手法来一同治疗。

以上诸法共用，共奏健脾化湿，理气化痰，息风止眩之功，使脾运得健，三焦气机得通，痰湿得化，内风得除，头眩得止。

三、肥胖

【证型】

痰湿内盛证。

【症状】

形盛体胖，身体重着，肢体困倦，胸膈痞满，痰涎壅盛，口干而不欲饮，嗜食肥甘醇酒，神疲嗜卧，苔白腻或白滑，脉滑。

【治法】

行气化湿式以行气健脾化湿，配法术式以理气化痰降浊。

【基本术式】

1. 层按法之带法泻中带补法——中脘穴。徐徐下按1.5分钟至2层接近第3层，得气后停留1分钟，徐徐上升1分钟至第1层停留1分钟，后再按至4层停留1分钟，缓缓上提1.5分钟离开受术部位，受术者感到腹部下肢微凉感为佳。

2. 迎住巨阙穴，捺泻阑门穴，捺补建里穴。捺泻法，频率40次/分钟；捺补法，频率20次/分钟，各操作0.5分钟，受术者胃脘部有气通感为宜。

3. 提拿建里、气海穴。操作1次，受术者胸中气通为佳。

4. 迎住左梁门、右石关穴，捺泻水分、太乙、中极穴。频率40次/分钟，各操作0.5分钟。

5. 捺调膻中、中府穴。频率30次/分钟，各操作0.5分钟。

6. 扣按彧中、拨阴陵泉。操作2次，以受术者胸中气畅为度。

7. 捺扫两侧脾俞至小肠俞。频率40次/分钟，每侧各操作3遍，力度适中；受术者局部皮肤透热为度。

【配伍术式】

1. 顺时针迭揉全腹。频率20次/分钟，操作2分钟。

2. 捺调天枢、石门、足三里、丰隆穴。频率30次/分钟，各操作0.5分钟，受术者穴位局部有明显酸胀感为度。

3. 拨按带脉。两侧操作20次，受术者耐受为度。

【术义分析】

"瘦人多火，肥人多痰"，很多人都知道这种说法，追本溯源，这句话是出自清代程芝田的《医法心传》。随着人们生活节奏、饮食结构的改变，如今痰湿体质已经成为肥胖人群中最主要的体质类型。湿为阴邪，重滞黏腻，容易困遏脾气，影响中焦气机，导致升降的功能失常，水谷精微失于输布，湿浊积聚体内，化为膏脂

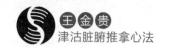

而致肥胖。"肥人多湿、多痰"，主要表现为形盛体胖，苔白腻或白滑，脉滑。这个痰湿的产生多与饮食不节相关，《素问·奇病论》记载："喜食甘美而多肥。"嗜食肥甘醇酒容易造成痰湿困脾，导致脾胃虚弱，脾虚运化无力，进一步加重了痰湿内停，不难看出这是一个本虚标实之证。

那么治疗思路就已经很清晰了，就是围绕标本而制定。本为脾胃虚弱，脾虚则湿困，气化则湿化，所以津沽脏腑推拿的行气化湿式作为主法，选取了畅中、渗下和宣上的术式来调畅气机。运用层按带法之泻中带补的手法施于中脘穴并配合捺补建里穴、提拿建里、气海穴来健脾理气，而扣按或中拨阴陵泉则对全身气机有着整体调节的作用。

在标为多痰多湿，湿性重着，阻滞中焦气机会感到胸膈痞满；如果痰湿内阻导致津液不能上承于口就会出现口干的症状，但因为体内有痰湿，所以不欲饮；痰湿困脾，脾运失常，不能摄津，可以见到痰涎壅盛的表现；脾主身之肌肉，主四肢，脾胃运化失司，水谷精微及津液生成输布障碍，四肢不充，清阳不升则表现出身体重着，肢体困倦，神疲嗜卧等症。我们需要配合调畅气机的手法来恢复升清降浊的功能，从而进一步利湿化痰降浊。顺时针迷揉全腹可以刺激任脉、脾经、胃经、肾经的经气，来达到畅通三焦气机的目的，使之升降有常，水道通利则湿浊得下，而且顺时针也是大肠走行方向，顺时针刺激可以激发大肠的传导力，肠道对机械力是比较敏感的，通过手法通利肠腑有助于化痰湿。天枢穴为大肠之募穴，石门穴为三焦募穴，《素问·灵兰秘典论》中说："三焦者，决渎之官，水道出焉。"所以捺调天枢、石门配合捺泻阑门、水分、太乙、中极穴既可畅通肠腑气机，气化则湿化，又主水液代谢，通达下焦，肾与膀胱气化正常则下焦渗下得利，使邪有出路，同时配合捺调膻中、中府穴帮助宣通上焦，开胸顺气。足三里穴为胃经下合穴，丰隆穴为治痰要穴，捺调这两个穴可以通过调畅中焦脾胃来恢复脾升清，胃通降的功能，帮助和胃降浊，利湿化痰。带脉总束诸脉，带脉的过于紧束会导致气机不畅，施用拨按法于带脉可松弛其约束的功能，使枢机滑利，气的升降出入有序，理气配以健脾，方可达到化痰湿的功效。

以上诸法共用，补泻兼施，行气健脾以化湿，理气化痰以降浊，进而达到减肥的目的。

 # 第十三章
扶土抑木式

第一节 基本术式

【基本概念】

津沽脏腑推拿中的扶土抑木式，是针对"木旺乘土（肝旺脾虚）"引起的病证所施的一类术式，运用特色手法与核心穴位相配合，以达到健脾益气、疏肝理气的治疗目的。其主要适用于肝脾不和证，多用于肝旺脾虚等所致病证。

【病机分析】

本术式主治由肝旺脾虚所致的病证。肝为木，木曰曲直，主升发条达，肝木条达，疏泄如常，则气机通畅，可促进脾胃运化；脾为土，土爱稼穑，主生化受纳，脾为后天之本，气血生化之源，《灵枢·决气篇》云："中焦受气取汁，变化而赤，是谓血。"脾气旺盛则阴血化生有源，血亦可荣养肝木，使木疏土运。所以，在正常的生理情况下，若肝的疏泄功能正常便可以促进脾胃的运化，脾胃的运化功能正常又有助于肝的疏泄，两者相互依赖，相互协调。

在病理情况下，如发生肝旺脾虚之证，就会造成一种恶性循环。从根本上来讲肝旺脾虚还是肝脾不和，肝旺可以克化脾胃，造成肝脾不和，从而加重脾虚；而脾虚不能化生气血津液，血不养肝，肝的阴阳失衡，就会使肝更旺，所以肝旺脾虚往往会形成一个恶性循环。而在临床上，肝失疏泄，气机不畅则会导致经气郁滞，可以表现出胸胁苦满、腹痛腹胀等症状；郁滞的肝气，横逆冲犯脾胃，又会导致肝脾不和、脾胃升降气机失常，从而引起嗳气、泛酸的症状；而肝旺乘脾导致的脾气虚弱，又会使脾的运化水湿以及升清功能异常，湿浊下注则又会形成泄泻、带下病等病证。

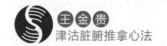

【术式组方】

层按法之带法——中脘穴。

迎法——巨阙穴，捺调法——阑门、建里；捺泻法——期门、章门穴。

拨按法——带脉。

捋法——双侧肝经侧腹部循行区域。

【术式操作】

1. 层按法之带法——中脘穴。以层按法之带法施术于中脘穴，可根据肝旺脾虚的不同程度选以补中带泻法、泻中带补法、平补平泻法，各种手法的具体操作时间请参见前文特色手法之层按法中的内容。

2. 迎住巨阙穴，捺调阑门、建里穴，捺泻期门、章门穴。捺调法，频率25～35次/分钟；捺泻法，频率30～40次/分钟，各操作0.5～1分钟。

3. 拨按带脉。每侧操作15～30次，受术者耐受为度。

4. 捋双侧肝经侧腹部循行区域。频率80～100次/分钟，各操作1～2分钟。

【术式解析】

津沽脏腑推拿在运用扶土抑木术式时，主要还是针对肝旺脾虚造成的肝脾不和之证，《金匮要略·脏腑经络先后病脉证》云："见肝之病，知肝传脾，当先实脾。"而且此书中指明了"实脾则肝自愈，此治肝补脾之要妙也"。该术式中的"抑"字，可能会理解为抑制、压抑，有一种向下的作用趋势，还可能会与治疗肝阳上亢、肝风内动等平肝类治法相混淆。然而本式中的"抑木"主要还是以泻肝疏肝类治法为主，同时还有一种抑制郁滞的肝气横逆，防止肝气横逆犯脾的作用，大家首先要理解这一概念。

扶土抑木式整个术式在治疗时，主要遵循的还是"泻肝实脾"的治疗原则，在"实脾"方面，我们主要以层按中脘穴为核心。在第六章穴位部分我们介绍过，中脘穴为足阳明胃经的募穴，是治疗一切脾胃病的必选之穴，其具有调理中焦、补益中气的作用。津沽脏腑推拿在扶土抑木式手法中，常常以层按带法施用于中脘穴。补，可以通过调节水谷之海，发挥健脾益胃、补中益气的作用，从而恢复脾脏运化水谷精微、生化气血的功能。同时脾胃调和，中气充足了，又可以使中焦升降气机如常，促进气血输布全身，发挥濡养五脏六腑的作用；泻，对肝气有一定的疏泄作用，从而达到调和肝脾的功效。同时，层按带法这一手法根据手法施术的不同层次、不同的作用时间，又分为补中带泻法、泻中带补法、平补平泻法，所以在施术前应对受术者先进行辨证，先辨明肝旺脾虚的程度，再选择对证的手法，如：受术者表现出明显的胸胁苦满、腹痛剧烈等肝旺症状，则选以层按带法之泻中带补法，以泻过旺肝气为主；若患者表现出明显的脘腹胀闷疼痛、面色㿠白，周身倦怠无力等脾虚症状，则选以补中带泻法以着重补脾；同样的，如果脾虚肝旺症状相当，则选以平补平泻手法。除此之外，层按法除了可以作用于中脘穴以外，还可调节到腹部深层的伏冲之脉。伏冲之脉在津沽脏腑推拿中的重要地位在前面已经讲过。层按法通过刺激伏冲之脉又可以达到调节十二经脉气血的作用，起到整体调节的功用，从而增强中脘穴的靶向调节作用。在津沽脏腑推拿的诸多治法中，十分重视中焦脾胃，因为脾胃虚弱，就会导致气血生化不足，而脾胃气虚，又会导致中焦气机不利，气血输布无能，所以我们认为在治疗全身疾病中调理脾胃十分重要。而在扶土抑木式中，捺调建里和阑门穴，则是既有实脾又有调气的目的。建里穴作为调理中焦脾土的要穴，可以益补脾胃之气，斡旋中焦；而阑门穴作为调畅人体气机升降的关键，又在补脾气的基础上，调节了中焦气机，扶助气化功能，从而促进气血运行。

在实脾类手法的基础上，不要忘了"泻肝"，正如叶天士在《临证指南医案》中所言："木能疏土而脾滞以行。"期门穴为足厥阴肝经的穴位。期门名字的由来很有意思，它是肝经最上面的穴位，有人解释说其始终是处于一种气血空虚的状态，而且它虽然是肝之募穴，但却募集不到气血，所以唯有期望等待，故得名"期门"。期门穴为肝之募穴，主要作用就是疏肝理气，为治疗与肝相关疾病的主穴，所以以捺泻法施术于此穴，主要就是取其泻肝疏肝的作用。此外，津沽脏腑推拿在运用期门以泻肝的同时，往往还要与章门穴配合使用，因为章门穴既为肝经腧穴有疏肝解郁之功，同时又为脾经募穴有募集脾经气血的作用，所以章门穴既可疏肝又可健脾，起到一种调和肝脾的作用。章门、期门穴相配合，章门穴可调和期门穴的泻肝作用，防止其泻肝太过。与此同时，在进行捺法时，还不要忘了防止气机的逆乱，一定要同时迎住巨阙穴，这样就可以使气机输布有度，脾胃健运如常，气血的化生运行才能有力进而调畅。

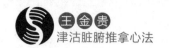

我们在前面的核心经脉部分已经详细讲过带脉的作用了，带脉为奇经八脉中唯一横向的经脉，它就好像一条"腰带"，将诸多纵行经脉围绕约束了起来，所以带脉主要可以起到一种约束固摄的作用。在脾虚肝旺之证中，肝气旺盛，疏泄无度，如果没有带脉的约束和固摄，则会进一步加重横逆犯脾的程度；而脾虚不运，就会生湿，如果带脉不固，又会造成湿浊泛滥而下注，就会引起泄泻、带下等病证。我们在泻肝实脾的手法中所运用的拨按带脉的方法，它其实对带脉具有双向调节的作用，就是说加固松弛的带脉、放松紧束的带脉，双向调节都可以通过拨按法达到，而本术式中运用此法就是想利用它加强带脉的约束固摄作用，从而约束肝的疏泄与脾的运化功能。此外，我们前面还提到了带脉的另一个作用，就是调气化湿，本术式通过拨按带脉还可达到调理胆经疏泄气机、调节三焦水液代谢的作用，进一步辅佐、加强其他泻肝实脾类手法。

以经络学说为基础，有形脏腑与无形脏腑相结合，这是津沽脏腑推拿的特点之一，所以捋双侧肝经在胁肋部循行部位就是利用了这一观点，肝经循行中章门、期门穴一线经过两侧胁肋，同时此部位又为肝区所在，所以我们在临床中想要达到疏肝理气作用时，常常配合运用捋法施治于该部位。该手法是自上斜向下进行操作的，这种手法的方向一是可以防止郁滞过久的肝气亢逆上冲，二是又有"欲扬先抑"的思想，我们在临床上有一种体会，肝气郁滞日久，想要疏肝，单纯靠疏肝泻肝类的术式往往不能达到很好的疗效，反而在疏肝泻肝的基础上，加用自上而下捋肝经手法，虽然手法方向与肝气主升的方向相反，但是却可以使郁滞的肝气松动，辅助增强其他泻肝疏肝术式的作用。此外，该手法施术柔和，虽有疏肝作用，但却不伤肝，用于诸多泻肝术式之后，可以防止其他术式泻肝太过。"泻肝而不伤肝"，这又是扶土抑木式治疗脾虚肝旺证的另一特色。这种治疗特点又类似于《丹溪心法》中的一个方子——痛泻要方，痛泻要方就是用于治疗这种脾虚肝旺的泄泻，方中的白术、陈皮可以健脾益气，白芍可柔肝缓急，防风可散肝舒脾，诸药相互配合，既补脾又泻肝，而且补脾而不滞，泻肝又不伤，这与我们这种扶土抑木的治法具有异曲同工之妙。

所以，以上各种手法相组合，具有补土而不滞，泻木而不伤的特点，最终可以调和肝脾，调畅气血，共奏扶土抑木之效。

【适应证】

肝旺脾虚所致疾病，如泄泻、带下病等。

第二节　临床应用

一、泄泻

【证型】

肝气乘脾证。

【症状】

素有胸胁苦满、胀闷，嗳气泛酸，食少，每因抑郁恼怒，或情绪紧张之时，发生腹痛泄泻，腹中雷鸣，攻窜作痛，矢气频作，舌淡红，脉弦。

【治法】

扶土抑木式以疏肝健脾，配法术式以祛湿止泻。

【基本术式】

1.层按法之带法泻中带补法——中脘穴。徐徐下按1.5分钟至2层接近第3层，得气后留置此层2分钟，徐徐上升1分钟至2层停留2分钟，后再按至第4层停留2分钟，后缓缓上提1.5分钟离开受术部位，受术者可感觉腹部至双下肢凉、胀感。

2.迎住巨阙穴，捻调阑门、建里穴；捻泻期门、章门穴。捻调法，频率30次/分钟；捻泻法，频率40次/分钟，各操作0.5分钟，受术者局部酸胀为度。

3.拨按带脉。每侧操作20次，受术者局部酸胀为度。

4.捋双侧肝经腹部循行区域。频率100次/分钟，两侧各操作1分钟，受术者自觉顺气为佳。

【配伍术式】

1. 掌运带脉穴至神阙穴一线。频率15次/分钟，操作2分钟，受术者有温热感为佳。

2. 迎住巨阙穴，捻泻水分、太乙；捻调天枢穴。捻泻法，频率40次/分钟；捻调法，频率30次/分钟，各操作0.5分钟，局部穴位有酸胀感为宜。

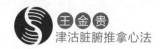
3.逆时针迭揉全腹。频率20次/分钟，操作2分钟。

4.捏脊法。两侧各操作3次，受术者局部皮肤微红为度。

【术义分析】

肝气乘脾型的泄泻主要是由于肝气郁滞不舒，肝旺则横逆而克脾土，所以导致肝脾不和，脾虚则运化水谷、水液功能失常，湿邪内生，夹水谷糟粕而下，故而发病。这正如《景岳全书·泄泻》中记载："凡遇怒气便作泄泻者，必先以怒时夹食，致伤脾胃，故但有所犯，即随触而发，此肝脾二脏之病也。盖以肝木克土，脾气受伤而然。"看完此段原文，大家是不是就可以联想到在我们身边，经常有一些脾胃虚弱的人，平素就有食欲不振，身体瘦弱，大便不成形等症，一旦因为某些事生气郁闷，就会泄泻。这样一想，也就不难理解肝气乘脾型泄泻的发病机理了。此外，泄泻的发病又与湿邪的关系最大，所以在治疗时，我们在扶土抑木、泻肝实脾的基础上，又配合了祛湿类的手法，从而共同达到止泻的目的。

在临床表现方面，肝气乘脾型泄泻的最主要的症状表现就是腹痛和泄泻。肝旺乘脾则发腹痛，脾虚不能运化水湿，则造成泄泻。那肝脾同病就会产生腹痛、泄泻，泻必腹痛，而泻后又有一段时间疼痛可以缓解。所以这个病的病机就是土虚木乘，这种痛和泻，痛则治肝，泻则治脾。针对以上这些机理，我们在手法上选以扶土抑木式作为主法，在治疗时以疏肝健脾为主要治则。在该术式当中，我们针对这种肝气乘脾型的泄泻，在层按中脘穴的手法中选用了带法之泻中带补法，并适当延长了其操作时间，目的就是为了增强该术式泻肝补脾中的泻肝作用；此外，为了加强疏肝柔肝的作用，我们还可以适当延长将双侧腹部循行肝经的操作时间。

在《杂病源流犀烛·泄泻源流》中记载道："湿盛则飧泄，乃独由于湿耳。"这里明确指出了湿邪与泄泻之间的必然联系。中医基础理论中认为，湿为阴邪，易困脾阳，而"喜燥恶湿"又是脾的生理特性之一，当脾受湿所困时，脾的运化功能失常，水谷不化，痰湿内生，这样就形成了一种恶性循环。水谷糟粕夹水湿之邪混杂而下，故而形成了泄泻。因此在治疗上，我们还应以健脾化湿止泻法为主。首先带脉穴与神阙穴一线恰好位于腹部大肠、小肠的解剖位置，以掌运法作用于该部位，可以达到刺激有形之脏腑的作用，从而促进小肠泌别清浊的功能，同时还可以激荡大肠，以排除湿邪；此外，此一线又有脾经、肝经、肾经、任脉四条经脉穿过，在掌运的过程中，又可同时使此四条经脉的气脉通调，从而使脏腑精微物质运行有度，可避免其壅滞而成湿。其次配合捺穴疗法，捺泻太乙穴，我们在前面已经详细介绍过了，它的化湿作用主要是通过助风行气达到的；水分穴为分利水湿的要穴，所以捺此穴又可以达到泌别清浊、利水渗湿的目的；此外，阑门、建里、天枢三穴，均位于腹部，都有调畅气机的作用，所以捺调此三个穴位，既可以调节有形之脏腑，又可以使气机通畅，气畅则三焦通，三焦通利了，那么湿浊自然可除。同时配合逆时针迭揉全腹，津沽脏腑推拿讲究将有形脏腑与无形脏腑相结合，逆着大肠的运行方向做揉腹手法，也可以有效的抑制泄泻。最后再于背部施以捏脊之法，大家一听到捏脊，可能就会想到小儿推拿，认为捏脊是用于小儿的，大人用了会有效么？其实大人用了同样有效，自古《肘后备急方·治卒腹痛方》中就有记载："拈取其脊骨皮深取痛引之，从龟尾至顶乃止。未愈更为之。"这个操作手法说的就是捏脊，这里恰恰就是用重手法捏脊来治疗腹痛，这种治疗的作用机制虽然目前还不明确，但很多临床报道已经证实了它的有效性。此外，捏脊的作用部位为背部的膀胱经，操作又可以刺激背俞穴，又可以与腹部的中脘、期门、章门等形成募穴相配，从而形成俞募配穴，这样又可加强健脾益胃止泻的功效。

总结一下，津沽脏腑推拿治疗肝气乘脾型泄泻的主要特点就是：补泻兼施，标本兼顾。补而不滞，泻而不伤；治本主要是疏肝健脾，而治标则为祛湿止泻，诸多手法配合使用，就能有效发挥其止泻的作用。

二、带下病

【证型】

肝郁脾虚证。

【症状】

带下色白，清稀如涕，面色㿠白，倦怠便溏，舌淡，苔白，脉缓或濡弱。

【治法】

扶土抑木式以健脾疏肝，配法以化湿止带。

【基本术式】

1.层按法之带法补中带泻法——中脘穴。徐徐下按2分钟至2层接近第3层，得

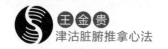

气后停2分钟后按至第4层，停留2分钟，后轻抬至2层接近第3层停留1分钟，后缓缓上提2分钟离开受术部位，受术者可感觉腹部至双下肢热、胀感。

2.迎住巨阙穴，捺调阑门、建里穴；捺泻期门、章门穴。捺调法，频率30次/分钟；捺泻法，频率40次/分钟，各操作0.5分钟，受术者局部酸胀为度。

3.拨按带脉。力量由轻到重，每侧操作30次，受术者局部酸胀为度。

4.捋双侧肝经腹部循行区域。频率80次/分钟，两侧各操作2分钟，受术者自觉顺气为佳。

【配伍术式】

1.旋揉法——关元穴为中心。频率15次/分钟，操作1分钟，受术者小腹部有微微热感为度。

2.迎巨阙，捺调水分、中极、三阴交穴。频率30次/分钟，各操作0.5分钟，受术者局部穴位有酸胀感为度。

3.捺扫两侧膈俞至脾俞。频率60次/分钟，每侧各操作3次，受术者局部皮肤透热为度。

【术义分析】

肝郁脾虚型的带下病主要是由于脾虚湿浊下流而形成白带，脾虚湿盛导致白带增多这个大家很容易理解，但是肝郁脾虚型带下的患者在临床上肝郁的表现往往不是很明显，所以此病由肝致病、从肝论治的机理就有些让人摸不着头脑了。关于这个病，明末清初的妇科大家傅青主有个治疗带下病的名方——完带汤，完带汤从治法上看就是健脾调肝，肝脾同治。《傅青主女科》中记载了傅青主对于白带的认识："夫白带乃湿盛而火衰，肝郁而气弱，则脾气受伤，湿土之气下陷，是以脾精不守，不能化荣血以为经水，反变成白滑之物，由阴门直下，欲自禁而不可得也。"这段话详细叙述了白带形成的病机，就是白带来源于脾虚不运，但是白带的形成则和肝气不能助脾胃运化有关，所以他认为是肝脾同病。肝郁之后，产生的病变机理，首先为土不疏木，导致脾虚，所以临床上大多患者会表现出面色㿠白，倦怠便溏，舌淡苔白，脉濡弱等明显的脾虚症状；同时肝郁以后脾不能升清，加上脾虚不运，就会湿盛，湿浊下注就导致了带下量多。

我们了解了肝郁脾虚型带下病的发病机理，因此在治疗上既要益气健脾，帮助脾运化水湿，又要通过疏肝解郁来帮助肝的升发，使脾能升清，加上脾的运化来治疗这种带下病。所以我们津沽脏腑推拿在治疗此病时主要是以扶土抑木式作为主法，在治疗时是以健脾疏肝为主。因肝郁脾虚型带下病以脾虚表现为主，所以我们在中脘穴施以层按带法时，选用的是补中带泻手法，并适当延长了其操作时间，目的就是为了着重发挥该手法的补脾作用。而主法当中的捺泻期门、章门、和捋胁肋部肝经等手法则是为了疏肝，疏肝的作用有两个：一个是帮助脾胃运化，脾虚之后，往往会引起肝脾不和；二是疏肝有助于脾的升清，可避免湿浊的下注。

带下之证多与带脉有关，《傅青主女科》中记载："夫带下俱是湿证，而以带名者，因带脉不能约束，而有此病，故以名之。"我们在主法中已经介绍过带脉的固摄和调气化湿作用，如果带脉固摄功能失常，不能约束湿邪，湿邪下注则为带下，所以我们治疗带下病时，增加了主法中拨按带脉的次数，目的就是为了加强带脉的固摄和调气化湿作用。同时，配法中首先佐以旋揉关元穴，一方面是借助关元穴温补元阳的作用，以温阳化湿；另一方面关元穴的固本作用又可以进一步增加带脉的固摄作用，防止湿邪下注。

我们在前面已经详细讲过中极和水分穴在利水渗湿方面的作用，中极穴为膀胱经募穴，具有募集膀胱经水湿的作用，水分穴又位于小肠下口，主管泌别清浊，所以捺调中极、水分穴既能泌别清浊，又能利水湿。值得一提的是，津沽脏腑推拿在利用此两穴渗利带下之湿时，又充分考虑了利湿的点位，因为中极和水分穴的利湿起止点是小肠、膀胱以下，而不是脾胃，所以刺激此两穴位不会促使脾湿下流，而是对脾湿下流形成的带下具有很好的渗湿泄浊作用。同时考虑到这类脾虚疾病的病程一般都会比较长，脾虚气血化生无源，又可引起阴血的不足，所以我们在健脾疏肝治法的基础上，还要配合养血类的手法。三阴交为足太阴脾经的腧穴，又为足三阴经，肝、脾、肾经的交会穴，汇聚了足三阴经之气血，捺调三阴交穴可补益阴血；配合捺扫双侧膈俞至脾俞，与期门、章门俞募配穴，又可加强整体术式调和肝脾，滋补阴血的功效。

津沽脏腑推拿在治疗肝郁脾虚型带下病的手法配伍中，既有健脾疏肝以升清，又有渗下利湿以泄浊，充分体现了肝脾同治、升降兼顾、标本同治的特点。

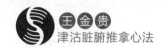

第十四章
现代临床疑难杂症应用

第一节 腰椎骨折伴脊髓损伤术后尿潴留验案

神经源性膀胱(neurogenic bladder，NB)是一类由神经性病变导致膀胱、尿道功能失常，而产生的一系列并发症的疾病的总称。脊柱外科手术后，出现排尿困难的比率高达38%～60%，此类医源性因素导致的NB，经常是难以恢复的。

NB患者以尿潴留为主要表现，属于中医癃闭的范畴。点滴短少，病势较缓者为癃；点滴不通，病势较急者为闭。中医多认为这个病是肾与膀胱功能失调和三焦气化不利导致的气化失司，水湿阻滞。早在《素问·标本病传论》中就有"膀胱病，小便闭""膀胱者，州都之官，津液藏焉，气化则能出矣""三焦者，决渎之官，水道出焉"的相关记载。患者常因憋尿而非常痛苦，又苦于没有有效的治疗方式。现分享津沽脏腑推拿治疗腰椎骨折伴脊髓损伤术后尿潴留验案一例。

【病历摘要】

李某，女，58岁，已婚，天津人。

首诊时间：2013年5月13日。

主诉：排尿困难1月余。

患者自诉2013年4月9日于当地某三甲医院因腰椎间盘突出症(L_5/S_1)行椎弓切除术。术后出现无尿意、尿失禁、残尿等症状，泌尿科诊断为无反射性神经性膀胱。经泌尿科治疗1月后疗效不佳，前来就诊。

查体：下腹部耻骨上隆起，轻压痛，无反跳痛，未扪及包块，肝脾肋下未触及。肾区、肝区无叩痛，耻骨上可叩及圆形浊音区，肠鸣音4～5次/分钟。自行排尿100～300mL，残尿200～600mL(平均300mL左右)，无尿意，尿失禁每日约10次。腰膝酸软无力，畏寒肢冷，纳呆，神疲，夜寐差，舌淡苔薄白，脉沉细。

中医诊断：癃闭

中医辨证：肾阳衰惫证

西医诊断：神经源性膀胱

【西医诊疗】

患者因为腰椎手术，损伤了与膀胱尿道功能相关的神经，导致排尿反射障碍，尿液不能正常排出，发生尿潴留。

排尿反射是一种脊髓反射，同时也受到脑高级中枢的控制。当膀胱内尿量充盈到一定程度时，膀胱壁上的感受器会兴奋，兴奋产生的冲动通过盆神经的传入纤维传到脊髓骶段的排尿反射初级中枢，同时也传到脑干和大脑皮层的高级中枢，在大脑皮层产生尿意。

神经是发号施令的长官，具体负责排尿的是膀胱周围的肌肉，主要有膀胱逼尿肌、尿道括约肌、后尿道平滑肌、盆腔与尿道周围横纹肌等。在大脑高级中枢的协调控制下，它们受交感神经、副交感神经、躯体神经等神经支配。

在控制排尿的神经里面，分为促进排尿的神经和抑制排尿的神经。副交感神经能分泌乙酰胆碱，与逼尿肌的胆碱能受体结合，使逼尿肌收缩，尿道内括约肌舒张而促进排尿；交感神经能分泌去甲肾上腺素，与膀胱颈平滑肌和尿道内括约肌受体结合，使其收缩，与逼尿肌受体结合，使其松弛而抑制排尿。副交感神经和交感神经协调配合，维持排尿反射的正常。躯体神经支配尿道外括约肌，使其收缩并维持紧张性，是在排尿过程中，维持排尿动作。所有可能累及储尿或排尿生理调节过程的神经系统病变，都有可能影响膀胱和尿道功能。如本病例患者就是在椎弓切除术时，损伤了与膀胱尿道功能相关的神经，引起排尿困难，发生尿潴留。

目前，西医治疗的首要目标是保护肾脏功能，确保储尿期和排尿期膀胱压力处于安全范围内。次要目标是恢复或部分恢复下尿路功能，提高控尿、排尿能力，预防泌尿系统感染，提高患者生活质量。主要采取的治疗手段有：采用拟胆碱能药物（如新斯的明、乌拉胆碱等）增加膀胱收缩，尿液引流控制膀胱尿量，电刺激控制尿道功能活动，行为治疗改善自发性排尿等。可见，西医的治疗主要是控制症状为主，其治疗的最佳效果为恢复下尿路功能，提高患者生活质量，但此目标不易达到。

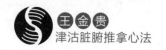
【病机分析】

此病属中医"癃闭"的范畴。患者58岁，本就年老体弱，督脉精血俱亏，再加上手术失血伤阳，没有注意调护，导致了肾阳虚衰，膀胱气化失司，最终表现为水液内停。腰膝酸软无力、畏寒肢冷、纳呆、神疲、夜寐差、舌淡、脉沉细等症状均为"肾阳衰惫"的表现，症状很典型。此类型的患者，若不及时有效地纠正邪浊潴留，防治阳气欲绝的先兆征象，可渐进发展成关格重症。

【津沽特色治疗】

以温阳调冲式为主。

1. 层按法之提法——伏冲之脉、下脘穴、关元穴。医者站于患者左侧，徐徐下按2分钟至2层接近第3层，得气后留置此层1分钟，徐徐上升2分钟至2层，留置1分钟，缓缓上提2分钟离开受术部位，患者可感到腹部及下肢微热。

2. 旋揉法——神阙穴为中心。频率15次/分钟，操作1分钟，患者神阙穴局部有热感，并且医者手下有气攻冲感，其补益元阳效果更佳。

3. 迎住巨阙穴，捺补建里穴，捺调水分、中极穴。医者站于患者右侧，频率25次/分钟，各操作0.5分钟。

4. 扣按彧中拨阴陵泉。左手的拇指与中指，扣住两侧彧中穴，右手自彧中穴下方沿肝经逐步将至腹部肋边的尽头，再下推至阴陵泉，并用右手拇指拨按阴陵泉2～3次。

5. 捺扫两侧肺俞至肾俞、督脉。拇指着力点沿膀胱经移动，选取肺俞至肾俞，频率40次/分钟，操作2次，力度适中，以患者局部皮肤透热为度。

6. 直擦督脉。以全掌沿督脉自大椎至尾闾穴，施以擦法3～5遍。以患者背部透热为度。

以上操作顺序依病情而定，每日治疗1次，治疗1周为1个疗程。

考虑到患者自身阳气已虚，恐怕手法温煦力量不足，需要佐以温肾利水之中药汤剂，方选肾气丸合济川煎加减（熟地黄24g，山药12g，山萸肉12g，茯苓9g，泽泻9g，丹皮9g，桂枝10g，附子3g^{（先煎）}，杜仲10g，黄柏10g，肉苁蓉15g，牛膝6g，升麻10g，枳壳10g）7剂，水煎服，日1剂。首次治疗后，患者当即产生尿意，嘱患者卧床休息，护士密切观察其情志、血压、呼吸、脉搏等情况，记24小时出入量。

复诊：治疗1周后，患者腰膝酸软无力，神疲纳呆等症状稍有改善；排尿方面，残尿量较前无明显变化，另外虽在每次手法治疗后可产生尿意，但疗效持续时间不长。故手法上仍依前法治疗，而中药汤剂上辅以五苓散以温阳利水，去桂枝，加肉桂10g，茯苓10g，猪苓10g，白术10g。

三诊：1周后，患者导尿的残尿量较治疗前减少了2/3，睡眠质量较前改善，腰膝酸软症状较前明显减轻，故继续巩固治疗1周。

四诊：经治3周后，患者目前残尿量基本保持为5～6mL，其他症状基本消失。

随访：治疗后3月随访，患者症状稳定，基本恢复了正常生活。

【体悟】

津沽脏腑推拿认为患者虽表现为小便不通，但究其根本，还是在于肾阳虚，故治疗时，以温阳调冲式手法为主。在生理情况下，水液通过胃的受纳，脾的转输，肺的肃降，肾的气化，清者上归于肺，布散全身，浊者下输膀胱，排出体外，从而维持人体正常的水液代谢。此外，三焦决渎之官，无论内因或外因，凡使上焦、中焦、下焦三焦中任何一个环节发生功能障碍，使其气化不利，都可导致水道不通而发生癃闭。其病位在膀胱，但与肺、脾、肾、三焦都有关系。

患者水液不通为标，阳虚为本，属虚实夹杂之证。根据急则治其标，缓则治其本的原则，当先通利水道，去膀胱腑结，后行温肾阳之法，以温阳化气。

急则治其标，首先要"提壶揭盖"。《丹溪心法·小便不通》中提到："譬之如滴水之器，若闭其上窍，则下窍不通，开其上窍，则下窍必利。"这就是下病上治，欲降先升的道理。捺扫背部穴、督脉时，重点捺扫肺俞至脾俞，以开通肺气，升举中气而通下焦之气，是简单有效的通利小便之法。此法可疏通上下气机，气机通畅，则鼓动郁闭之水流通，推动水液排泄。

其次，恢复癃闭之气化，需通过下脘穴以畅通下焦。六腑以通为用，以通为补，通利是治疗癃闭的基本原则。《谢映庐医案》言："小便之通与不通，全在气之化与不化，然而气化二字难言之矣。"用层按法施于下脘穴，以通利下焦，帮助其通调水道，促进水液代谢。扣按或中拨阴陵泉可以疏通上下气分，进一步调畅一身气机，气行则水行。

缓则治其本，患者属于肾阳虚型癃闭，此类癃闭反复发作，缠绵难愈，治疗难度较大，如若失治或治疗不当，病情可迅速加重，如出现眩晕、目昏、胸闷、喘促、恶心、呕吐、水肿，甚则昏迷、抽搐等症状，由癃闭转为关格重症，若不及时抢救，患者死亡率很高，预后较差。前人对此类癃闭已有较成熟的认识，张景岳对真阳下竭导致的气虚癃闭，有精辟论述，认为是阴阳不交所致："今凡病气虚而闭者，以真阳下竭，元海无根，水火不交，阴阳否隔，所以气自气，而气不化水，水自水，而水蓄不行。"清代罗国纲在《罗氏会约医镜》中表述更为直白："如水寒冰冻，得太阳一照，则阴凝自流通矣。"我们始终强调治病必求于本，在治疗时，除散瘀结、利气机而通水道之外，尚需注意补脾肾、助气化，通补结合。

患者小腹皮肤紧张，不宜直接使用捺法，施术时先以神阙穴为中心旋揉小腹，力度由轻而重，用力均匀，以舒缓膀胱的压力。后提补关元穴、伏冲之脉，一可温通下元，二可调补十二经脉的气血，以阳气鼓动，充养全身，气动则湿动，进而使气化功能正常，以利水行；捺扫背部肾俞、命门，能够激发肾阳，配合捺补建里，温阳益气，气化得行，则小便自通。虚寒象明显，通过直擦督脉的手法，来激发整个督脉及膀胱经的经气，使阳气恢复。考虑到患者自身阳气已虚，单凭手法恐怕温煦之力不足，所以佐以温肾利水之汤剂，方选肾气丸合济川煎加减。肾气丸以温肾阳，济川煎原本是用于润肠通便，在这里去掉了养血通便之当归，而取桂枝升提肺气、升麻之升脾阳，枳壳、泽泻之降肾浊的作用，一升一降，可促进小便排出。二诊时可见患者小便情况改善并不明显，故在原有方剂的基础上加用五苓散以进一步增加利水作用，改桂枝为肉桂，以增加温肾气化作用。手法药物合用相得益彰：手法可避免因身体寒凝坚固而药物不能直达病所，以及机体不堪温补之虞，药物可加强手法补阳力度。二者联合使用，使机体阳气健旺，有如用火化冰，宿结凝滞的寒邪，温补阳气的手法和药物双重温热，寒邪自消，为水道畅通扫除了障碍，是通利小便的治本手法。若癃闭之症明显，可加捺调水分、中极穴，压迫膀胱水液排出，这也是取急则治其标之意，但用力不可过猛，需要缓慢按压，若用力过猛，患者会产生强烈不适。同时配合腰背部局部放松手法以缓解腰骶部肌肉紧张。

治疗过程中，养护也非常重要，患者可自行徐徐用力，收缩腹肌，增大腹压试行排尿。遵循《灵枢·五味》的记载："筋走酸，多食之，令人癃。酸入于胃，其气涩以收，上之两焦，弗能出入也，不出即留于胃中，胃中和温，则下注膀胱，膀胱之胞薄以懦，得酸则缩绻，约而不通，水道不行，故癃。"患者需要注意少吃酸性食物，以防酸性收涩，使病情反复，这属于中医摄食调护方面的内容，也应该给予重视。

患者经治疗后，在一定时间内癃闭病情相对稳定，出院后随访中也没有出现由癃转闭的现象。患者反应脏腑推拿治疗方法是他接受过的所有治疗中见效最快，最为依赖的治法，而且治疗过程中痛苦小，未发生不良反应。对于慢性病及无法治愈的疾病，通过津沽脏腑推拿手法的干预，可以提升机体抗病能力，达到"阴平阳秘"状态，提高生活质量。

第二节 痉挛性斜颈验案

痉挛性斜颈（cervical dystonia，CD）属于临床上最常见的局灶型的肌张力障碍（focal dystonia），是一种以不自主、持续性的颈肌收缩引起的头颈部运动和姿势异常为主要表现的综合征。根据临床表现可将CD分为4型：旋转型、后仰型、前屈型、侧倾型。需要注意的是，相同的临床症状分型可由不同肌肉和它的拮抗肌组合引起，而且多数病例肌电图显示的异常肌肉范围比临床表现出的症状要广泛而复杂。30%的患者会继发颈椎关节病、脊神经根病，而部分患者会继发软组织和骨骼改变。

历代中医文献没有痉挛性斜颈的病名，一般认为，它属于中医学"痉证"的范畴。多认为是外邪闭塞经脉，导致筋脉拘紧，或者内伤气血津液，导致筋脉失养而致。《类正治裁》中有"痉症，病在筋也，筋者血之所荣，伤于邪则成痉"的记载。它的病位在筋脉，和肝、心、脾胃、肾等脏腑密切相关。患者因外在形体受到影响，多逃避接触外界，目前又没有有效的治疗方式，往往四处求医而效果不明显，精神压力也很大，给家庭带来了沉重的负担。津沽脏腑推拿治疗本病有确切的疗效，现分享验案一例。

【病历摘要】

李某，男，28岁，未婚，加拿大多伦多大学化学博士，天津人。

首诊时间：2015年3月16日。

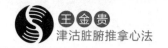

主诉：颈项板滞抽搐2月余。

患者自述5月前在实验室意外吸入微量有毒化学试剂（因剂量轻微，不致引起症状），后出现头晕乏力现象，引起心理过度恐慌。后又一次意外吸入轻微剂量该物质，出现失眠症状，当地心理医生会诊后排除心理问题。2月前无明显诱因出现颈项板滞酸痛，至加拿大当地医院就诊，查颈椎CT，考虑寰枢关节半脱位，查颅脑CT、MR未见明显异常。经口服布洛芬后酸痛略缓解，后因药物不耐受导致无法睡眠，改用口服萘普生治疗，症状略有缓解。1月前无明显诱因出现颅顶、颈后、背部、腰部、臀部至双腿后侧痉挛疼痛抽搐感，至当地医院就诊，予镇痛针剂治疗后症状略缓解，后上述一过性症状发作2次。后患者无明显诱因出现颈项不自主右侧抽动，幅度逐渐增大，频率逐渐降低，颈项向右侧僵硬偏斜。至当地医院就诊，予以颈托固定治疗后自觉症状无明显缓解。2015年3月初回国，于天津环湖医院排除神经系统器质性病变。近2月来患者睡眠质量差，自服氯硝西泮治疗。现无法下床直立行走，已卧床一月余。为寻求中医治疗，来我院就诊。

查体：颈项酸痛，颈项右侧偏斜、向右旋转近90度，偶有痉挛僵硬及不自主抽动，颈项活动明显受限，并间断伴有一过性头晕及四肢麻木。患者强迫仰卧位，颈椎坐位时无法静止，活动检查及颈椎专科检查无法完成，胸锁乳突肌梭状肥大明显，双上肢肌力均V⁻级，生理反射正常，病理反射未引出。患者形体消瘦，语声低微，手脚苍白，自汗，纳少，夜寐差，二便调。舌淡红苔白，脉细。

肌电图示：右胸锁乳突肌、双斜方肌、双颈夹肌紧张，可见少量纤颤电位；左胸锁乳突肌可见少量纤颤电位。

中医诊断：痉证

中医辨证：气血两虚证

西医诊断：痉挛性斜颈

【西医诊疗】

CD可由多种病因引起，如遗传变性病、其他肌张力障碍疾病叠加、发作性肌张力障碍、继发于其他神经系统疾病（脑外伤、颅内感染后、接触某些化学药物或化学毒物）等，但也存在无病因的原发性CD，此外西医对于CD病因的认识还在随着时间推移而逐渐增多。

目前西医仅对于个别病因明确的CD有较好疗效，对于大部分病患，并无有效治疗方式。临床所采用的口服抗胆碱能药物、抗多巴胺药物、多巴胺药物、肌松剂等治疗方式，都存在作用轻微，副作用大的不足。肉毒素注射治疗是目前治疗CD最有效的方式，注射一次，可维持3~6个月，但需终生使用，且存在不良反应，安全性也无法评价。资料记载，外科手术治疗比如选择性周围神经切断术能缓解症状，但是会造成去除神经支配区域的感觉丧失、麻木，神经源性疼痛和吞咽困难。痉挛肌肉切除术可部分改善斜颈症状，1/3~2/3的患者可获得长期有效的改善，但术后复发率高。脑深部电刺激术被认为是最有效的二线治疗，但关于它的治疗靶点，目前没有明确结论和推荐。

总之，西医认为本病原因复杂，且无最佳治疗方法，在2008年的《肌张力障碍诊断与治疗指南》中写道："首先要进行心理治疗……可选择或结合应用祖国传统医学、理疗、体疗、按摩及太极拳、气功等行之有效的方法。"可见，在无最佳治疗方式的情况下，西医也倾向于应用祖国医学中行之有效的方法。

【病机分析】

痉证属急症范畴，其病位在筋脉，与肝密切相关，《素问·至真要大论》中说："诸暴强直，皆属于风。"肝风上逆而成痉证，而其本质在于气血不足。《景岳全书·痉病》言："痉之为病，强直反张病也，其病在筋脉，筋脉拘急，所以反张。其病在血液，血液枯燥，所以筋挛。"正如宋·陈言在其《三因极一病证方论》中论述："夫人之筋，各随其经络束于身，血气内虚，外为风寒湿热之所中则痉，其原因，多由亡血，筋无所营，故邪得以袭之。"又如明代虞抟在其《医学正传》中言："虚为本而风为标耳。"患者素体虚弱，又因误吸入化学毒气过度思虑，思则伤脾，脾伤则气血生化乏源，造成气血进一步亏虚。血不荣筋造成筋脉挛缩，筋脉挛缩又进一步加重患者心理负担，这样恶性循环，导致挛缩逐渐加重，最终不能下地行走。总结来说，痉证的病机特点为内外合病，本虚标实。患者自汗言低，舌淡脉细，都属于气血亏虚的症状表现。

【津沽特色治疗】

以补气养脏式手法为主。

1. 层按法之提法——伏冲之脉、中脘穴。徐徐下按2分钟至2层接近第3层，得

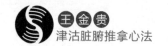

气后留置此层1分钟，徐徐上升2分钟至第2层，留置1分钟，缓缓上提2分钟离开受术部位，患者可感到腹部及下肢微热。

2. 迎住巨阙穴，捺补建里穴。频率20次/分钟，操作0.5分钟。

3. 选揉法——气海、关元穴为中心。频率15次/分钟，操作1分钟。

4. 揉滚两侧承满至天枢穴一线。频率约80次/分钟，操作约1分钟。

5. 捺调于期门、章门、血海、三阴交、指按气冲穴。拇指螺纹面分别捺调于期门、章门、血海、三阴交，频率25次/分钟，操作0.5分钟；指按气冲穴，约0.5分钟。

6. 拨按带脉。双拇指重叠深按于腹部带脉处，而后进行单向的拨动20次，以局部酸胀为度。

7. 捺扫两侧膈俞至脾俞。拇指着力点沿膀胱经移动，选取膈俞穴至脾俞穴一段，频率40次/分钟，两侧各操作2次，以患者局部皮肤透热为度。

8. 揉法、滚法双侧头夹肌、胸锁乳突肌、斜方肌；点按天容穴、水突穴、扶突穴、天牖穴。揉法、滚法轻柔，点按指力由轻到重，操作2分钟，以局部酸胀为度。

以上操作每日治疗1次，治疗2周为1个疗程。

但仅靠推拿，难速见功。需推药结合，前期配合使用中药汤剂以祛风化痰，定搐止痉，玉真散合桂枝加葛根汤加减（葛根20g，桂枝12g，白芍12g，天麻10g，羌活10g，炒麦芽10g，防风10g，制天南星12g，生姜3片，大枣4枚，炙甘草6g），7剂，水煎服，日1剂，并嘱患者注意颈项部保暖，平日以卧床休息为主。

复诊：治疗1周后，患者自觉颈项部板滞、酸痛症状较前稍缓解，并诉服中药后有微微汗出之感，颈项仍向右侧偏斜，并伴有无自主抽动症状，程度较前无明显缓解，近日未诉明显头晕及四肢麻木症状，纳少，寐欠安，二便调。舌淡红，苔白腻，脉细。

推拿手法治疗同前。中药方面在原有基础上，加用止痉散，以加强祛风止痉的作用，全蝎、蜈蚣磨粉以1∶1比例混合，于每付汤剂中加入1.5g，日1剂。此外，加用针灸治疗，直刺双侧十二经合穴，手法以泻法为主，每次留针15分钟。

三诊：依前法继续治疗2周后，患者头项部扭转、倾斜角度较前减小，抽搐频率明显减少，且胸锁乳突肌梭状肥大较前明显减小，颈项部肌肉松弛，无明显酸痛症状。

四诊：依前法治疗2周后，患者自述服药后汗出较明显，并颈项部向右倾斜、抽搐旋转症状较前缓解，胸锁乳突肌梭状肥大基本消失。故中药、针灸仍依前法治疗，推拿手法方面，停用拨按带脉之手法，并将层按提法调整为补中带泻法，另外加用颈部手动牵引3～5次，幅度由小到大，隔日治疗1次。调整方药以增强疏肝健脾之功，方选逍遥散加减（柴胡12g，白芍12g，当归10g，茯苓10g，炒白术10g，炙黄芪10g，党参12g，薄荷6g^{（后下）}，全蝎、蜈蚣各1g^{（冲服）}，生姜3片，枣4枚，炙甘草6g）。并嘱患者仍需注意颈项部保暖，可适当练习颈椎导引操，以增加颈项部肌肉锻炼。

五诊：经过近3月治疗后患者痊愈，头部活动基本自如，无明显倾斜、抽搐症状，长时间低头伏案工作后仍偶有胸锁乳突肌轻微痉挛症状，休息后可消失。暂停推拿及口服中药治疗，嘱患者避风寒，适劳逸，适当加强颈项部功能锻炼。

【体悟】

津沽脏腑推拿认为，"天无倒行之水，人无倒行之气，如倒行则为病。气有阴阳之分，血有凉热之患，如不调和则为病。"本病即是肝风上逆而为痉，而其本质在于气血不足。所以治疗的关键，在于补益气血，养血柔筋，平肝解痉。

前贤对痉证的理解，经历了一个由简及繁、由浅及深的发展过程。《素问·至真要大论》将其责之于风、湿、火邪入侵人体，云："诸暴强直，皆属于风，诸痉项强，皆属于湿，诸热瞀瘛，皆属于火。"《灵枢·经筋》将其责之于经筋病，云："足少阴之筋……循脊内挟膂，上至项，结于枕骨，与足太阳之筋合。"又曰："足太阳之筋病，脊反折，项筋急。"《景岳全书·痉病》指出："痉之为病，乃太阳少阴之病也。"认为肾与膀胱水亏导致血液枯燥，筋脉挛缩。叶天士在《临证指南医案·痉厥》中指出痉证病机为"津液受劫，肝风内鼓，是发痉之源"。薛生白认为是"湿热侵入经络脉遂中"而致病。吴鞠通则将其病机概括为寒、热、虚、实4类，对痉病的认识已比较深刻全面。

本病以颈项部肌肉挛缩导致头倾斜为表现，若不及时处理，任由其发展，常可导致阴阳互损，甚至阴不敛阳，最后转化为阴阳离决之候，故历代医家非常重视痉病的及时治疗。这与现代医学的认识相一致，西医也认为，CD是一个渐进发展的疾病，若不处理，终会导致患者劳动力丧失，造成不可逆后果。在本病案中，患者

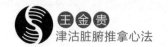

属气血两虚型，此类证型的病势较缓，经补气补血处理，预后较好。但因患者患病三月来多处求医延误治疗，且因为外在形体异常而产生了很大的心理压力，使其表现出躯体性焦虑，最终导致斜颈渐进性加重的恶性循环，若不及时阻断，势必影响患者的康复信心和治疗效果。

此证以风为患而致痉，实属"外风引动内风"之范畴，颈部筋脉紧张是其标，气血亏虚是其本。标的好转，可以减轻患者的心理负担，将有利于本的缓解。基于此考虑，我们治疗时采用了先治其标，后治其本的原则。先平肝解痉治以标，后补益气血、扶正治本。

患者初期惧怕他人触碰其颈项部挛缩的肌肉，此时不宜直接去激惹患者，需要先采取他认可的方式，取得疗效，从而取得患者信任。所以选择先用玉真散合桂枝加葛根汤加减以祛风化痰，定搐止痉，恢复项部痹阻之阳气，使津液得以布散，挛缩之筋脉得以濡养而舒缓。因为斜颈主要表现为胸锁乳突肌的挛缩，待到颈部肌肉挛缩缓解后，可在颈部施以手法缓解胸锁乳突肌的痉挛，加止痉散以加强治疗效果，配合提法于伏冲之脉、中脘穴，调动伏冲之脉及中焦之气，补脾生血。脾健则痰湿自消，血行则风自灭。《素问·痿论》指出："阳明虚则宗筋纵，带脉不引，故足痿不用也。"基于此提出"带脉过引而发痉证"，在治疗本案时，运用拨按带脉的手法来松弛"过引"带脉，缓解筋脉挛急的症状。《素问·痿论》曰："治痿者，独取阳明何也……冲脉者……与阳明合于宗筋，阴阳总宗筋之会……皆属于带脉，而络于督脉，故阳明虚则宗筋纵。"阳明虚，气血不足则经筋失养发为痿证，所以"治痿独取阳明"，宗筋主束骨而利机关，基于此我们提出"治痉独取宗筋"，在针灸治疗时以此为治疗原则，通过泻法针刺宗筋所过的十二经合穴，起到调节宗筋、缓解肌肉韧带痉挛症状的作用。

治本必须调冲通脉，以伏冲之脉为施术部位通过对冲脉的调节，进一步影响十二经脉，从整体上具有通调经络、行气活血的作用，从而可使脏腑功能协调、脉道通利、气血活畅，帮助协调神经系统及肌肉韧带功能。胃经与冲脉，濡养宗筋，共同维持十二经脉气血阴阳的平衡。《医学衷中参西录》言："大气虚，则腠理不固，而风寒易受，脉管湮淤，而痰涎易郁矣；有周身之筋拘挛，而不能伸者。"张景岳在《景岳全书·痉病》中所阐述的治法更为直白，云："其病在筋脉，筋脉拘急，所以反张。其病在血液，血液枯燥，所以筋挛……凡此之类，总属阴虚之证。盖精血不亏，则虽有邪干，亦断无筋脉拘急之病，而病至坚强，其枯可知。故治此者，必当先以气血为主，而邪甚者，或兼治邪。若微邪者，通不必治邪。盖此证之所急者在元气，元气复而血脉行，则微邪自不能留，何足虑哉！"

揉滚足阳明胃经承满至天枢一线，可以助脾运化，使气血恢复。同时冲脉与足阳明相合，皆属于带脉，指按气冲穴，可导引阳明经气血注入冲脉，使冲脉发挥其血海的作用，调节一身的血液，使挛缩的筋脉恢复濡养。捺调期门、章门、血海、三阴交，调肝理脾补肾之意。以气海、关元穴为中心迭揉腹部补益肾之元气。又在后期加以逍遥散加减，以达肝脾同治，气血同调之效，以缓筋急，增强患者体内正气，促进疾病恢复。

痉挛性斜颈初起时，容易被当作颈椎病处理，患者往往多处求治，每每落空。凡是得了痉挛性斜颈的患者，大都会觉得几乎难以治好，于是很多患者往往合并躯体性焦虑。患者来诊时，往往已四处求医，多方治疗，又恐惧手术，所以在治疗的同时，应使患者调整心态，积极接受治疗。本例气血两虚型患者预后虽好，但需长期调理以巩固疗效，防止复发。

津沽推拿治疗痉挛性斜颈内外诸法并用，疗效颇佳，共奏调冲通脉、养血解痉的功效，使带脉得收，宗筋得濡，筋脉痉挛得到控制。虽然治疗时间比外科手术要长，但是具有自身的优势，副作用小，伤害少，花费低，治疗效果满意，很大程度上减轻了患者及其家属的经济负担，同时减少患者自我心理上的障碍。

第三节 肌萎缩侧索硬化验案

肌萎缩侧索硬化（amyotrophic lateral sclerosis，ALS）是运动神经元病中最常见的类型，以进行性加重的骨骼肌无力、萎缩、肌束颤动、延髓麻痹（吞咽困难，饮水反呛，发音障碍）和锥体束征等为主要表现的运动神经元病。其病因及发病机制至今尚不清楚，本病无法治愈，患者一般在发病3~5年后因呼吸肌麻痹死亡。本病较为罕见，部分医生一生只能遇到数例。

历代中医文献并没有ALS的病名，一般认为ALS属于中医学"痿证"或"痿

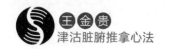

病"范畴。中医对本病病机的认识以外感温热湿邪，灼伤阴液，脉道不通，从而瘀阻脉络；或者脾胃肝肾亏虚，气血不荣，肌肉筋脉失去濡养为主。《素问·痿论》中有"五脏因肺热叶焦，发为痿躄""有渐于湿……发为肉痿"的记载。现分享津沽脏腑推拿治疗肌萎缩侧索硬化验案一例。

【病历摘要】

苏某，男，65岁，已婚，退休，天津人。

首诊时间：2012年8月16日。

主诉：四肢麻木、无力1月，加重1周。

患者自诉平素无不适，年轻时常于冷库工作，5年前，形渐消瘦，未予重视。1月前逐渐出现四肢麻木不仁，僵硬无力，活动不利。1周前至天津某医院查MRI示：颈胸段脊髓信号异常。肌电图示：肱三头肌、三角肌、股二头肌、腓肠肌可见神经源性损害，正中神经、腓总神经传导速度（NCV）减慢，可见纤颤电位。确诊为肌萎缩侧索硬化。曾予营养神经、激素冲击等治疗，具体用法不详。现口服泼尼松（强的松）30mg/d，症状较前稍好转。患者四肢麻木、僵硬，不能久坐，双下肢行走困难，偶见肌束颤动，面色不华，肢倦无力，易汗，气短，形寒肢冷，纳呆，小便频数，大便溏。

查体：双下肢肌张力增高，肌力Ⅲ级，四肢腱反射亢进，双侧霍夫曼征阳性，双侧髌阵挛、踝阵挛阳性，双侧巴氏征可疑阳性，无共济失调，无括约肌功能障碍，无感觉障碍。舌红体胖，边有齿痕，舌苔薄白，脉沉弱。

中医诊断：痿证

中医辨证：脾肾阳虚证

西医诊断：肌萎缩侧索硬化

【西医诊疗】

ALS早期临床表现多种多样，没有实验室指标可以确诊。早期诊断主要依靠病史和体格检查。具体为询问其吞咽情况、呼吸功能以及有无感觉障碍、尿便障碍。检查其同一神经支配区域，是否同时存在上、下神经元受累的体征，这是诊断ALS的要点。

下神经元受累体征主要包括肌肉的无力、萎缩、和肌束颤动等表现，通常检查的肌肉有舌肌、面肌、咽喉肌、颈肌、四肢不同肌群、背肌和胸腹肌等易于检查触碰的肌肉；上运动神经元受累体征主要包括肌张力增高、腱反射亢进、阵挛、病理征阳性等表现，通常检查的反射有吸吮反射、咽反射、下颌反射、掌颌反射、四肢腱反射、肌张力、hoffmann征、下肢病理征、腹壁反射，以及有无强哭强笑等假性延髓麻痹的表现。

神经电生理检查（肌电图、运动神经传导速度）作为临床体检的延伸，可确认受累区域为下运动神经元病变，并发现临床未受累区域存在的下运动神经元病变。神经影像学检查（CT、MRI）不能提供ALS的确诊依据，只能作为与其他疾病的鉴别诊断。

因为本病的诊断较复杂，我们重新疏理下ALS诊断的基本条件：①病情进行式的发展。②临床、神经电生理或病理检查证实有下运动神经元受累的证据。③临床体检证实有上运动神经元受累的证据。④排除其他疾病。

治疗上，目前ALS仍然是无法治愈的疾病，所以主要以改善患者生活质量，尽可能延长生存期为治疗目标。主要有4方面的治疗措施：①可使用延缓病情发展的药物利鲁唑，本药是目前唯一被临床证实的，可以在一定程度上延缓病情发展的药物。②对患者进行营养管理，保证营养的摄入。当出现吞咽困难、体重下降等表现时，要尽早行经皮内镜胃造瘘术，以方便行胃肠内营养支持。③对患者的呼吸支持，定期检查肺功能，出现早期呼吸肌无力的表现时，尽早使用双水平正压通气，后期甚至采用有创呼吸机辅助呼吸，但使用后，通常难以脱机。④针对患者面临的抑郁焦虑、失眠、流涎、构音障碍、交流困难、肢体痉挛、疼痛等采取针对性的指导和治疗。

西医目前所采取的治疗方式，主要以延缓患者病情进展为主，配合辅助性的支持治疗，目的是为了防止患者因缺乏营养及呼吸困难而死亡。总之，以目前现代医学的诊疗水平并不能阻断ALS的进展。

【病机分析】

《素问·痿论》云："脾主身之肌肉。"患者初起时因为脾胃虚弱，导致四肢失去后天濡养，逐渐痿废不用，迁延日久，以致最终伤及肾阳。脾胃化生气血乏源，血不能濡养筋骨经脉，发展成痿证，同时伴见肢倦无力，易汗，气短，形寒肢冷，纳果等脾阳不足的症状。腰为肾之府，精髓不足，则腰脊酸软，不能久立。肾

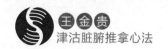

司二便，肾虚气化不行，膀胱失约，则小便频数。此即李东垣在《脾胃论·脾胃胜衰论》中所言："大抵脾胃虚弱，阳气不能生长，是春夏之令不行，五脏之气不生。脾病则下流乘肾……则骨乏无力，是为骨痿。"

【津沽特色治疗】

以温阳调冲式为主。

1. 层按法之提法——伏冲之脉、关元。患者仰卧位，两腿自然伸直，医者站于患者左侧，用层按法提法作用于关元穴、伏冲之脉，徐徐下按2分钟至2层接近第3层，得气后留置此层1分钟，徐徐上升2分钟至1层，留置1分钟，缓缓上提2分钟离开受术部位，患者可感到腹部及下肢微热。

2. 旋揉法——神阙穴为中心。频率15次/分钟，操作1分钟，患者神阙穴局部有热感，并且医者手下有气攻冲感，其补益元阳效果更佳。

3. 迎住巨阙穴，捺补建里穴。医者站于患者右侧，频率20次/分钟，操作0.5分钟。

4. 拨按带脉。双拇指重叠深按于腹部带脉处，而后进行单向的拨动20次，以局部酸胀为度。

5. 指按气冲、捺调梁丘、足三里、委中、太溪穴。每穴各操作0.5分钟，酸胀为度。

6. 捺扫两侧脾俞至大肠俞、督脉。拇指着力点沿膀胱经移动，选取膀胱经脾俞穴至大肠俞一段，频率40次/分钟，操作2次，力度适中，以患者局部皮肤透热为度。

以上操作每日治疗1次，治疗2周为1个疗程。

因患者痿病已5年有余，邪积日久，有如冰冻三尺，虽然烈日当空，但是难以使寒凝速去。除了应用推拿外，还需要外辅以我科药物熏蒸疗法，促进全身气血流动。内辅以中药汤剂以温肾健脾，方选附子理中汤加减（制附子10g^{先煎}，干姜15g，炒白术10g，党参15g，黄芪20g，龙眼肉15g，仙灵脾15g，桂枝9g，炙甘草6g），7剂，水煎服，日1剂。另予制马钱子磨粉，每日取0.5g冲入汤剂中同服，并嘱患者平日以卧床休息为主。

复诊：治疗1周后，患者自觉倦怠乏力短气等症状有所好转，但四肢力量差及形寒肢冷等症状较前仍无明显变化。故在推拿治疗上延长层按关元及旋揉神阙的操作时间，并以下肢及局部有温热感为宜。中药方面应加强温肾作用，方用附子理中汤合肾气丸加减，加熟地黄24g、山药12g、山萸肉12g、茯苓9g、泽泻9g、丹皮9g。同时加用针灸治疗：直刺十二经合穴，加双侧肩髃、臂臑、手三里、合谷、伏兔、上巨虚、下巨虚、丰隆、解溪、内庭等穴，手法以补法为主，每次留针15分钟。

三诊：依前法治疗2周后，患者自述四肢麻木无力感较前缓解，可稍微久坐，并可自行短距离缓行，检查四肢肌力Ⅳ⁻级，故继续依前法巩固治疗1周。

四诊：患者自述又经过1周治疗后，四肢无力感又有所缓解，但诉困倦乏力、大便溏薄症状有所反复。考虑患者目前正处于病情恢复期，应注意顾护脾胃，故于手法上调整层按带法为补中带泻法，旋揉法亦以神阙穴为中心进行操作，同时停用拨按带脉法；针灸继续同前法治疗；中药去熟地黄、山药、山萸肉、茯苓、泽泻、丹皮，并将黄芪加至30g，炒白术加至20g。

五诊：患者依前法继续治疗2周后，自述四肢力量进一步增加，久坐及行走较前有明显改善，困倦乏力便溏等症状也基本消失，此时测四肢肌力Ⅳ级。考虑患者目前症状逐渐好转，故可暂停治疗，同时可于家中积极进行功能锻炼以进一步恢复肌肉力量。

随访：治疗后1月随访，患者症状稳定，并经过自行锻炼，肌肉力量有所改善。

【体悟】

津沽推拿认为足痿的主要病因有两方面：一是依据《素问·痿论》中"阳明虚则宗筋纵，带脉不引，故足痿不用也。"的观点，认为"带脉不引"是痿证的主要原因。阳明经气血不足，无力濡润宗筋，也无力充养诸脉，带脉得不到充养，则约束作用减弱，导致腹部肌肉虚弱无力，宗筋也无法屈伸，下肢不能完成提掣动作，失去运动功能，发生足痿不用。二是根据《素问·痿论》中"冲脉者，经脉之海也，主渗灌溪谷，与阳明合于宗筋，阴阳总宗筋之会，会于气街，而阳明为之长"的观点，认为"冲脉不调"是痿证的另一主要原因。足阳明与冲脉合于宗筋，若冲脉不调，也可导致足痿不用。我们依据"带脉不引"和"冲脉不调"病因，提出从调和冲带脉入手这一独特的津沽特色治法。

痿证的病因很广泛，外感内伤均可导致，如六淫、七情、饮食、劳逸等都可导致五脏受损，精津不足，气血亏耗，肌肉筋脉失养，发生痿证。最早提出了五痿之说的《素问·痿论》认为五脏内热均可致痿。至汉代张仲景论述了"阴阳气血俱虚，不能濡养，筋脉驰久而成痿。"隋代巢元方则从外感和内伤两方面来分析，指出脾气虚弱是痿证的内因，外因则是感受外邪，尤其强调了风邪为害。宋代陈无择从虚论痿，认为痿证属内脏气不足所致，非独脾虚致痿。《儒门事亲》从热论痿："痿之为状，两足痿弱不能行用。由肾水不能胜心火……大抵痿之为病，皆因客热而成。"叶天士从肝肾论治，在《叶天士医案精华》中指出："痿在下，肝肾病多，但素饮必有湿热，热瘀湿滞，气血不行，筋缩，肌肉不仁，体质重者难移，无非湿邪之深沉也。若论阳虚，不该大发疮痍，但久病非速攻，莫计效迟，方可愈疾。"清末民初的张锡纯则直接把痿证的病因病机归为气虚痰郁、脾胃虚弱、蕴热伤津、风寒侵袭、宗筋失养、骨髓枯涸与肾虚痿软。在《医学衷中参西录》中提到："大气虚，则腠理不固，而风寒易受，脉管湮淤，而痰涎易郁矣。有周身之筋拘挛，而不能伸者。盖人身之筋，以宗筋为主，而能荣养宗筋者，阳明也……竟有缩无伸，浸成拘挛矣。有筋非拘挛，肌肉非痹木，惟觉骨软不能履地者，乃骨髓枯涸，肾虚不能作强也。"可见，历代医家对痿证的认识基本趋于一致，责之于虚。

现代医学认为肌萎缩侧索硬化的病位在脊髓，这与中医传统理论中"奇经亏损，八脉失养""督脉虚损，奇阳虚乏"的病机不谋而合。中医认为脊髓与脑皆失温养而发痿病，与现代医学认为运动神经元疾病主要为选择性损害脊髓前角、脑干神经元的描述相同。

本例患者以四肢麻木不仁，僵硬无力，活动不利为主要表现，且病史长达五年，期间未予足够重视，亦未接受系统治疗，迁延日久，而将简单易愈的脾胃虚弱型痿证，发展成难愈的脾肾亏虚型痿证，这与西医关于ALS诊断的认识也是一致的，"早期ALS从症状发生到确诊需要13～18个月的时间，这意味着患者早期的症状并未受到重视。"本病例对那些不予重视初始症状的病患，具有警示意义。

治疗上《素问·痿论》主张："各补其荥而通其俞，调其虚实，和其逆顺，筋、脉、骨、肉，各以其时受月，则病已矣。"并确定了"治痿独取阳明"这一补益后天的治疗原则，这一治疗原则一直被后世所遵循，在临床治疗时，重视调理脾胃，侧重于补虚，总以扶元为要。但我们发现，在痿证发病过程中，虚多夹瘀，虚则气血无力推动，导致脉道不利，气血运行被阻滞，故除对证补虚外，还应调畅脏腑的气机，恢复脉道的通利，补虚兼顾祛瘀。在痿证的治疗上，津沽脏腑推拿强调以调和冲带脉为本，兼以通经祛瘀。

　　津沽脏腑推拿把冲脉和足阳明胃经作为治疗ALS的首选，这与历代医家从脾胃论治痿证的观点相一致。《诸病源候论·风病诸候》言："脾气弱，即肌肉虚，受风邪所侵，故不能为胃通行水谷之气，致四肢肌肉无所禀受。而风邪在经络，搏于阳经，气行则迟，关机缓纵，故令身体手足不能随也。"周身筋肉都失去了后天水谷之气的温煦和润养，气血亏虚，阴阳失和，因此导致下肢痿废不用。足阳明胃经为十二经脉之长，全身气血之源，多气多血。阳明经为阳经却循行于属阴的腹部，与十二经脉之海冲脉相邻而居，而且腧穴相连，关系密切。胃经属阳，为气血之源，冲脉属阴，为气血之海，两经一阴一阳在维持十二经脉气血阴阳的平衡过程中发挥重要作用，冲脉与胃经都与"血"关系密切，五脏六腑均受其濡养。足阳明经多气多血，主气血的生成，冲脉为血海，主调节一身气血的输布，两者相辅相成，冲脉与足阳明交会于气冲穴，当全身气血运行不畅时，气冲穴会发生壅塞。故指按气冲穴，可畅通足阳明和冲脉的连接枢纽，通过调畅二经来畅达气血，为补气血的重要术式。捺调阳明经的梁丘、足三里，可疏通、补益阳明经的气血，阳明经气血满溢，会输注到其他脏腑经脉，十二经脉得到阳明经的气血，得以发挥正常生理功能，失养的四肢重新得到濡养。"宗筋主束骨利关节""治痿独取阳明"明确指出了"宗筋"和"阳明"在痿证治疗中的作用，所以加用针刺补益宗筋及阳明经脉，试图加强四肢肌肉力量。同时我们考虑到患者存在腰脊酸软的症状，所以捺调时选取足太阳经的委中穴，取"腰背委中求"之意。又小便频数，故捺调足少阴经的太溪穴，太溪是肾经的原穴，可以滋阴益肾，壮阳强腰。

　　奇经八脉在调节全身气血、阴阳、经络、脏腑中有发挥着重要作用。带脉是身体中唯一横行的经脉，起到约束诸经的作用，用手法拨按带脉，可以发挥带脉收引的作用。任脉为阴脉之海，位于腹部正中，有总领全身阴经的作用。任脉的巨阙穴为心之募穴，为心经之气反映到体表的位置，心主血脉，按之可调节血脉。建里穴位置正居于胃的解剖位置，《百症赋》言："建里内关，扫尽胸中之苦闷。"捺补本穴可疏通气机，畅通因气血亏虚导致的经脉瘀阻，使气血运行的通道恢复正常。张景岳在《景岳全书·痿证》中强调痿病"非尽为火证""元气伤败，则精虚不能灌溉，血虚不能营养者，亦不少矣。若概以火论，则恐真阳亏败。"所以在痿病的治疗中，应该注意顾护"真阳"。任脉之神阙、关元穴，可培元固本，补益下焦，这两个穴位，内可滋阴养血，填补精血，外可温补下元，旺一身之火，不仅促进气血的生成，也能推动气血的输布气化。下元得温，则肾精渐充，髓海得养，筋骨健壮。若气血生化充足，则痿废的肌肉得到濡养，生理功能可渐渐恢复。

捺扫脾俞至大肠俞，可调动脾肾的阳气，使之畅达全身，也可调和营卫，为配合式式。可能有人好奇，一个简单的捺扫动作，既能调营又能和卫，怎么有如此巨大的功效？津沽脏腑推拿认为"气滞血凝即生病"，所有的疾病，都在于"气血瘀滞，不能流通"，气血不流通，营卫就会发生气滞血凝，手法刺激相当于助推器和发动机。河道淤滞，河水无力冲走淤泥，漫溢到岸上成为灾害，通过手法施加以外在的动力，帮助河水冲走淤泥，恢复河道的畅通。本病例中，患者因营卫不合而自汗，捺法作用到深层肌肉和脉络，可调理行于脉中的营气，使营血得到充养。扫法作用到表层皮肤，可调理行于脉外的卫气，使卫气得以充溢。一捺一扫，患者营卫调和，则自汗除，能同时调和营卫，正是捺扫法的出彩之处。同时，通过刺激脾俞至大肠俞一段，激发沿途的脾、胃、三焦、肾等脏腑之气输注于体表的背俞穴，可以恢复以上诸脏阻滞的气机，使脏腑气机畅达，气机畅达则脏腑得到濡养，身体机能渐渐恢复。我们要善于抓住中医的整体观念，不能把问题想得太简单。中医不是一元论，不要片面的气滞理气，脾虚健脾，应该从总体上调节，虽然患者表现在脾肾，但必影响到其他脏器。足太阳膀胱经第一条侧线，是很多重要手法所共同选择的刺激区域，最常见的比如捏脊，可以调节五脏六腑之气，因为与脏腑相关联的背俞穴，都集中在这条侧线上。

熏蒸疗法是我科特色疗法，药物通过熏蒸，直接与下肢皮肤接触，并且在温热气体帮助下，更快速的被皮肤吸收。且痿软的肢体局部都会存在不同程度的气凝血瘀现象，热气有助于推动局部的气血运行，可协调推拿与内服方剂，加强药物输布之力。三法合用，推拿的特长得到发挥，中药的优势得到彰显，药物熏蒸通脉的作用得以延伸，帮助推拿和中药能够在瘀阻的肢体远端发挥效果，三法共用，杂合以治，各自发挥出了特色优势，扶脾以振奋后天之源，补肾以壮先天之本，鼓舞气血以助通瘀行滞。对多年之痿证，可起到调和气血，强筋壮骨的功效。我们推拿从业者需要谨记，手法不是万能的，如果推拿医生仅仅死抱住推拿不放，不旁通中药方剂，就只能够成为一名普通的按摩师。我辈应当意识到，推拿只是中医的一部分，中医的其他部分也应该学好学精。

除了对患者进行必要的治疗外，作为中医师，要为患者的饮食起居通盘考量。嘱咐患者注意劳逸结合，保证充足的睡眠和休息时间。可使用双拐辅助站立或行走，家属在一旁扶助，防止摔倒而发生意外。注意患肢保暖，饮食上多吃些清淡富有营养的豆类，少食辛辣肥甘之品，戒饮酒，同时嘱咐家属和医生一起做好对患者思想工作，增强患者与疾病做斗争的信心。

津沽脏腑推拿治疗痿证，三管齐下，脾胃与经脉并重，使机体之阳气如熊熊之火，一扫寒凝之经脉，通补脾肾之阳气，不仅疗效好，且效果持久，为治本之术。但此类疾病较难治愈，且治疗时间漫长，徐徐方能见功。住院阶段虽不能使患者痊愈，但可为患者康复打好基础。本例患者出院后，要求继续门诊推拿治疗，治疗期间，虽未痊愈，但诸项症状渐改善。经过一段时间的治疗后，患者能弃拐行走，生活质量明显提高，取得医患满意的疗效。

与西医对本病的疗效预期相对比，本病例疗效似乎略显"乐观"，西医认为本病只能延缓进展，津沽推拿使患者诸项症状逐渐改善，西医认为本病无法逆转，津沽推拿使患者实现弃拐行走。通过这个病例，我们想和大家探讨当今社会上流传甚广的"中医不科学"言论。西医的发展是建立在科学进步的基础之上的，而科学的发展是永不止步的。今日西医认为难以治愈、无法逆转的疾病，待科学发展到一定阶段，也会成为可以治愈、可以逆转的了，所以不要迷信科学，不要迷信西医。北京大学医学部主任韩启德教授也曾经表达过类似的观点，他说："就我的了解中医是好的，但不一定是科学的，科学并不在于正确。"攻击中医不科学的人，没有意识到科学也不一定都正确。还有一句中医圈流传甚广的俏皮话："中医让人稀里糊涂地活，西医让人明明白白地死。"一生一死，大家自有论断。虽然腹部推拿的很多机理我们还没有完全弄清，但是它优异的疗效就是其本身最具魅力的名片。津沽推拿人不会满足于现状，也在积极从事科研，争取早日实现让患者"明明白白地活"。屠呦呦的获奖，针灸在全球获得广泛的认可和应用等等，都在无声诉说着中医的神奇，中医还有无数的宝藏等着我们去挖掘整理。对腹推这门技术，我们深深的痴迷，见证了它无数的神奇疗效，借用一个大胆而坚定的猜想："西医勇攀医学

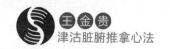

界的高峰，当他们历尽艰辛终于登上顶峰时，发现中医早已在那里等了他们数千年。"

对于神经系统疾病中以肢体痿废为主要症状的疾病，如脊髓亚急性联合病变、癔症性瘫痪、进行性肌营养不良、周期性麻痹、多发性神经炎、急性脊髓炎等，此类疾病的主要临床表现与痿证一致，也可通过以上推拿手法及治疗思路治疗，限于篇幅，不一一枚举，仅列脊髓亚急性联合变性一例于后，以突出"异病同治"之理念，及再次印证津沽脏腑推拿对此类疾病的独特疗效。

第四节 脊髓亚急性联合变性验案

脊髓亚急性联合变性（subacute combined degeneration of the spinal cord，SCD）是由于体内维生素B_{12}含量不足而引起的中枢和周围神经系统变性的疾病，以脊髓后索、侧索及周围神经损伤为主要特点。临床上表现为双下肢深感觉缺失、感觉性共济失调、痉挛性瘫痪、周围性神经病变以及贫血的临床征象。因SCD的神经功能缺损在早期是可逆的，所以治疗强调早发现早治疗，发病后3个月内积极治疗有可能完全康复，超过3个月则很难恢复，如不治疗，症状持续发展，2～3年可致死亡。

本病与ALS均以肢体痿废不用为主要症状，同属于中医学"痿证"范畴。津沽脏腑推拿治疗以肢体痿废不用为主要表现的神经系统类疾病，常有显著疗效，而此类疾病多属西医治疗多不见好转，或难以治愈的疾病。患者往往囿于自己医学知识，仅在各大西医院求治，无果后方来中医处求治，这时往往延误了病情，错过了最佳治疗时间。

【病历摘要】

高某，男，65岁，已婚，退休，天津人。

首诊时间：2016年3月10日。

主诉：双手麻木1年，加重伴双足麻木6月。

患者自述1年前出现双手指腹麻木感，当时于天津市某县医院住院治疗，经服用腺苷钴胺、叶酸片、复合维生素B片，肌注维生素B_1等治疗未见好转出院。后就诊于该县人民医院，予查颈椎MR及腰部穿刺，考虑可疑脊髓亚急性联合变性病，建议患者转诊以确诊。2015年8月患者就诊于天津某三甲医院，予查颈椎MR，考虑脊髓亚急性联合变性病，予天麻胶囊、甲钴胺片、叶酸片、维生素B_1等药物治疗，经治4月未见好转。2015年10月患者出现全手掌麻木感，双足麻木感，伴有双侧小腿发凉伴踩棉絮感，症状迁延至今。现症见双手、双足底麻木感、无力感，双手为甚，双手笨拙感，伴双下肢小腿寒凉感，足底踩棉絮感，颈项不适，否认鞍区麻木感，行走欠稳，纳可，夜寐安，二便调。舌淡苔白，脉细弱。

高血压病史11年，口服尼福达：20mg，1天1次；马来酸依那普利：10mg，1天1次。现血压控制在130～140/80～90mmHg。糖尿病病史5年，口服二甲双胍0.25g，1天1次；诺和龙：1mg，1天1次。晨起空腹血糖控制在5mmol/L左右。

查体：闭目难立征（+），跟膝胫试验：左（+），右（+）。

自带实验检查：

颅脑MR示：①双侧室旁及双侧额顶叶脑缺血灶；②脑白质脱髓鞘改变；③左侧椎动脉走行迂曲。

颈椎MR示：①颈椎骨质增生；②考虑颈2～4水平后纵韧带肥厚；③颈6/7椎间盘向后突出，椎管狭窄；④颈2～6水平脊髓后部异常信号，请结合临床，必要时行增强MR检查；⑤胸3/4水平黄韧带增厚；⑥颈6/7相邻椎体缘终板炎。

颈髓增强MR示：①颈髓MR增强检查髓内未见确切异常强化信号影，结合外院MRI平扫及临床实验室检查，符合脊髓亚急性联合变性改变（八字征）；②颈6/7椎间盘后突出；③颈椎病。

血清维生素B_{12}：维生素B_{12}＜150pg/mL（正常范围：193～982pg/mL）。

腹部彩超示：右肾多发囊肿。

颈部血管彩超：双侧颈动脉硬化。

脑脊液生化示：CSF葡萄糖4.18mmol/L（正常范围：2.5～3.9mmol/L）；CSF蛋白0.44g/L（正常范围：0.2～0.4g/L）。

血清铁四项：血清铁8.0μmol/L（正常范围：8.95～28.64μmol/L）；铁饱和度19.75%（正常范围：25%～50%）；

血常规：红细胞计数$3.4×10^{12}$/L；血红蛋白浓度120.0g/L（正常范围：130～175g/L）；红细胞压积34.9%；平均红细胞体积102.6fL；平均红细胞血红蛋白

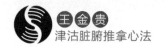

含量35.3。

中医诊断：痿证

中医辨证：脾胃虚弱证

西医诊断：脊髓亚急性联合变性病

【西医诊疗】

SCD的发生机制还不是很清楚，目前最主要的致病原因是维生素B_{12}缺乏。维生素B_{12}是甲基转移酶的辅基，参与神经髓鞘的合成，当维生素B_{12}缺乏时，神经髓鞘的合成受阻，出现退行性变化，同时血红蛋白合成障碍，出现恶性贫血。多种原因均可导致维生素B_{12}缺乏，如在其摄取、吸收、结合、转运中的任何环节发生障碍，均可导致维生素B_{12}相对或绝对缺乏。

SCD多中年发病，其发病顺序为颈髓及胸髓的后索、侧索、前索。症状出现的顺序首先是双足感觉异常，逐渐双足无力、痉挛步态及双下肢僵硬，最后延及上肢。因为传导深感觉的神经纤维或大脑感觉中枢受损，可出现本体感觉和震动觉等深感觉的丧失，通常以足部较为明显。

SCD的诊断，目前主要依据临床表现、实验室检查结果、神经电生理及MRI检查几个方面综合评判。其主要临床表现有四个方面：①巨细胞低色素性贫血：表现为面色苍白、倦怠、腹泻、舌淡。②运动感觉障碍：表现为双下肢无力踩棉花感，四肢末端持续、对称感觉异常，双下肢不全硬瘫。③精神症状：表现为易激惹、抑郁、幻觉、精神混乱。④膀胱括约肌功能障碍。实验室检查结果常见血清维生素B_{12}和叶酸测定值降低。临床电生理检查可以较早的发现神经组织的功能改变。MRI检查是目前唯一可以显示SCD脊髓病变的影像手段。

目前主要的治疗手段是补充维生素B_{12}。应用大剂量的维生素B_{12}，同时加用维生素C，以提高维生素B_{12}的疗效。可根据相关症状加用叶酸、胃蛋白酶合剂等。同时可采用中医辨证治疗、理疗和康复手法。需要注意的是，发病3个月内，以上药物治疗效果显著。但超过3个月应用此方法疗效欠佳，神经损伤难以恢复。

【病机分析】

《内经》言："四肢者，皆禀气于胃，而不得至经，必因脾乃得禀。今脾病，不能为胃行其津液，四肢不得禀水谷气，气日以衰，脉道不通，筋骨肌肉皆无气以

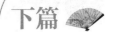

生，故不用焉。"脾胃虚弱，则气血亏虚，筋脉失荣，四肢得不到濡养，则手指麻木不用，阳气不能达于四肢末端，小腿得不到温养则出现双下肢小腿寒凉的症状。患者既有气血亏虚之征，又有气血不和之象，治当调和气血、补气养血。

【津沽特色治疗】

以补气养脏式手法为主。

1. 层按法之提法——伏冲之脉、中脘。徐徐下按2分钟至第3层，得气后留置此层1分钟，徐徐上升2分钟至第1层，留置1分钟，缓缓上提2分钟离开受术部位，患者可感到腹部及下肢微热。

2. 选揉法——气海、关元穴为中心。频率15次/分钟，操作1分钟。

3. 迎住巨阙穴，捺补建里穴。频率20～30次/分钟，操作0.5～1分钟。

4. 拨按带脉。双拇指重叠深按于腹部带脉处，而后进行单向的拨动20次，以局部酸胀为度。

5. 揉滚承满至天枢一线。分别操作两侧，动作频率约80次/分钟，每侧操作约1分钟，以局部酸胀感为度。

6. 捺调期门、章门、血海、足三里、指按气冲穴。频率25次/分钟，各操作1分钟；指按气冲1分钟。

7. 捺扫两侧脾俞至膀胱俞。拇指着力点沿膀胱经移动，选取脾俞至膀胱俞一段，频率40次/分钟，两侧各操作2次，以患者局部皮肤透热为度。

以上操作每日治疗1次，治疗2周为1个疗程。

西药基础治疗：肌肉注射维生素B_{12}注射液0.5mg，1日1次，口服甲钴胺片0.5mg，1日3次。

因为患者迁延日久，延误了病程，推拿手法又非万能，在本病过程中，需随证应用中药加减。患者年近古稀，诸阳脉衰，阳气不能达四末，无力鼓动气血，气血运行不畅，筋肉失养而现四肢无力；阳气不充而现四肢寒凉。《丹溪心法》云："手足麻者属气虚，手足木者有痰湿死血。"本证呈现本虚标实特征，气血亏虚为本，痰湿阻滞为标。中药治疗以益气和血，理气通脉，方选黄芪桂枝五物汤合四逆散加减（黄芪15g，桂枝15g，芍药15g，柴胡10g，枳实10g，生姜20g，大枣4枚，炙甘草10g），7剂，水煎服，日一剂。

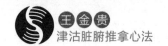

复诊：服用七剂之后，患者四肢麻木感减轻，但仍存在共济失调现象。考虑为虚风上扰清窍之象，故在手法上加用重手法捺泻太冲穴，以增加平肝息风作用。而中药则在前方基础上佐以半夏白术天麻汤，以健脾祛痰、平肝息风，遂加半夏10g、天麻10g、白术12g、茯苓15g、陈皮10g，水煎服，日一剂。

三诊：依前法治疗2周后，患者平衡感较前明显缓解，现考虑患者仍存在四肢寒凉感，故去重捺太冲穴，而适当延长层按提法于中脘穴上的操作时间，并在操作后使患者双下肢有温热感为宜。中药方面则在前方中去半夏、白术、天麻，加当归12g、细辛3g、通草6g，形成当归四逆汤合四逆散之组成，以增加养血通脉之功。继服7剂后，患者平衡感明显改善，再次复查血清维生素B_{12}：397pg/mL（正常范围：193～982pg/mL）。复查颈椎MR显示八字征消失。

随访：治疗3月后随访，患者经过自行锻炼后，症状稳定，身体功能活动基本恢复正常。

【体悟】

津沽脏腑推拿治疗痿证之所以效果明显，离不开它独特的临床思维，本病例中也有很多可圈可点的地方。患者发病日久，且多处治疗无效，痿证的病机经半年发展，出现脾阳郁闭严重，阳气不能达于四末的四逆散证。但患者脾阳被郁是因为脾虚脉道无力鼓动气血所致，单纯使用四逆散，恐温脾阳心有余而力不足。中医善于从中国传统哲学中汲取智慧，医理有时候正如《孙子兵法》所载："十则围之，五则攻之，倍则战之，敌则能分之，少则能逃之，不若则能避之。"用药的道理，暗合用兵的道理，孙思邈《千金方》中，很多方子用药都很杂，难以分出君臣佐使，但在治疗一些疑难杂症时，疗效突出，这就是集中兵力，创造优势，消灭敌人的道理。本病初始用黄芪桂枝五物汤合四逆散打底，然后依次根据症状变化加减使用半夏白术天麻汤、当归四逆汤，也是"兵无常势，水无常形"，根据形势而灵活变化兵力，将最合适的兵力放到最合适的位置。在疾病的不同阶段，先后用了补气活血、健脾祛痰、平肝息风、温阳补血通脉等法，指挥诸药奋起围剿邪气，则沉病可祛，固邪能解。纵观整个治疗过程，用药杂而不乱，规矩严正，有如治兵有方，令行禁止，此乃用中药之理。而贯穿于始终的推拿治疗，则是在中药内在调理气血的同时，辅以益气健脾、畅通中焦之法，通过调理一身气机以达到促进气血运行，濡养四末的目的。

"体内维生素缺乏"是西医的病因，包含两个方面：一是维生素摄入不足；二是虽然维生素摄入充足，但机体吸收不足。对于摄入不足，增加摄入量即可。对于机体吸收不足，维生素"水过地皮湿"，无法被有效吸收，西医也缺乏有效的办法促进维生素的吸收。患者就诊前，也曾四处叩门求治，根据患者所携带的之前医生开的处方，不外乎四逆、平胃、十全大补之类，来我处就诊后，依然延续四逆、平胃等方剂，为何前方不效，而今方见效？

其中的奥妙就在于我们应用了独特的腹部推拿手法。腹推手法可攻可散，且作用到腹部，腹部是五脏六腑的居所，在此处使用按摩手法，可直接作用到西医中主司消化吸收的有形脏器"肠胃"，通过促进胃肠的被动蠕动，来帮助恢复肠胃的消化吸收功能，此即"西医之有形脏器，为中医按摩所用"。随着现在生活水平提高，已少见因营养摄入不足而造成的虚证，诸多虚证大都由于消化道问题，未被消化吸收。通过手法作用，主动刺激胃肠道器官，辅助其蠕动，在减轻消化系统负担的同时，督促其积极工作，则消化吸收的功能得到恢复。前医诸方不效，也是因为肠胃把中药当作过度的负担，而不予吸收。

需要我们注意的是，本病中层按法需要按至第三层，也就是经络层，实际上应用的并非传统的脏腑按摩"五层气体，四种导疗"思维，而是应用的现代解剖学思维。手法按压至第三层，手下可以接触到胃、大肠等脏器。而通过手法的按压，能直接刺激到这些脏器，这是本病手法应用中需要注意的一点，前人在发明五层气体的时候，可能没想到三层是脏器，但是我们在应用中，发现有些疾病中层按法的功效是通过刺激有形脏器来发挥的，所以脏腑推拿手法既能刺激有形之脏器，又能刺激无形之脏腑，大家不要觉得很玄妙。这里面一个是按照前人分类的功效来理解，一个是根据现在医学的发展，我们加入的功效，二者并不矛盾。层按提法施于中脘穴及伏冲之脉，配合捺补建里穴，可以畅通中焦，健脾理气，益气养血，使生化有源，气血充盈以达周身；因"带脉不引而发痿证"，所以拨按带脉，以约束诸经，使带脉收引；指按气冲穴可畅通足阳明和冲脉的连接枢纽，通过调畅十二经来畅达气血，即取"治痿独取阳明"之意；捺扫背俞穴则是为了调和营卫，畅达气血。其余手法功效，在前面"肌萎缩侧索硬化验案"中多已叙述，手法在总体上通过温补

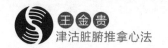
脾阳，调节气血，达到使逆乱的气血平顺，使瘀阻的脉道通利等效果，在此就不赘述。

患者经过治疗后，由入院时候的面黄肌瘦变成出院时满面红光，由入院时候的八字征明显变成出院时八字征消失。此法取得了中西医学皆认可的疗效。利用中医临床思维治疗西医疑难杂症，尤其是西医不明原因、难以入手的疑难杂症，已被证实具有广大的空间。通过中医正确辨证和遣方用药，以中医思维为总纲并贯穿到整个病程的始终，达到使西医难治性疾病更快痊愈的目的。

第五节　帕金森病验案

帕金森病（parkinson's diseas，PD）是一种常见的中老年神经系统退行性疾病，主要病理变化有黑质多巴胺能神经元进行性退变和路易小体形成，主要生化改变有纹状体区多巴胺递质含量降低、多巴胺与乙酰胆碱递质失平衡，主要症状有震颤、肌强直、动作迟缓、姿势平衡障碍的运动症状和嗅觉减退、便秘、睡眠行为异常和抑郁等非运动症状。我国65岁以上人群，每10万人中PD患病人数达1700人，患病率随着年龄的增长而升高，不仅给家庭带来了沉重的负担，对社保等部门也带来了巨大的医疗支出。

PD属于中医学"颤证"的范畴，此病由于各种原因所致的气血阴精俱亏，风火痰瘀阻滞脉络导致筋脉失养而成。高鼓峰在《医宗己任编·颤振》中强调气血亏虚是颤振的重要原因："大抵气血俱虚，不能荣养筋骨，故为之振摇，而不能主持也。"

【病历摘要】

姚某，男，69岁，退休，天津人。

首诊时间：2015年3月10日。

主诉：四肢麻木无力，肢体颤动3年余。

患者长期情志抑郁，3年前因情绪波动较大，出现四肢不自主颤动，全身僵硬，遂就诊于天津某医院，查体显示双手轮替运动较慢，行动缓慢，诊断为帕金森病，口服复方左旋多巴，症状有所减轻。后患者逐渐出现失眠、四肢麻木无力、神疲乏力症状，近期突然出现四肢僵硬，不能行动，抬手迈步不能等症状，持续一段时间后，自行缓解，恢复如常，自觉痛苦难当，遂来我科就诊。

患者现症：肢体轻微颤动，静止时明显，情绪激动时加剧，表情呆滞，反应迟钝，精细动作笨拙，走路碎步，步态跟跄，翻身和穿脱衣服困难，需家人代劳，开关现象每天出现一次，神疲乏力，心烦耳鸣，偶有腰酸腿软，纳寐差，大便干，3~4天排便一次。

查体：躯干肌肉僵硬，轮替、跟膝胫试验阳性，四肢肌力Ⅳ级，舌淡苔少，脉弦细无力。

中医诊断：颤证

中医辨证：肝肾不足证

西医诊断：帕金森病

【西医诊疗】

相较于其他疾病诊断和治疗的指南，通常能够在某一区域内达成共识，临床医师往往能在统一的临床资料中搜寻到相关解决途径。PD的指南则是分别而设，诊断和治疗有各自的指南，且篇幅巨大，洋洋万言，足以说明本病的诊断难度之复杂，治疗难度之大。

PD的临床诊断，必须建立在帕金森综合征的诊断基础之上。帕金森综合征的诊断包括：必备运动迟缓，并且至少存在静止性震颤或肌强直这2项主症中的1项，上述症状必须是显而易见的，且与其他干扰因素无关。对所有核心运动症状的检查必须按照统一帕金森病评估量表(UPDRS)中所描述的方法进行。运动迟缓即运动缓慢和在持续运动中运动幅度或速度的下降(或者逐渐出现迟疑、犹豫或暂停)。肌强直即当患者处于放松体位时，四肢及颈部主要关节的被动运动缓慢。静止性震颤即肢体处于完全静止状态时出现4~6Hz震颤(运动起始后被抑制)。

在确立为帕金森综合征的诊断后，方可进行PD的临床诊断，以确定本病。PD的绝对排除标准、支持标准、警示征象因为条目太多，限于篇幅，这里不一一罗列了，大家可以自行查阅《中国帕金森病诊断标准》。通过PD的临床诊断标准，可以看到本病的临床症状是非常复杂的，同一患者可能同时存在符合排除标准和符合支持标准的症状，必须一一对照，方能最终确诊，若稍有疏忽，可能会出现误诊情况。

PD的治疗难度也是很大的，且随着科技的进步，治疗手段更新较快。因为其临床的表现症状包括运动症状和非运动症状，所以治疗原则为二者兼顾的全面综合的治疗。治疗的手段主要有：药物治疗、手术治疗、运动疗法、心理疏导等。其中，药物治疗为首选，且是整个治疗过程中的主要治疗手段，手术治疗则是药物治疗的一种有效补充。值得注意的是，目前应用的治疗手段，无论是药物还是手术治疗，只能改善患者的症状，并不能阻止病情的发展，更无法治愈。因此，西医治疗不仅要立足当前，还需要长期管理看护、照料起居，以达到改善症状，提高工作能力和生活质量，延缓疾病发展的目的。

具体而言，依据疾病的进展，又可分为早期治疗和中晚期治疗两种。因为疾病早期发展迅速，所以早期的治疗尤为重要。早期的药物治疗，一般是用疾病修饰治疗药物以延缓疾病进展以及症状性治疗药物以改善症状为目的。早发型患者，在不伴有智力减退的情况下，可用药为：①非麦角类DR激动剂；②MAO-B抑制剂；③金刚烷胺；④复方左旋多巴；⑤复方左旋多巴＋儿茶酚-O-甲基转移酶（COMT）抑制剂。晚发型或伴有智力减退的患者，一般首选复方左旋多巴治疗。疾病发展到了中晚期，临床表现极其复杂，其中有疾病本身的进展，也有药物副作用或运动并发症的因素参与其中。所以中晚期的药物治疗，一方面要继续力求改善患者的运动症状；另一方面要妥善处理一些运动并发症和非运动症状。因为这个时期的各种症状非常多，所以用药也非常复杂，具体内容这里就不讲了，感兴趣的可以参阅指南。

早期药物治疗效果明显，但是副作用往往很大，而且长期治疗的疗效明显减退，或出现严重的运动波动及异动症者可考虑手术治疗。虽然手术可以明显改善运动症状，但不能根治疾病，术后仍需应用药物治疗，但可相应减少剂量。手术方法主要包括神经核毁损术和DBS，DBS因其相对无创、安全和可调控性而作为主要选择。除了药物和手术外，还有康复与运动疗法、心理疏导、照料护理等方面的措施。

总之，帕金森病的治疗没有绝对固定的模式，不同患者症状不尽相同，对治疗的敏感度也存在差异，而且西医治疗本病也无固定模式可言。本病症状复杂，诊断治疗难度都很大。目前的药物治疗，往往存在很大的副作用。即使手术治疗，也摆脱不了药物。虽然已经耗费了大量的人力物力来研究本病，但是目前并无有效方式来阻断疾病的发展。

【病机分析】

患者长期情志抑郁，素有肝气不舒，又加之年事已高，气血阴阳俱损，肝肾精血不足，最终导致筋脉失荣，肝风内动，颤动不止。后因情绪波动，造成肝阳偏亢，阳盛化风，虚阳上扰耳窍则耳鸣、上扰神舍则心烦、失眠，腰为肾之府，肾虚则腰酸腿软。舌脉均为肝肾亏虚之象，辨证属"肝肾不足证"，治当滋补肝肾，育阴息风。

【津沽特色治疗】

以温阳调冲式手法为主。

1. 层按法之提法——伏冲之脉、上脘、关元穴。徐徐下按2分钟至2层接近第3层，得气后留置此层1分钟，徐徐上升1分钟至1层，留置1分钟，缓缓上提2分钟离开受术部位，患者可感到腹部及下肢微热。

2. 迎住巨阙穴，捺补建里穴。频率20次/分钟，操作0.5分钟。

3. 揉滚两侧承满至天枢穴一线。动作频率约80次/分钟，操作约1分钟。

4. 捺调期门、章门、血海、三阴交、足三里、太溪，指按气冲穴。频率25次/分钟，每穴约0.5分钟；指按气冲1分钟。

5. 捋肝经腹部循行区域。频率约80次/分钟，每侧1分钟。

6. 拨按带脉。双拇指重叠深按于腹部带脉处，而后进行单向的拨动20次，以局部酸胀为度。

7. 捺扫两侧脾俞至大肠俞、督脉。频率40次/分钟，操作2次，力度适中，以患者局部皮肤透热为度。

以上操作每日治疗1次，治疗1周为1个疗程。

首次完成津沽脏腑推拿治疗后，患者即感四肢有力许多，但效果维持时间有限。考虑患者年近七旬，肝肾亏虚，所以配以养阴益肾、息风祛痰之方，方选大补阴丸合六味地黄丸加减（熟地黄12g、龟板20g（先煎）、黄柏15g、知母20g、猪脊髓12g、蜂蜜15g、泽泻10g、茯苓15g、丹皮15g、山药20g、山茱萸10g、防风10g、天南星12g、白附子6g、羌活10g），14付，日一剂。

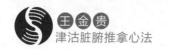

复诊：按上述方法持续治疗1周，患者肢体颤动、四肢麻木无力症状有所减轻，且效果持续时间较长，饮食、睡眠、精神均有好转，大便1次/日，期间有两天没有出现开关现象。

三诊：按上法治疗1周后，延长腹部推拿层按法的操作时间，继予前方，同时嘱患者家属帮助患者做被动运动，各症均有所减轻。

四诊：经治3周后，患者身体无僵硬感，仅手有轻微颤动，四肢感觉有力，麻木减轻，腰酸腿软症状好转，耳鸣减轻。开关现象出现的次数明显减少，可自行八段锦功法锻炼。

随访：之后间断治疗服药，3月后随访，患者能自己翻身和穿脱衣服，并能在室内进行各种锻炼活动，开关现象未再出现，无其他不适症状。

【体悟】

津沽脏腑推拿认为，颤证与肝、肾、脾三脏关系密切，治疗时应三者兼顾。中医颤证的病名，由楼英在《医学纲目》中首次提出："内经云，诸风掉眩，皆属于肝，掉即颤振之谓也。"病因病机方面，历代一直遵《内经》的说法，如王肯堂在《政治准绳》中说："颤，摇也，振，动也。筋脉约束不住而莫能任持，风之象也。"《医学纲目》认为震颤多为"风热、风寒、风湿痰"，高鼓峰《医宗己任编·颤振》则强调气血亏虚是颤振的重要原因。治疗上，《医碥·颤振》指出当息风兼祛痰，云："颤，摇也；振，战动也，亦风火摇撼之象，由水虚而然，风木盛则脾土虚，脾为四肢之本，四肢乃脾之末，故曰风淫末疾。风火盛而脾虚，则不能行其津液，而痰湿易停聚，当兼去痰……风火交盛者，摧肝丸。气虚者，参术汤。心血虚，补心丸。夹痰，导痰汤加竹沥。老人战振，定振丸。"

患者自发病以来已经三年，又加上年老休弱，应当以及时控制病情、防止病情继续发展为第一要务。若病情迁延，久治不愈，容易导致气血大衰，脏器虚损，并发他症而不治。应当急补其肝肾之阴，以育阴息风。但本病多夹瘀，呈现出本虚标实证候，所以临床中应当滋阴与祛瘀兼治。

肝肾之阴"乙癸同源"，肝藏血，肾藏精，二者同源互化，阴阳互滋。故补肝血、滋肾阴相辅相成。《临证指南医案·肝风》中论述肝风的产生："故肝为风木之脏，因有相火内寄，体阴用阳，其性刚，主动主升，全赖肾水以涵之，血液以濡之，肺金清肃下降之令以平之，中宫敦阜之土气以培之，则刚劲之质得为柔和之体，遂其条达畅茂之性，何病之有？"所以平息肝风，应该恢复肺金肃降功能、脾土生气功能、肾水涵木功能。按照"三脘定三焦"理论，上脘穴属于上焦，凡属肺、肝疾病，虚实皆可用之。在此处施用层按的提法，可调肺补脾平肝，通过调畅气机，促进气血化生，为血液发挥濡养功能提供了条件。又恐调畅气机时发生气机逆乱，产生不适，所以层按法后加迎巨阙捺建里，以斡旋中焦气机。捺调肾经原穴太溪穴，可以滋阴益肾，壮阳强腰；期门和章门作为脾经和肝经的募穴，是肝脾二脏之气输注到腹部体表的位置，气冲穴为足阳明和冲脉的交会穴，血海主一身之血液，三阴交为肝脾肾三经交会的地方，足三里为健脾和胃的要穴，捺调或指按这些穴位，可以健脾和胃，养血柔肝；层按关元、伏冲之脉可补肾调血；揉滚胃经促胃生化；捺扫背俞、督脉以调和脏腑阳气。本病病机虽不涉及脾胃，但久病必累及脾胃，脾胃受损，生化无源，造成症状进一步加重，故治疗此类病程长的疾病，总以健脾为治则之一。脾胃为后天之本，久病必及脾胃，脾胃康健，气血生化有源，则肝血得生，肾阴也得到充养。

　　调肝是治疗本病的关键，肝经在腹部循行于胁肋部，肝经有病，往往会出现胁肋部不适等气机升降失常的表现。通过捋法作用到肝经的腹部循行部位，可以调和气机，增强肝的疏泄功能，抑制冲逆的肝气，使它不至于升发太过。前面痿证讲过拨按带脉，与指按气冲穴同属于调和冲脉及带脉的重要手法，颤证用此手法，主要是取其收敛约束肝经的功用，可以使肝脉得到收敛，不致化风动血。注意此处的拨按，除拨按带脉循行部位外，还可拨按循行部位附近的经筋，严格来讲是拨按足阳明经筋的腹部循行部位——臀上皮神经筋结至股外侧肌筋结一线。古法腹部按摩认为"肾旁左右名带脉，大筋揪起痛更憎。能降胁下阴阳气，六脉调和甚分明。"就是说要调和胁肋部阴阳气机，需要揪起带脉穴处大筋，也就是解剖学腹外斜肌的侧面隆起处，这条隆起是从胁肋部，斜向前直到髂前上棘，拨按到疼痛加重为止。经筋的主治，主要是痹证以及肌肉不收等症状，而PD患者往往表现为肌张力过高的肌肉拘急症状，重重拨按此处至疼痛难忍，可以有效地缓解过高的肌张力。

　　津沽脏腑推拿注重调气，通过调气来和血，通过使脏腑之气平和来使气血化生有源，其通阳补阳的作用是直接的，但是滋阴补阴的作用是间接的，通过调畅气机

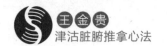
来实现的。若论补阴，中药较推拿更具有优势，推拿的补阴是通过调气活血，使阴液自生，或使得局部水液运化周身。而中药可直接补充阴液，较推拿补阴更为迅速直接。选用大补阴丸合六味地黄丸加息风祛痰药，滋补肝肾精血，育阴潜阳，活血通络，可滋水以涵木，潜阳而息风祛痰。后期症状恢复，将前两疗程以中药为主改为以手法治疗为主，因本病的性质决定了其治疗时间久，而补益药多滋腻，若一味用补益药，滋腻太过，则阻碍脾胃运化，势必事倍功半。推拿手法的补法则具有补而不燥的优势，更适宜疾病恢复期的调理，这有点类似方剂配伍中的佐使药，分别在前期和后期的治疗中互为佐助和佐治。手法与中药合用，优势互补，齐头并进，弛张有度。两者一个在前期发挥主要作用，一个在后期发挥主要作用，主次明确，相互协调，很好地阐释了推拿和中药互为补充、互为促进、各有所长的关系。

津沽推拿治疗颤证，肝肾脾三脏并治，滋补而不碍胃，祛邪而不伤正，扶正而不留邪。与单纯推拿、中药、针灸等单一治法比较，具有明显优势。患者经治疗，颤振减轻，生活可部分自理，开关现象消失，不仅解决了患者病痛，也减轻了家属负担。其优异的治疗效果，为中医外治疗法诊治帕金森病开辟了一条新路。

第六节 儿童孤独症验案

儿童孤独症(childhood autism，CA)，也称儿童自闭症，起病于3岁以前，以社会交往障碍，沟通障碍和局限性、刻板性、重复性行为为主要特征的心理发育障碍，属于广泛性发育障碍的一种，我国2006年将其纳入精神残疾范畴。CA正成为一种日益常见的心理发育障碍性疾病，第二次全国残疾人抽样调查结果显示，我国0～6岁精神残疾（含多重）的儿童占0～6岁儿童总数的1.10‰，约为11.1万人，其中孤独症导致的精神残疾儿童占到36.9%，约为4.1万人。儿童孤独症以男孩多见，其患病率与种族、地域、文化和社会经济发展水平无关，成年后只有极少数人能回归社会。

历代中医并无CA的病名，但关于其症状的记载，最早可见于《左传·成公十八年》："周天子有兄，而无慧，不能辨菽麦，不知分象犬。"现根据其"声而不言、听而不闻、视而不见"的症候特点，多认为其属于"语迟""痴呆"等范畴，先天不足，肾气亏虚，心神失养，肝失条达是CA的主要病机。病位在脑，与心、肝、脾、肾相关。

【病历摘要】

李某，男，3岁，天津人。

首诊时间：2015年5月7日。

主诉：语言迟缓，性格孤僻2年。

患儿母亲代诉，患儿早产近十天，一岁半时，仍未开口说话。脾气暴躁，喜欢摔打东西，甚至打自己头。大小便不能自理，一直使用纸尿裤。性格孤僻，不爱与人交流，喜好玩车轮等圆形物件。当时未在意，后逐渐发展成不高兴时以头撞墙，遂至儿童医院神经科诊察，考虑儿童CA。因无特效药物治疗，建议做康复训练。家长考虑康复训练需长期坚持，且改善程度有限，遂至某三甲医院中医处治疗，予以汤剂5剂（温胆汤加减），未见明显好转。后返回至儿童医院，接受药物治疗（具体不详）三个月，改善程度不理想，患儿出现无缘无故打人现象，后慕名前来我科就诊。

查体：表情呆钝，不思饮食，脘腹胀满，舌淡苔白腻，脉细滑。

中医诊断：语迟

中医辨证：痰浊阻窍证

西医诊断：儿童孤独症

【西医诊疗】

目前西医认为其病因不明，与遗传因素、器质性因素以及环境因素有关，起病于3岁前，其中约2/3的患儿出生后逐渐起病，约1/3的患儿经历了1～2年正常发育后退行性起病。

其临床表现较为复杂，但主要有三大核心症状：一是社会交往障碍，CA患儿不同程度地缺乏与人交往的兴趣，也缺乏正常的交往方式和技巧；二是交流障碍，CA患儿在言语交流和非言语交流方面均存在障碍，其中以言语交流障碍最为突出，也是患儿就诊的最主要原因；三是兴趣狭窄和刻板重复的行为方式。CA患儿倾向于使用僵化刻板、墨守成规的方式应付日常生活。

儿童孤独症主要通过询问病史、精神检查、体格检查、心理评估和其他辅助检

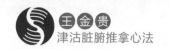

查，并依据诊断标准做出诊断。诊断标准主要参照ICD-10中儿童孤独症的诊断标准。

治疗上主要是以教育干预为主，药物治疗为辅。因为儿童孤独症患儿存在多方面的发育障碍以及情绪行为的异常，应当根据患儿的具体情况，采用教育干预、行为矫正、药物治疗等相结合的综合干预措施。教育干预主要有行为分析疗法(ABA)、孤独症以及相关障碍患儿治疗教育课程(TEACCH)、人际关系发展干预(RDI)。一般6岁以后的患儿方使用药物治疗，且药物治疗只是对症、暂时、辅助的措施。主要有抗精神病药、抗抑郁药、多动-注意缺陷治疗药物三类，但这三类药物都具有较大的副作用，包括但不限于胃肠道反应、肝肾损害、内分泌副反应、锥体外系副反应等。

CA一般预后较差。近年来，随着诊断能力、早期干预、康复训练质量的提高，儿童孤独症的预后正在逐步改善。2%～15%的儿童孤独症患儿的认知水平、社会适应能力和社交技巧可以达到正常水平。

【病机分析】

患儿系早产，先天禀赋不足，脾气暴躁为肝气郁结的表现。肝气郁结化火，肝火克伐脾土，又加之喂食不当，后天失养，导致脾胃损伤。脾失健运，不能升清，聚湿生痰，痰浊上扰清窍则脑髓失充而语迟；痰浊壅闭五脏，则影响心神而以头撞墙；痰浊影响膀胱及大肠，则膀胱贮藏功能失用，大肠传导功能失约，而至二便不能自理；痰浊影响脾胃则不思饮食，脘腹胀满。舌脉为一派气虚气滞，痰湿内阻之象。王清任在《医林改错》指出"灵机记性在脑"，脑窍受痰湿阻滞而语迟，法当行气祛湿化痰，疏肝健脾益肾。

【津沽特色治疗】

以行气化湿式手法为主。

1. 层按法之带法泻中带补法——中脘穴。徐徐下按1分钟至2层接近第3层，得气后留置此层1分钟，徐徐上升1分钟至1层，停留1分钟，后再按至3层，停留1分钟，缓缓上提1分钟离开受术部位。

2. 迎住巨阙穴，捺泻阑门穴，捺补建里穴。捺泻法，40次/分钟；捺补法，20次/分钟，各操作0.5分钟。

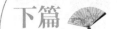

3. 迎住左梁门、右石关穴，捺泻水分、太乙、中极穴。频率40次/分钟，各操作0.5分钟。

4. 捺调膻中、中府穴。频率30次/分钟，各操作0.5分钟，局部穴位有酸胀感为宜。

5. 掌运带脉穴至神阙穴一线。频率15次/分钟，操作1分钟。

6. 捺扫督脉印堂至百会一线及捺调风池、风府、天柱、足三里穴。用力适中，捺扫法，40次/分钟；捺调法，30次/分钟，各操作1分钟，以患儿耐受为度。

以上操作每日治疗1次，治疗2周为1个疗程。

首次按摩时，结束头部按摩后，患儿安静，呼吸平和，闭目欲睡。至结束全部按摩动作后，患儿长出一口气，母亲刚抱到怀里，很快就睡着了。津沽脏腑推拿的临床中，这种按摩完患者睡着的现象很常见，因为按摩过程中气散血随，彪悍之气得以收引，多日之不适解除，患者顿觉轻松而安然入睡。

复诊：应用脏腑推拿治疗3天后，没有再发现患儿撞墙现象。

三诊：经治4周，患儿开始出现大小便意识。

四诊：治疗8周后，患儿能听一些指令，言语增多，能做基本交流沟通，饭量有所增加。

随访：患儿后又坚持配合行为学训练治疗半年，进步明显，能二便自理，与人做沟通互动，学习记忆能力明显提高。现患儿基本如常，家长送其至幼儿园，能够参加老师组织的活动，与小朋友一起互动玩耍。

【体悟】

津沽脏腑推拿认为，本病的发生是由于患儿先天禀赋不足，后天失养所致。婴儿秉受父母先天的精气而生，胎儿期母血不足，发育受到影响，造成先天禀赋不足。若及时通过后天的补养，增强体质，可以弥补先天。但患儿后天脾胃虚弱，不爱饮食，获得的营养物质不足以充养先天，最终导致患儿体质羸弱。本病虽有痰邪为标，但元气虚是其本，患儿体弱，不能耐受攻伐，倘若应用中药，恐怕伤害到正气，导致脾胃更加虚损，所以治疗的大方向应该是以扶正为主，而兼顾祛邪。正虚痰盛症状的临床治疗，理论上存在补和泻之间的悖论。正虚必然生痰，不祛痰则难以补正气。但痰邪并不是外因所导致，乃是因为中焦正气虚弱所生，所以祛痰应当补正气。因此祛痰和扶正应当同时进行，以扶正为本，兼顾祛痰。正气充足则脏腑气机畅达，痰邪自退。痰凝犹如寒冰，正气犹如暖风，没有暖风，寒冰融化了也会重新冻结，暖风一吹，寒冰自然溶解，所以扶正是关键。

历代中医文献并没有发现有关CA的确切记载，但却多见从CA的三大核心症状入手的中医病机分析，即：语言交流障碍（语迟）、社交能力障碍（呆证、郁证）、异常行为（神志异常证）。

关于语迟，《证治准绳·幼科》云："五脏有五声，心声为言，若儿稍长，应语而语迟，由在胎时，母卒惊怖，内动儿脏，邪乘于心，心气不和，舌本无力，故语迟也。"言为心声，舌为心之苗窍，心气通于舌，舌才能语言流利，心窍不通，则表现为语言困难。现代部分学者也认为"所以任物者谓之心"，儿童CA的发生与使道闭塞而不通和心主任物的认知障碍相关。

关于呆证，《石室秘录·卷六》认为多是痰作祟，云："呆病如痴默默不言也，如饥而悠悠如失也。意欲癫而不能，心欲狂而不敢。有时睡数日不醒，有时坐数日不眠。有时将己身衣服密密缝补，有时将他人物件深深藏掩。与人言则煎语而神游，背人言则低声而泣诉。与之食则厌薄而不吞，不与食则吞炭而若快。此等证，虽有祟想之实，亦胸腹之中，无非痰气。故治呆无奇法，治痰即治呆也。""治呆无奇法，治痰即治呆"这一化痰开窍方法至今仍被临床广泛沿用。

有学者认为CA始于肝，但最终会发展到损伤脑部元神之府。CA患儿多有肝气郁结之象，而关于郁证，早在《素问·六元正纪大论》中就提出"木郁达之"的治法。《丹溪心法·六郁》中认为诸病皆生于郁，云："气血冲和，万病不生，一有怫郁，诸病生焉，故人身诸病，多生于郁。"而"诸郁皆在中焦"，中焦气机升降受阻是造成无形之气和有形之质郁滞不行的根本原因。戴思恭在《推求师意·郁》中也表达了相同观点："其中气则常先四脏，一有不平，则中气不得其和而先郁，总以梳达气机为要务。"这与津沽脏腑推拿开中焦之法不谋而合，我们认为三脘穴尤其中脘穴，为诸病皆可使用的穴位，层按之泻中带补法能补虚泻实并具有调畅中焦气机的作用，可协助治疗全身各种疾病。中气畅达犹如轮轴带动周身气机，周身气机流动则郁结自然解除，郁结解除则疾病自然消退。这就是津沽脏腑推拿为什么以"气滞血凝病即生"作为基本的立足点。

关于神志异常方面，历代医家则多从脑论治。王清任《医林改错》指出："灵机记性在脑，小儿无记性者，脑髓未满也，年高无记性者，脑髓渐空也。"他认为髓海的充盈决定记忆的强弱。《本草备要》也指出："人之记忆，皆在脑中。"因此其神志的异常，不单是先天脑海不足这一方面，还包含有脑神紊乱。这与西医对本病的定位是"神经系统发育障碍性疾病"的认识是一致的，神志异常病多难治，且易复发、病情缠绵，迁延不愈。所以，理气在治疗此类疾病中，具有重要意义。我们看自然界中，风性主动，春风一吹，草木返绿，开始萌芽生长，在吹不到风的地方，草木虽然也返绿，但是其生长的并不快，原因就在于"风气不通"，在体内也是这样，气机不畅，必定会引起发育上的障碍。所以治疗此类疾病，需要畅通一身之气。津沽脏腑推拿特有的"畅中、渗下、宣上"的诊疗方案。捺泻阑门穴、捺补建里穴来畅通中焦气机，也就是前面说的"畅中"。迎住左梁门、右石关穴，捺泻水分、太乙、中极穴来渗利水湿之邪，给邪以出路，即我们说的"渗下"。调法作用于膻中、中府穴以宣发上焦气机，即所谓"宣上"，使气行则湿化。这样对于畅通一身之气，具有很好的疗效。上中下气机通畅，就给了气循环的通路，保证气的升发功能。

捺扫督脉印堂至百会一线及捺调风池、风府、天柱穴，取其直接作用于脑元神之府的作用，这几个头部的重要穴位，对于改善脑部的血供，发挥脑的灵机记性，具有重要意义。脏腑推拿的应用以腹部为主，辅助以背部或者头部、四肢部的腧穴，可以提高脏腑推拿的疗效。捺调足三里前面已用到多次，作用很明确，就是为了补益后天脾胃以养先天肾脏。

神志异常即可表现出诸多的"怪病"，且"皆由痰作祟"，其症状以痰浊阻窍为标。《明医杂著》指出："痰者病名也，人之一身气血清顺，则津液流通何痰之有？"《景岳全书》也记载："怪病之为痰者，正以痰非病之本，乃病之标耳……夫人之多痰，悉由中虚而生……盗贼之兴，必由国运之病，而痰涎之作，必由元气之病。"怪病表现出来痰多的症状，实则是脏腑功能失调的结果，所以治疗上多以治痰为标，而调治脏腑功能才是治本。因小儿肚腹面积小，所以应用掌运带脉至神阙一线，可广泛作用到绝大多数脏腑，能够活运肠腑，疏通肠腑气机。

本病例治疗过程中，单用手法，并未介入中药等其他治疗方式，因为患儿先天

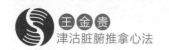
不足，又加上后天脾胃娇弱，药物的攻伐补泻，患儿均不能耐受。患儿来之前，曾用祛痰的温胆汤治疗而不效，可能因为药物伤及脾胃，反而起不到效果。前人言："用药治病对症则利，否则为害非浅。按摩以气攻病，于人无伤，有百利而无一害。凡寒热虚实夹杂之病，用药最难，按摩可以用热而不用凉，攻而不伐，补而不燥，治此经而不伤他经……按摩治病，则病即愈而身亦强……世人为庸医所杀，以其学术未精，用药治病，易生危险。按摩治病则只能治病，不能伤人，按摩则有利无害，可为能上医。按摩治病之法，极其稳，极其简单，最利初学，深浅均宜，学之浅者可以治浅病，学之深者可以治深病。"所以按摩是小儿可以选择的最为安全、最为稳妥的治疗方法。

CA患儿在我国已被列入残疾人范围，家庭里面有一个CA孩子，意味着家长必须付出更多的努力去照顾和关爱患儿成长。家长有来自生活、经济、精神方面的种种压力，非常辛苦。在治疗过程中，要注意和家长沟通，一是从家长那里得到及时的治疗效果反馈，以规划下一步治疗方案；二是因为病程长，需要开导家长，并且树立家长继续治疗的信心和决心。

津沽脏腑推拿治疗痰浊阻窍型CA，以补代攻，取得了满意疗效。患儿经治疗，由生活不能自理，灵机记性失用，到可以生活自理，能与正常孩子一样接受幼儿园教育，参加集体活动。但是本病治疗尚有许多难点未解决，且疗程漫长，治疗措施也非一蹴而就，需付出巨大的辛苦。无论医者还是患者及其家属，均应有打持久战的准备和决心。本病例中的家长，即是比较心急的类型，在一处治疗几天，效果不理想，就更换到另一处治疗，殊不知，频繁更换治疗方案，对患儿反而不好，更加不利于患儿疾病的恢复。要相信医生，一并做好打持久战的准备，应该说只要辨证正确，即使前期效果不明显，也应该坚持治疗，终究会"盼得云开见月明"。

🐚 第七节　直肠脱垂验案

直肠脱垂（Rectal Prolapse，CP），又称脱肛，是指直肠黏膜、肛管、直肠和部分乙状结肠向下移位，甚至脱出肛外等解剖结构异常，并伴有盆底功能障碍的疾病。虽然CP为良性病，但是由脱出物引起的不适、黏液的渗出和出血以及伴发的排粪失禁和便秘都严重影响患者的生活质量。在年轻患者中，显著特征是伴发孤独症、发育迟缓和精神异常。CP治疗成功的标志是正常解剖位置的恢复，但是以现有的技术水平，难以达到这一目的，所以当前治疗目的为直肠功能的恢复。

在古籍中，有"脱肛痔""盘肠痔""重叠痔""截肠"等记载。中医认为，脱肛是人体气血亏虚的一种局部表现。如《难经》中记载："病之虚实，入者为实，出者为虚。"《诸病源候论》中记载："脱肛者，肛门脱出也。多因久痢后大肠虚冷所为。"《疡科心得集》中言："老人气血已衰，小儿气血未旺，皆易脱肛。"从这些记载来看，本病的发生多是因为素体气血不足，气虚下陷，固摄失司所导致。

【病历摘要】

赵某，男，62岁，退休，天津人。

首诊时间：2016年3月16日。

主诉：脱肛一年余。

患者自诉患痔疮近20年，一年前于某肛肠医院行痔疮手术，术后痔疮未再发作，但出现便后脱肛症状，可自行回纳。患者疑此脱肛症状乃前次痔疮手术并发症，故不愿再次手术。前医给予补中益气丸治疗，三月不效。现自觉脱肛症状进行性加重，脱出物需以手回纳。经子女同事介绍，来我科就诊。

患者现症见：肛门坠胀，无便血，便后有物脱出约5~7cm，不能自行回纳。神疲乏力，食欲不振，头晕耳鸣，腰膝酸软，小便短赤，大便燥结。

查体：肛内肿物脱出，色淡红，肛门呈散开状，肛门括约肌松弛，收缩力减弱，肛周反射存在。舌淡苔薄白，脉细弱。

中医诊断：脱肛

中医辨证：脾虚气陷证

西医诊断：直肠脱垂（二度）

【西医诊疗】

目前，国内并未有CP的诊治指南问世，所以，目前国内CP的诊治，主要依靠美国版《直肠脱垂诊治指南》。

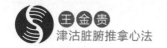

CP的诊断主要依靠完整的病史以及体格检查，体格检查包括脱出物褶皱的方向、会阴部望诊、完整的肛门直肠检查。辅助检查包括排粪造影、结肠镜检、钡灌肠和尿流动力学测定等。生理学检查虽然对于治疗方案的选取没有意义，但是对于相关功能的术后评定有指导意义。

CP的治疗很少应用非手术疗法，除非兼有便秘的患者应用纤维素和粪便软化剂。CP的治疗主要依靠手术治疗，如：直肠脱垂经腹手术、直肠悬吊缝合固定术、直肠悬吊补片固定术、经腹直肠切除术、经腹手术辅助技术、直肠脱垂经会阴手术。但是这些手术各有优缺点，而且效果不定。

由此可见，西医治疗CP主要依靠手术，但手术并不能达到恢复原有解剖位置的效果，且疗效待定。

【病机分析】

患者长期患有痔疮，此病最易伤精耗血，形成慢性虚损证。手术虽能切除痔疮，但会导致精血耗损益加严重，最终引起中气下陷，以成脱肛症状。犹如炉火本来就很微弱，再用大风吹它，火就熄灭了；患者犹如微弱的炉火，手术相当于大风，所以手术过后，伤及元气，患者症状反而不如手术前乐观。脾乃气血生化之源，本病病位在脾，脾气不升而下陷。脾虚则可见食欲不振，神疲乏力。下陷则肛门肿物脱出，肛门坠胀感。脾虚气血生化乏源，无以充养先天，加上患者年老，表现出头晕耳鸣、腰膝酸软的肾虚兼症。舌淡，苔白，脉细弱，皆为脾虚气陷之象，法当益气升提。

【津沽特色治疗】

以补气养脏式手法为主。

1. 层按法之提法——伏冲之脉、中脘穴。徐徐下按2分钟至2层接近第3层，得气后留置此层2分钟，徐徐上升2分钟至第2层，留置2分钟，缓缓上提2分钟离开受术部位，患者可感到腹部及下肢微热。

2. 迎住巨阙穴，捺补阑门、建里穴。频率20次/分钟，操作0.5分钟。

3. 迭揉法——气海、关元穴为中心。频率15次/分钟，操作2分钟。

4. 捺调百会穴。频率约35次/分钟，操作1分钟。

5. 拨按带脉。双拇指重叠深按于腹部带脉处，而后进行单向的拨动20次，以局

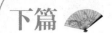

部酸胀为度。

6. 点按长强穴。用单手拇指点按长强穴，使局部产生酸胀感，并向肛门部扩散。

以上操作每日治疗1次，治疗2周为1个疗程。

脏腑推拿的同时，配合我科外治法——药浴，外用苦参汤进行坐浴，每日两次。以上方法治闭，患者感觉肛门坠胀感大有减轻。

复诊：治疗1周后，自述脱出物较之前减小，此次治疗时延长层按法时间，配合补中益气汤加减（黄芪20g、人参10g、白术15g、当归6g、陈皮10g、升麻6g、柴胡6g、生姜6片、大枣4枚、炙甘草10g），7付，日一剂。同时医者嘱其适当锻炼，增强体质。

三诊：经治2周，已无严重脱出。

随访：为巩固疗效，间断手法治疗4周后结束，至今患者反馈良好。

【体悟】

历代中医对脱肛的描述较为统一，治法也趋于一致，总以气血虚弱导致的中气下陷为因，以补中益气，升提举陷为治法。所以常规来讲，脱肛不属于中医"疑难病"的范畴。但在本病例中，患者用补中益气丸来补中举陷，不可谓不对证，但是经治疗3个月不效，而用脏腑推拿手法加补中益气汤治疗后，显效迅速，此点值得讨论。

气虚型脱肛的治法，用补中益气汤加减，这是被广泛应用的。《疡科心得集·辨脱肛痔瘘论》记载："夫脱肛之证，有因久痢、久泻，脾肾气陷而脱者；有因中气虚寒，不能收摄而脱者；有因湿热下坠而脱者。又肛门为大肠之使，大肠受寒受热皆能脱肛。老人气血已衰，小儿气血未旺，皆易脱肛。经曰：陷者举之。徐之才曰：涩可去脱，皆治脱肛之法也。"《杂病源流犀烛·脱肛源流》言："脱肛，大肠气虚也。大肠之气，虚衰下陷，又或兼有湿热，故成此症。虽治不同，要以升提为主。"补中益气汤能升阳举陷，对于脾虚气陷证，是治病的良药。但是它的主治为"清阳陷于下焦，郁遏不达"，本病例并非清阳陷于下焦，实是清阳不足导致的气虚下陷，所以当务之急并非升举下陷的脾气，而是温补不足的脾之清阳。所以先用补中益气不效，因为脾之清阳极为微弱，不能被药物所调动，用手法操作

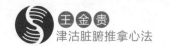

后，脾之清阳得到恢复，再用补中益气汤方能显效迅速。

值得注意的是，美国版《直肠脱垂诊治指南》里也提到："在年轻患者中，显著特征是伴发孤独症、发育迟缓和精神异常。"也就是说，脱肛患者容易有其他的表现，且与这些疾病是具有关联性的。西医是按照症状表现分类，中医是按照证候分类。按照症状分类，则疾病的种类繁多，往往一个或几个症状，就是一个疾病。这么做优点是精确，但缺点显而易见，不利于掌握，且越精细反而越容易出现张冠李戴的情况发生。不得不说中医按照脏腑和八纲来分类是很实用的，比如一个脾虚气陷证型，可以有多种多样的外在证候表现，但是核心的原因，就是脾虚导致的气陷，不必去管它那么多的症状，只要针对脾虚气陷去治疗，都能治好。这份指南，恰恰说明了中医辨证分型以简驭繁的优点。

百会穴位居人体的颠顶，手三阳从手走头，足三阳从头走足，最终手足三阳经与督脉交会于此处，所以捺调百会穴可以调节一身的阳气，有升提固摄的作用。用百会穴治脱肛，效果优异，即取《灵枢·终始》中"病在下者高取之"之意。《肘后歌》言："阴核发来如升大，百会妙穴真可骇。"《百症赋》云："脱肛趋百会屋翳之所。"长强穴位于尾骨端与肛门之间，又名尾闾穴，为督脉络穴，也是治肛门疾病必取的要穴。在解剖学上，长强穴下面有提肛肌神经分布，这根神经负责支配提肛肌，点按长强穴，可刺激提肛神经，增加肛周肌肉运动，"动则生阳"，肌肉的运动会带动局部瘀阻的血液循环，使瘀滞得到解除。但是由于此穴位位于肛门附近，位置比较敏感，取穴前应该向患者做充分的解释说明，如果患者为年轻异性，或存在其他不适宜选取此穴的情况，可以用搓擦尾骨代替，手法以皮肤透热为度，不宜过重，以防搓破皮肤。

《外科枢要·论脱肛》言："脱肛属大肠气血虚，而兼湿热。有久痢气血俱虚而脱者，有因肺虚而脱者，有中气虚而脱者，有因肾虚而脱者。"气海和关元穴，可以补益肾之元气，同时其靠近魄户肛门，选揉可促进排便，减轻直肠压力。层按提法作用于中脘穴，可畅通中焦，补脾升清。本病为脾阳无力升清，中气动力不足，上升受阻，提补中脘穴可以使脾阳得以充养，升清功能得以恢复。选揉气海、关元穴，除可温补元阳外，也可活运大肠，因为这两个穴位所处的位置正在大肠解剖位置上，取"腧穴所在，主治所及"之意。对于脾虚气陷类的脱肛，可达到既能治脾虚之本，又调大肠脱出之标的效果。应注意气海和关元穴在此病中不宜使用层按法，因为层按法增加腹内压，不利于肛门的回缩。层按伏冲之脉这里不再重复论述。拨按带脉，是为了恢复带脉的约束作用，带脉起到约束诸经的作用，若其约束不利，亦可影响直肠不收。

迎住巨阙穴，捺补阑门、建里穴属于捺穴疗法的取穴，阑门为可畅通大肠之气，前人认为它正好处在大小肠交会处，为食物自胃中转入小肠暂停的地方，也是畅通中焦和下焦之气的关键位置。迎巨阙捺补建里可以疏通中焦气机，二者共同使用，可以畅通中下焦之气，有助于中气上升。

苦参汤坐浴法治疗脱肛，是成熟的中医外治技术。中药坐浴法与推拿同属于中医外治疗法。方用枳壳、黄连、大黄、甘草、荆芥、苦参、赤芍药、黄芩加石榴皮、枯矾、五倍子，先熏后洗，加强局部血液循环，消除局部阻滞的瘀血，使肿胀脱出部分缩小，促进其回缩。

本病饮食调理也是治疗的关键环节。肛门为魄门，是贮藏、传导饮食糟粕的地方。首先要改善营养状况，多吃富含蛋白质、易被吸收的食物，多食用富含纤维的食物。其次要注意禁止吃肥甘厚腻以及刺激性的食物，这类食物会加重肠胃的负担，导致疾病反复。此外，要避免久坐久站，及时排便，以减轻腹内压。直肠脱垂后，要及时送回，并可用温水坐浴。平时可练习提肛运动，做吸气上提动作，每日20～30次，以增强肛门括约肌功能。

津沽脏腑推拿治疗脱肛，手法起到关键作用。其一可针对脱肛之证直取病所，补脾虚以治肛脱之本；其二可激发药效。药虽对证，但药效的发挥有赖手法的激发，手法在此过程中起到了"催化剂"的作用。值得注意的是，本病例中所治脱肛，乃现代医学的二度直肠脱垂。对于一、二度直肠脱垂，相较于手术，本法具有简、便、廉的优势。若一、二度直肠脱垂不经治疗，迁延日久，发展为三度直肠脱垂，则上述诸法难以奏效，需手术矫治。故医者应根据病情，在恰当的时机选择最佳治疗方式，以避免患者承受不必要的痛苦。

图书在版编目（CIP）数据

王金贵津沽脏腑推拿心法/王金贵著.—北京：中国中医药出版社，2017.9
（2020.12重印）

ISBN 978-7-5132-4364-3

Ⅰ.①王… Ⅱ.①王… Ⅲ.①脏腑病证–按摩疗法（中医）Ⅳ.①R256

中国版本图书馆CIP数据核字（2017）第182911号

中国中医药出版社出版

北京经济技术开发区科创十三街 31 号院二区 8 号楼
邮政编码 100176
传真 010-64405750
河北品睿印刷有限公司
各地新华书店经销

开本 710×1000 1/16 印张 19 字数 308 千字
2017 年 9 月第 1 版 2020 年 12 月第 3 次印刷
书号 ISBN 978-7-5132-4364-3

定价 135.00 元
网址 www.cptcm.com

社 长 热 线 010-64405720
购 书 热 线 010-89535836
维 权 打 假 010-64405753

微信服务号 zgzyycbs
微商城网址 https://kdt.im/LIdUGr
官 方 微 博 http://e.weibo.com/cptcm
天猫旗舰店网址 https://zgzyycbs.tmall.com

如有印装质量问题请与本社出版部联系（010-64405510）